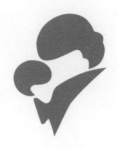

互联网 + 妇幼健康

主 编 陶 晶

副主编 朱旭红 孙 鹂

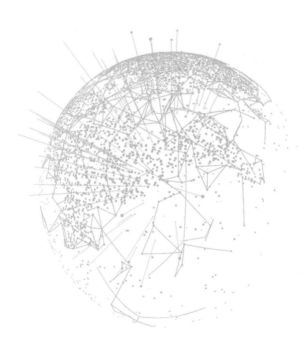

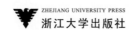

ZHEJIANG UNIVERSITY PRESS

浙江大学出版社

图书在版编目（CIP）数据

互联网＋妇幼健康 / 陶晶主编. —杭州：浙江大学
出版社，2019.12
ISBN 978-7-308-19812-7

Ⅰ.①互… Ⅱ.①陶… Ⅲ.①互联网络—应用—妇幼
保健—医疗保健事业—研究—杭州 Ⅳ.①R172.2-39

中国版本图书馆 CIP 数据核字（2019）第 273667 号

互联网＋妇幼健康

陶 晶 主编

朱旭红 孙 鹏 副主编

责任编辑 冯其华（zupfqh@zju.edu.cn）

责任校对 严 莹

封面设计 周 灵

出版发行 浙江大学出版社

（杭州市天目山路 148 号 邮政编码 310007）

（网址：http://www.zjupress.com）

排 版 杭州中大图文设计有限公司

印 刷 浙江省邮电印刷股份有限公司

开 本 710mm×1000mm 1/16

印 张 23.5

字 数 360 千

版 印 次 2019 年 12 月第 1 版 2019 年 12 月第 1 次印刷

书 号 ISBN 978-7-308-19812-7

定 价 88.00 元

《互联网＋妇幼健康》编委会

序

　　时光倒流回 2009 年——《中共中央　国务院关于深化医药卫生体制改革的意见》出台之年,我任上海市闵行区卫生局局长,在区域信息化领域进行了一些探索。当时杭州市卫生局组队到闵行考察区域信息化,本书的编者陶晶、何炜等也是考察组成员。我们相谈甚欢,在信息化建设方面有很多共鸣之处。此后杭州开始了区域信息化建设,并且有很多创新之处:通过顶层设计,建立了覆盖全市所有基层医疗卫生机构的电子健康档案系统,并在全国范围内率先将妇幼健康模块与电子健康档案进行一体化建设,为日后妇幼信息化的深入发展奠定了很好的基础。

　　传统的妇幼健康服务模式以纸质手册和手工记录作为主要的信息传递方式,即使有些地区对妇幼信息化进行了一些探索,也仅限于将纸质记录电子化,仍然存在费时、费力、不精准、高耗能、低效益、群众获得感低等问题,并没有真正达到妇幼信息化的目的,也难以承载保障妇幼健康的艰巨任务,难以满足人民群众对美好生活向往的要求,难以适应新时代中国特色社会主义发展的需求。因此,亟须探索一条妇幼信息化发展的新路子。

　　2015 年,李克强总理在政府工作报告中指出,要不断提高医疗卫生水平,打造健康中国,并首次提出"互联网＋"行动计划。同年,国务院印发《关于积极推进"互联网＋"行动的指导意见》,明确了"互联网＋"的 11 项重点行动,将"互联网＋"提升至国家战略。2018 年,国务院办公厅下发《关于促进"互联网＋医疗健康"发展的意见》,指出"推动居民电子健康档案在线查询和规范使用。……鼓励利用可穿戴设备获取生命体征数据,为孕产妇提供健康监测与管理"。根据国务院文件精神,国家卫生健康委员会出台《互联网诊疗管理办法(试行)》《互联网医院管理办法(试行)》和《远程医疗服务管理规范（试行）》三大重磅文件，为我国快速发展的"互联网＋医疗"指明了方向。

当前，我们可以深切感受到自己正身处一个变革的时代，技术的进步与发展给我们生活、工作的方方面面都带来了革命性的改变。大数据思维改变了我们认识世界的方式，互联网技术改变了我们生产劳作的方式，让我们拥有更加高效也更加全面的工具去改变这个世界。实践证明，将互联网、云计算、大数据、物联网等现代信息技术与传统的妇幼健康服务和管理模式进行深度融合，可以使妇幼健康服务拥有更清晰的服务目标、更精准的服务供给、更高效的服务流程、更智能的服务方式、更宽广的服务空间，以及更有效的服务体验；同时，通过连接各种形式的妇幼健康服务资源与健康保险，打造多元化的妇幼健康服务体系，可以有效满足居民多层次的妇幼健康服务需求，并对实现"健康中国"发展目标起到有力的助推作用。

目前，"互联网＋"行动计划工作正在如火如荼地开展着，实践经验不断积累，标准规范逐步完善，顶层设计愈加明晰，但其中也存在不少问题，并面临着一定的挑战，如概念范畴的清晰性不高，法律、法规、政策等尚待完善，互联网技术应用深度和普及性不够，以及互联网与妇幼健康复合人才缺乏等，这些都阻碍了"互联网＋"妇幼健康行动的持续发展，需要我们深入分析研究，努力探索，不断实践，总结提高。只有高度认识"互联网＋"妇幼健康的重要意义，才能动员广大妇幼健康工作者，人人参与，形成一支坚不可摧的建设大军，为实现"健康中国"的宏伟目标作出贡献。

由杭州市卫生健康委员会主导、杭州市妇幼保健院具体实施的"互联网＋"妇幼健康管理模式，无论是顶层设计、全程管理，还是信息互通、医患共享、管理效率等，都是值得全国同行借鉴的。而《互联网＋妇幼健康》一书集杭州市 10 年妇幼健康和信息化探索之经验，较为全面地阐述了妇幼健康及互联网的基本概念、发展历程、服务内容，并较为详细地介绍了互联网与妇幼健康融合的实例和思考，既具一定的理论性、技术性，又具较强的实用性。通过阅读本书，我们可以更好地了解"互联网＋"妇幼健康的概念范畴、智慧服务新兴技术的应用场景和发展趋势，并对"互联网＋"妇幼健康战略实施过程中可能出现的挑战和问题进行深入思考，从而为我国"互联网＋"智慧服务的规划制定者、项目实施者、妇幼健康管理者、妇幼卫生工作者、医疗信息专业技术与开发人员的研究、学习、建设和应用提供有益的帮助。

　　"互联网＋"妇幼健康是一项全新的事业,正处于高速发展的进程中,各种新理念、新思路、新手段层出不穷。我真诚希望本书可以为"互联网＋"妇幼健康朝着正确方向飞速发展提供动能,让新兴科学和高效服务的"互联网＋"妇幼健康全程管理服务新模式早日到来!

中国卫生信息学会健康医疗大数据基层应用专业委员会主任委员

2019 年 10 月 1 日

前　言

我曾经是一名妇产科医生,之后又从事了多年的妇幼健康管理工作,一直接受着传统的医学教育,采用着传统的管理方式,碰触互联网纯属偶然,但也是必然。在从事临床工作时,面对繁杂的医学文书,我经常思考有没有更好的方法来减轻医务人员的工作负担;在从事妇幼健康管理工作时,面对林林总总的报表和监测任务,我又思考有没有更好的途径来解决妇幼保健人员重复劳动问题。这些思考到了 2009 年,似乎让我看到了曙光。

2009 年,《中共中央　国务院关于深化医药卫生体制改革的意见》提出:"加快医疗卫生信息系统建设。完善以疾病控制网络为主体的公共卫生信息系统,提高预测预警和分析报告能力;以建立居民健康档案为重点,构建乡村和社区卫生信息网络平台。"面对国家的要求,杭州市积极响应,率先开展区域信息化及妇幼健康信息化建设。而我有幸成为主要成员,全程参与策划、实施,积累了一定的经验,取到了一定的效果。但是,随着项目的不断推进,妇幼健康信息化又暴露出了一些问题,如是否需要进一步拓展工程,以及如何拓展等。为此,我又产生了迷茫和困惑。

2015 年,李克强总理在政府工作报告中首次提出"互联网+"行动计划。同年,国务院发布了《关于积极推进"互联网+"行动的指导意见》,明确了"互联网+"的 11 项重点行动,而"推广在线医疗卫生新模式"是其中一项重要内容。2015 年,国家卫生计生委首次提出"互联网+医疗健康"的概念,并明确了其定义。通过一系列文件的学习、思考,我深刻认识到"互联网+"已经得到国家的高度重视,并提升至国家战略层面。"互联网+"行动计划将极大推动深化改革,推动社会生产力的发展。"互联网+医疗健康"将在我国萌发出一种新型的经济模式,将把医疗健康推向一个前所未有的创新发展空间。"互联网＋"理念的提出,让我明确了"互联网＋"妇幼健康的发展方向,提高了信心,鼓舞了斗志,并继续投身于妇幼健康信息化的建设中。

"互联网＋"妇幼健康是"互联网＋医疗健康"的重要分支,两者既互相交叉,又独立存在。众所周知,妇幼健康是全民健康的核心部分,是实现中国梦的具体路径。在新的时期,面对生育政策调整、人口众多、面广量大、内外环境复杂等现状,传统的妇幼健康管理模式尽管在广大妇幼工作者夜以继日、默默耕耘、辛勤劳动下取得了举世瞩目的成就,但仍存在着许多束缚和阻碍,影响着"健康中国"这一宏伟目标的实现。互联网有着广阔的发展空间,且日益冲击着妇幼健康行业,催逼着"互联网＋"妇幼健康行动计划的实施。经验告诉我们,互联网与妇幼健康的深度融合和交叉,势必使妇幼健康在服务模式、管理方式等方面发生革命性的变化,将对深化改革及提高服务能力、服务质量、管理水平、监管效率产生深刻的影响,并对实现"健康中国"的愿景起到有力的推动作用。

面对"互联网＋"妇幼健康的新浪潮,我和我的团队进行了深层次的思考,并结合实际应用、文献检索、专题调研、个例剖析,在理论上加以研究和提升,编写完成了《互联网＋妇幼健康》一书。本书共有10章,概述了"互联网＋"妇幼健康智慧服务的基本概念、发展历程,并展望未来发展趋势;系统介绍了"互联网＋"妇幼健康领域的相关研究、进展及发挥的作用;从城市到农村、从省市大医院到基层医疗卫生机构,多领域、多学科、多层次阐述了"互联网＋"妇幼健康的理论、实践、经验以及规范、细则。同时,本书也介绍了杭州市不断探索、实践妇幼信息化的方法和经验,旨在抛砖引玉,以便让更多的人了解"互联网＋"妇幼健康,在实践中得到借鉴和帮助,使"互联网＋"妇幼健康不断向深度、广度发展,形成新型妇幼健康服务模式,从而有效地提高医务人员的工作效率,并提升服务对象的获得感;此外,也希望这些方法和经验为发展规划制定者及项目实施者提供参考和借鉴。另外,呈上我和我的团队10年研究、实践的心得体会供大家分享。

本书从构思到定稿历时2年,各位编者长期从事妇幼健康和互联网工作,又各自担负着科研、教学、临床、管理、信息网络等繁重工作,他们无私奉献自己的学识与经验,刻苦书写,感人至深。在此,我对各位编者的辛勤付出表示衷心的感谢。同时,对所有参与"互联网＋"妇幼健康研究的专家、同事一并表示感谢。

诚然,我们深知自己对"互联网＋"妇幼健康的认识还很肤浅,无论在深度上还是在广度上,都需要进一步完善和提高。我们将持续改进,积极探索,抓住互联网高速发展进程中所出现的各种新观念、新思路和新手段,为我国"互联网＋"妇幼健康的发展不断努力,为实现"健康中国"的宏伟目标作出贡献。

因能力和时间有限,书中疏漏、欠缺甚至错误之处在所难免,恳请广大读者朋友不吝赐教,以便再版时更正、补充。

陶　晶

2019 年 10 月

目 录

第一章

妇幼健康

妇幼健康，即指妇女和儿童的健康。妇女和儿童人数约占总人口数的 2/3。妇女承担着人类繁衍的重任，儿童是世界的未来。因此，妇幼健康是人类健康的基础，妇幼健康对全人类的健康而言意义深远。千百年来，我们的祖先一直非常关注妇幼健康，远古时期已有妇科和儿科的专科雏形，专门诊治妇女和儿童疾病。而国际社会亦高度关注妇幼健康，世界卫生组织将妇幼健康的两大指标"孕产妇死亡率"和"5 岁以下儿童死亡率"作为衡量一个国家（或地区）经济社会发展水平的重要指标，大部分国家设置有妇幼健康专业部门，以保障妇女和儿童的健康。但是，随着时代的进步、社会的发展，原有的妇幼健康服务模式已无法满足人民群众对美好生活的向往，妇幼健康面临着前所未有的挑战。如何适应新时代的需求、如何更好地保障妇女儿童的健康和安全，需要我们对妇幼健康进行全面的剖析，并寻找一条适合中国国情的妇幼健康发展之路。

第一节　概　述

　　要了解妇幼健康,首先应了解妇幼卫生。妇幼卫生是指通过社会、家庭和个人的共同努力来保障与促进妇女和儿童健康的科学及艺术。它以妇女、儿童这一特定群体为对象,以儿童各年龄阶段生长发育特点和女性生命全程生殖生理特征为理论基础,针对影响妇女、儿童健康的生理、心理、社会和环境等因素,综合运用预防医学、临床医学、行为医学、心理学、社会学、管理学等多学科的知识与方法,通过卫生系统和全社会的协同参与,落实保健策略和干预措施,实现妇女、儿童的生存和健康权利。妇幼健康是妇幼卫生的目标,妇幼卫生是妇幼健康的实现方式。

　　尽管世界各国根据自身国情赋予了妇幼健康不同的内容,但总体都是围绕着妇女和儿童这两大群体的健康,按时间轴和保健特性来确定妇幼健康服务内容的,其具体包含以下几个方面。

一、妇女健康

　　妇女健康按时间轴进行分类,包含青春期保健、围婚期保健、孕产期保健、更年期保健和老年期保健。

(一)青春期保健

　　青春期保健包含青春发育前保健和青春发育期保健。青春期是女童向少女转变的关键时期,无论在心理上还是在生理上都会发生巨大的变化。因此,青春期保健的关键点是对青春期少女及其家庭进行健康教育,帮助其养成良好的生活习惯,均衡营养;给予个人卫生指导,并进行正确的性教育;同时,要关注少女的心理卫生,帮助其顺利度过青春期,避免非意愿妊娠的发生。

(二)围婚期保健

围婚期保健指从婚前、新婚到孕前三个阶段的保健服务。围婚期是少女向妇女转变的关键时期,其保健重点是进行健康的性教育,提供婚前医学检查和指导、孕前优生检测和指导、遗传疾病咨询服务,促进优生优育,避免出现医学上认为的不适当婚育,保障和谐的性生活,并为生育健康的下一代做准备。

(三)孕产期保健

孕产期保健指从妇女早孕到产后42天所提供的保健服务。孕产期是妇女保健最重要也最受关注的时期,是妇女保健和儿童保健的交汇点。孕产期按时间轴又分为孕早期、孕中期、孕晚期、分娩期、产后期等阶段。每个阶段保健的重点不同,承担的机构也有差别。

1.孕早期保健

孕早期指孕12周前。这个时期保健的重点是确定是否妊娠、确定妊娠的位置,避免接触有毒有害物质,在基层医疗卫生机构建立《孕产妇保健手册》,进行初次产前检查。初次产前检查的目的是判断妇女有无不适合妊娠或者需要高度关注的高危因素,有无需要及早进行母婴阻断的传染病;必要时进行早孕筛查和B超颈后透明层(nuchal translucency,NT)厚度检查,以便及早发现胎儿先天畸形。

2.孕中期保健

孕中期指孕13～27周。这个时期保健的重点是及早发现高危因素,及早干预,避免孕产妇死亡,以及预防出生缺陷。检查项目包括定期产科检查、高危因素评估、实验室检查(如糖耐量筛查)、产前筛查和产前诊断、B超检查(如胎儿畸形排查)等。孕中期是出生缺陷筛查的关键时期,也是妊娠期糖尿病筛查的关键时期。

3.孕晚期保健

孕晚期指孕 28 周到分娩前。这个时期是胎儿逐渐成熟并为分娩做准备的时期,此时一般将孕产妇移至未来住院分娩的产科单位进行产前检查。这个时期保健的重点是关注胎儿宫内情况、分娩预测以及预防并治疗孕晚期产科并发症等,确保分娩安全。

4.分娩期保健

分娩期指从临产开始到胎儿胎盘娩出。这个时期保健的重点是全面了解产妇及胎儿情况,选择合适的分娩方式,关注新生儿的出生情况,及时发现危急情况并予以处理,确保母婴安全。

5.产后期保健

产后期指从胎盘娩出到产后 42 天。这个时期保健的重点是关注子宫复旧、乳汁分泌、切口感染、产褥感染、产妇心理保健及饮食起居等,开展产后访视、产后 42 天健康检查,做好避孕节育指导、产后盆底功能障碍性疾病预防、母乳喂养指导、产褥感染预防等工作。

(四)更年期保健

更年期又称围绝经期,是妇女生育功能从旺盛走向衰退的生理过渡期。在这个时期,人体会出现内分泌改变、月经不规律直至绝经,以及血管舒缩引发的潮热、多汗、心悸等不适症状,因此保健的重点是关注这个时期女性的生理、心理症状,对症治疗,并预防由激素水平变化导致的远期心脑血管并发症。

(五)老年期保健

老年期妇女激素水平降低,生殖器官萎缩,甚至出现心脑血管并发症、骨质疏松、盆底功能障碍性疾病等,这些都会影响老年期妇女的生活质量,包括性生活质量,也可能引发心理问题。因此,对于老年期妇女,要及早做好预防工作,发现问题及时处理,以延缓衰老,提高其生活质量。

避孕节育、传染病防治以及妇科疾病的防治贯穿妇女保健的全过程,如青春期要避免非意愿妊娠、产后要注意避孕节育等。此外,妇女"两癌"——宫颈癌与乳腺癌的筛查和预防亦是妇女保健的重要内容。而艾滋病、梅毒、乙型肝炎的母婴阻断则是关系到妇女、儿童健康和安全的一项重要措施。因此,妇女健康以时间轴为主线,贯穿妇女生命全过程,其涉及妇产科学、内科学、肿瘤学、妇女保健学等多个学科。

二、儿童健康

儿童健康按时间轴进行分类,包含胎儿期保健、新生儿期保健、婴儿期保健、幼儿期保健、学龄前儿童保健、学龄期儿童保健和青春期保健。

(一)胎儿期保健

足月妊娠全程 280 天,统称胎儿期。胎儿期保健与妇女保健在时间和内容上有所重叠,其保健的重点是关注胎儿的生长发育,保证充足的营养,预防遗传性疾病,消除不良的环境因素,预防出生缺陷,使胎儿平稳度过整个胎儿期。

(二)新生儿期保健

新生儿期指自胎儿娩出、脐带结扎时开始至出生后 28 天。按年龄划分,此期包含在婴儿期内。在这个时期,新生儿的发病率和死亡率都极高。在死亡的婴儿中,约 2/3 是新生儿。因此,将此期单独列为一个特殊时期。新生儿期保健是儿童保健的重中之重,其重点是识别高危因素,做好新生儿疾病筛查等预防出生缺陷的工作,接种乙肝疫苗和卡介苗,加强新生儿护理。

(三)婴儿期保健

婴儿期指出生后到 1 周岁之前。这个时期是婴儿生长发育极为旺盛的阶段,因此其对营养的需求量相对较大,但各系统器官的生长、发育还不够成熟、完善。此期保健的重点是提倡母乳喂养,合理添加辅食,定期进行体格检查,及早发现缺铁性贫血、佝偻病、营养不良、发育异常等,并及时予以干预。

(四)幼儿期保健

幼儿期指 1～3 周岁。在这个时期,儿童体格生长发育速度较婴儿期减慢,而智能发育迅速。此期保健的重点是有计划地开展早期教育,定期进行体格检查,预防龋齿以及意外伤害的发生。

(五)学龄前儿童保健

学龄前指 3 周岁至 6～7 岁入小学前。在这个时期,儿童体格生长发育速度已经减慢,处于稳步增长状态,而智能发育更加迅速,是性格形成的关键时期。此期保健的重点是通过游戏、体育活动增强体质,学习遵守规则和与人交往,定期进行体格检查,筛查与矫治视力问题,预防龋齿和缺铁性贫血等常见疾病,以及预防意外伤害的发生。

(六)学龄期儿童保健

学龄期指自入小学始(6～7 岁)至青春期前。在这个时期,儿童体格生长发育速度相对缓慢,智能发育更加成熟,是获取知识的重要时期。此期保健的重点是培养良好的学习习惯,重视视力保健,预防龋齿和缺铁性贫血等常见疾病,以及预防意外伤害的发生。

(七)青春期保健

青春期保健与妇女保健在时间和内容上有所重叠,这里不再赘述。

儿童保健不同于妇女保健,妇女保健需要关注的是妇产科及其相关内容,而儿童保健关注的是儿童整体情况。因此,按照学科划分,儿童保健是一门涉及多学科的交叉学科,与发育儿科学、预防儿科学、社会儿科学、环境儿科学和临床儿科学密切相关。

1.发育儿科学是儿童保健的核心,其主要研究儿童体格生长和神经心理发育规律,探讨影响因素和评价方法。保健的方法主要是体格测量、心理测试、行为测试及有关环境影响因素的测定。承担保健服务的机构既有医疗保健机构,也有集居儿童所处的幼儿园、中小学等。

2.预防儿科学是预防医学的组成部分,其关注的是儿童的群体保健,主要研究影响儿童健康的疾病的流行因素。

3.社会儿科学是从社会学角度来研究社会因素对儿童生存、健康和发展的影响,以促进儿童身心健康和社会适应能力的发展,提高生命质量。其内容包括生命质量评价、健康管理、卫生保健策略等。此外,社会儿科学还关注特殊的重点儿童,如残疾儿童、留守儿童、流动儿童、体弱儿童等。

4.环境儿科学是研究生态环境与儿童健康两者之间关系的一门学科。其采用环境流行病学、环境毒理学等学科的研究方法,探索有利于儿童生长发育和身心健康的因素,消除不利因素。

5.临床儿科学是儿童保健的重要基础。儿童保健医生不仅需要有扎实的临床儿科学基础,而且需要具有预防医学、卫生管理等的相关理念。临床儿科学是儿童保健的重要组成部分,其主要研究儿童疾病的发生发展、诊断、治疗和预防。儿童保健是在临床儿科学的基础上,从全局的角度思考儿童个体或者群体的整体健康水平。因此,儿童保健医生需要由具有丰富的儿科临床经验的医生担任,这样才能更好地承担儿童保健的重任。

三、小　结

综上我们可以发现,妇幼健康具有以下四个特点。

(1)覆盖面广　妇幼健康覆盖妇女和儿童两大群体,人数约占总人口数的2/3。因此,妇幼健康关系到家庭幸福、国家安定、社会发展,关系到全人类的健康和发展。

(2)覆盖时间段长　儿童健康覆盖儿童期的全程,目前儿童期的常规定义为0～17周岁。妇女健康覆盖女性生命全过程,从女性出生到死亡。因此,青少年生殖保健、婚前孕前保健、孕期保健、助产分娩保健、产后保健、更年期保健、老年期保健,无一不是妇女保健的重要环节。

(3)涉及学科多　妇幼健康既涉及临床医学、预防医学,也涉及心理学、社会学、管理学等,其中临床医学又包括妇产科学和儿科学两大学科。就妇产科学临床学科来说,其又包含妇科、产科、计划生育、生殖医学等亚专科。儿科学临床学科则包含小儿内科、小儿外科等多个学科。就预防医学来说,妇幼健康除包括妇女保健学、儿童保健学外,还包括统计学、流行病学、环境学等多个学科。因此,有关妇幼健康,不仅要研究妇产科领域与儿科领域相关疾病的预防、诊断和治疗,而且要研究妇女和儿童这两大群体的健康保障。由此可知,妇幼健康是一门集临床、预防、管理等多学科在内的综合性学科。

(4)涉及机构多　妇幼健康是一门综合性学科,其包括临床诊治、疾病预防,同时它也需要得到整个卫生体系乃至全社会的支持和保障。妇幼健康服务的周期长,不同时期参与保健的机构是不同的,如孕产期保健的前期一般在基层医疗卫生机构完成,后期及分娩则是在助产技术服务机构完成;更年期保健、老年期保健一般由专业的妇幼健康机构或者综合性医疗机构的妇产科承担;常规儿童保健在基层医疗卫生机构完成,体弱儿童等特殊儿童管理则需要专业的儿童保健机构参与。

妇幼健康需要卫生行政部门提供政策支持、经费保障,医疗机构提供技术服务,保健机构提供保健服务,并收集相应的数据,客观分析妇幼健康存在的问题及发展趋势,从而为政府决策提供有力依据。

（陶　晶）

第二节　全球妇幼健康的发展历程

目前,世界各国都高度关注妇幼健康事业。自 20 世纪 70 年代以来,国际社会和各国政府都致力于促进妇幼健康事业的发展。

1972年,联合国大会通过决议,将1975年定为"国际妇女年"。而作为"国际妇女年"的重要活动之一,首次世界妇女大会于1975年6月19日至7月2日在墨西哥城召开,会议通过了《实现国际妇女年目标世界行动计划》。该计划提出了到1980年"联合国妇女十年:平等、发展与和平"中期时应实现的最低目标,其中包括"改进保健服务、环境卫生、住房、营养和计划生育服务"。

1978年,国际初级卫生保健会议在哈萨克斯坦阿拉木图召开。会议发表了《阿拉木图宣言》,明确指出:推行初级卫生保健是实现"2000年人人享有卫生保健"战略目标的关键和基本途径,并制定了八项初级保健任务,将妇幼健康和计划生育纳入其中。

1987年,国际母亲安全会议在肯尼亚内罗毕召开,会议第一次向世界提出"母亲安全"(Safe Motherhood)倡议。"母亲安全"倡导的核心内容包括"提供计划生育服务和流产后保健,促进产前保健,确保分娩时有专业助产人员在场,改善基本产科服务,满足青少年的生殖健康需要等,动员政府和国际社会重视妇女健康,降低孕产妇死亡率"。

1990年,联合国世界儿童问题首脑会议在纽约联合国总部举行。会议通过了《关于儿童生存、保护和发展的世界宣言》,宣言作出十项承诺,其中一项就是"我们将努力推动扎实的全国性和国际性行动,以增进儿童健康、提高产前保健,并降低所有国家、所有民族的婴儿和儿童死亡率"。

1994年,第三次国际人口与发展大会在埃及开罗召开。会议通过了《国际人口与发展大会行动纲领》,首次提出了"生殖健康"这一国际健康新概念,要求所有国家应致力于尽早(不迟于2015年)通过初级保健制度,为所有适龄人群提供生殖保健服务,并规定了生殖保健的范围,包括:计划生育咨询、教育、交流、服务和转诊;产前、安全分娩与产后保健的教育和服务,特别是母乳喂养和母婴保健;不孕症的预防和适当治疗;流产预防和流产后保健;生殖道感染和其他生殖健康方面的干预。

1995年,第四次世界妇女大会在中国北京召开。会议通过了《北京宣言》和《行动纲领》,敦促各国政府要用行动消除对妇女的一切歧视,实现平等、发展与和平的崇高目标。《行动纲领》的战略目标及内容覆盖面广,涵盖了妇女与健康等 12 项内容。

2005 年,世界卫生组织在世界卫生日之际发布了主题为"孕产妇和儿童健康"的《2005 年世界卫生报告:重视每一位母亲和孩子》。该报告介绍了有关孕产妇和儿童卫生保健方面发展不均衡的情况,制定了加快孕产妇和儿童卫生保健发展的可行性战略。该战略的主要内容包括:更新技术,分配任务,重新定义责任;能提供保障孕产妇和新生儿健康的保健服务;使每个地区都能开展持续的全程保健;依靠卫生系统的发展来重建孕产妇和新生儿保健项目。

2009 年,在联合国千年首脑会议上签署的《联合国千年宣言》提出,到 2015 年,孕产妇的死亡率比 1990 年下降 3/4,5 岁以下儿童的死亡率下降2/3。

2010 年,在联合国千年发展目标峰会举行之际,联合国及其合作伙伴在纽约联合国总部发布了《妇女和儿童健康全球战略》,旨在推动改善妇女和儿童健康的行动,降低孕产妇和 5 岁以下儿童的死亡率,实现千年发展相关目标。

2016 年,世界卫生组织印发《妇女、儿童和青少年健康全球战略(2016—2030)》。该战略指出要完成千年发展目标尚未完成的工作,帮助各国立即实施《2030 年可持续发展议程》,为保障妇女、儿童和青少年健康提供指导。

由此,世界各国纷纷建立适合本国国情的妇幼健康体系,并完善相应的保障政策,从而最大限度地保障妇女儿童的健康。各个国家在妇幼健康体系建设上方向一致,但方法不同,各具特点。本书对美国、日本、澳大利亚、俄罗斯四个国家进行比较,分析各国妇幼保健的特点。这四个国家位于不同的地区,拥有不同的文化背景,分别代表了东西方文化、南北半球文化,但是都高度重视妇幼健康工作,且采取了不同的策略来提升妇幼健康水平。

一、美　国

(一)妇幼健康体系

美国的妇幼健康体系由两部分组成,一是由卫生与公众服务部(United

States Department of Health and Human Services)下设的妇幼卫生局主管全国的妇幼健康工作;州、县、市卫生局设立妇幼处,负责贯彻联邦政府的有关工作方针、政策,并开展与妇幼健康相关的信息搜集、监测、政策研究等工作。二是由卫生与公众服务部下设的初级卫生保健局承担基层的妇幼健康工作;该卫生保健局内设围生期保健和儿童保健处,主管社区妇幼健康工作。

(二)经费投入

近 20 年来,美国投入了大量经费用于妇幼健康事业的发展。美国国会每年为妇幼卫生局提供 6.8 亿美元的预算经费,为初级卫生保健局提供 20 亿美元的预算经费,其中大部分预算经费用于妇幼卫生保健。初级卫生保健局的预算经费主要用于全国的社区卫生服务,妇女儿童占受益人群的比重很大。就个人支付的费用而言,由于 85％的美国人参加了医疗保险,因此相应的个人支付费用基本由保险公司承担,另外 15％没有参加医疗保险或没有完全医疗保险的美国人,他们的保健费用就依靠联邦政府和地方政府专项拨款予以支持。

(三)服务类别

美国的妇幼健康服务分为初级保健服务、专科服务、特需服务和研究型服务四类。初级保健服务包括产前检查、产后访视、儿童生长发育评价、转诊服务等;专科服务包括妇女儿童疾病的诊疗、助产技术服务、产前诊断、行为发育咨询等;特需服务包括高危儿监护、遗传咨询等;研究型服务包括以家庭为中心的儿童保健、儿童学习能力比较研究,青少年和妇女艾滋病研究等。

(四)服务流程

妇幼健康服务首先由家庭医生提供,家庭医生不能处理的患者则按程序转给专科医生,从而形成一个以家庭医生为基础,各类医院、医学院校、科研机构共同参与的服务流程。

美国的妇幼健康事业发展较快,但是受经济、社会的影响,也面临着一系列问题,如青少年怀孕问题、青少年吸毒问题、艾滋病问题、母乳喂养问题等。而美国的医疗体系一直是重医疗轻保健,且地区经济、政策的差异性导致各州之间、各区域之间妇女儿童的健康状况差距较大,这些都成为制约美国妇幼健康事业发展的重要因素。

二、日 本

1965 年,日本颁布《母子保健法》,建立了非常完善的母子保健体系。

(一)母子保健体系

日本的母子保健体系分为三级:国家级由厚生劳动省负责,主要研究有关婴幼儿伤害预防、母子健康增进及有关费用的规定;各都、道、府、县保健所负责对早产儿、妊娠异常的妇女进行家庭访视,同时对各市、町、村的工作进行指导、协调并制订计划;各市、町、村的保健中心则负责具体工作。

(二)经费投入

日本的妊娠生育不列入健康保险范畴,出生费用由个人承担,但是国家会给予一定补贴。

(三)服务内容

日本母子保健服务内容包括孕产妇健康检查和婴幼儿健康检查。孕产妇健康检查的主要内容包括孕产妇的健康状况和胎儿的发育情况检查,以及传染性疾病、先天性代谢异常检查。婴幼儿健康检查分三个年龄组进行,1 岁以内检查 2 次,1 岁 6 个月检查 1 次和 3 岁检查 1 次;检查内容主要包括婴幼儿生长发育、精神发育、运动功能发育等。

(四)服务流程

妇女妊娠后向所在市、町、村申报,由市、町、村保健中心发放《母子健康手册》，并进行孕产妇健康检查。新生儿出生后进行婴幼儿健康检查，并发放《预防接种证》。

同时，日本也十分注重对妇幼健康专业人员的培训，培训内容包括学校教育、在职研修、公众卫生研修等。尤其是日本有严格的母子保健人才培养的学校教育体系，学员经学习后参加国家统一考试才能获得相应资格。此外，日本还十分注重对孕产妇和婴幼儿保健的指导，主要指导方式有集中教育、设立齿科教室进行齿科保健指导、提供针对性家庭访问和个别咨询等。

日本具有完善的母子保健体系，因此其孕产妇的死亡率和 5 岁以下儿童的死亡率很低，其妇幼保健水平一直居于世界领先地位。

三、澳大利亚

(一)妇幼健康体系

澳大利亚受英国的影响，有较为完善的全科医师制度。在此基础上，它的妇幼健康服务体系机构也较为成熟，层次分明，具体可分为六级。一、二级为社康中心或者开业医院，主要承担妊娠期监测、产后访视、急诊处理、儿童全程保健服务等工作。三、四级为州立医疗保健机构，主要承担附近社区服务对象的妊娠期监测、住院分娩、全州范围内的疑难重症和并发症处理等工作。五、六级为国家医疗保健机构和医科大学附属医院，主要承担处理疑难重症患者、抢救急危重症患者、开展相关研究以及对基层医院的培训和指导工作。

(二)经费投入

澳大利亚将发展妇幼健康事业纳入政府的总体规划和年度计划中，此举保障了妇幼健康经费的投入，并通过制定相应的法律法规来确保合理的资源投向，充分保证业务用房，加强技术队伍建设，并配备诊疗保健设备。

(三)服务内容

澳大利亚的妇幼健康服务项目覆盖面广,从婚前保健、妊娠期保健、产后保健、儿童保健、少年保健、青春期保健到更年期保健直至老年期保健,全程保障妇幼服务对象的健康和安全。

(四)重视妇幼健康信息化工作

澳大利亚与其他国家的不同之处在于其妇幼主管部门高度重视妇幼健康信息化工作,通过健全妇幼健康信息网络系统、信息报告流程、信息管理规章制度和信息质控标准来统一规范妇幼健康信息报告,如出生人口信息、孕产妇及婴儿死亡信息、出生缺陷信息、预防接种信息等,从而达到决策有依据、事业有规划、资源合理利用的目的。

四、俄罗斯

(一)妇幼健康体系

俄罗斯与其他国家不同,苏联时期的医疗模式对俄罗斯乃至中国都产生了深远的影响。在苏联时期,政府强调专业/专病卫生服务机构提供相关的卫生服务,妇幼健康服务大多是由妇产科或者儿科专科门诊部、妇幼保健所、儿童医院等机构提供的。苏联解体后,俄罗斯大力发展初级卫生保健体系,倡导由基层医疗卫生机构提供保健服务。目前,在村和社区一级,主要由卫生中心或者诊所的助产士或全科医师提供产前检查、健康教育等初级保健服务;在乡镇和市一级,由医院和专科诊所的二级医生提供高危妊娠管理等服务;在联邦管区一级,由州医院、联邦医院或科研机构提供更高水平的医疗服务。但是,由于全科医师的缺乏以及受到苏联时期预防保健网络体系的影响,目前居民还是会去俄罗斯各地的妇产科和儿科的专科联合门诊就诊。

(二)经费投入

在苏联时期,妇幼健康经费全部由各级政府承担,但是预算金额的不足也导致妇幼健康的服务质量受到了一定的影响。目前,俄罗斯的妇幼健康经费实施预算和保险双重筹资渠道,约75％的经费由地方政府承担,20％的经费由强制性健康保险负担,剩余的5％由患者支付。

以上国家虽然在历史、文化、社会、经济等方面存在较大差异,在妇幼健康的体系架构、经费投入模式上也不尽相同,但是它们的服务内容基本相近,都是为妇女、儿童提供全程的保健服务和医疗卫生服务,且上至政府层面,下至社会各方面,都充分认识到加强妇幼健康工作的必要性和重要性,并将妇幼健康事业置于优先发展的地位,在法律和政策层面建立了强有力的经费投入保障制度,以保障妇幼健康事业的全面发展。

(陶　晶)

第三节　中国妇幼健康的发展历程及特点

中国妇幼健康的发展历史源远流长,从古至今,中国人就一直关注妇科、产科及妇幼健康。中国的妇幼健康发展历程可分为古代、近代和现代三个时期。

一、发展历程

(一)古代妇幼卫生

从远古时期到南北朝,这个时期是古代妇幼卫生的萌芽时期,我们的祖先对难产、流产、胎教有了初步认识。《山海经·西山经》中就有服"骨蓉"避孕的记载,《列女传》中有胎教的记载,而《左传》中则有难产的记载。

从隋代到宋代,这个时期是古代妇幼卫生的形成期,妇幼卫生趋向专科化。隋唐时期,在太医署内设立少小科。唐代著名医家孙思邈所著的《千金要方》中就有妇人胎产的记载,并且该书广泛讨论了求子、妊娠、难产、月经、带下及杂病,还精辟地论述了临产及产后护理。唐代王焘所撰《外台秘要》则记载了堕胎断产的方法。至宋代,妇产科已发展成为一门独立的专科。

辽宋夏金元直至清代,这个时期是古代妇幼卫生的发展期,其间太医局专设小方脉科,将 14 岁作为儿科和成人内科的年龄分界。在清代,人们将妇产科统称为妇科或女科。

(二)近代妇幼卫生

近代妇幼卫生崛起于 20 世纪初期。此时的中国经济社会发展落后,大部分地区采用旧法接生,加之孕产妇和婴儿缺乏营养,因此孕产妇死亡率和婴儿死亡率都比当时的英国高 4~5 倍。

而随着西方医学的传入,我国涌现出一批妇幼卫生领域的专家,如杨崇瑞、林巧稚、诸福棠等,这些专家成为中国近代妇幼卫生事业的先驱,也为妇幼卫生事业的发展奠定了基础。

1921 年,中国近代妇幼卫生事业创始人、中国助产教育的开拓者杨崇瑞在北京开设了我国最早的妇幼卫生专业机构——孕妇检查所;之后又创办了中国第一所现代化的助产学校,培养和造就了一支为民族健康而奋斗的妇幼保健队伍。她致力于通过开展预防产褥热和新生儿破伤风工作来降低我国孕产妇、婴儿的死亡率,并提出了"限制人口数量,提高人口质量"的主张。此外,她还主编了《节育讯》,并创办了"节育指导所",是我国倡导计划生育的先驱。

在这个时期,一些专业书籍的编印也为妇幼卫生事业的发展奠定了基础。1915 年出版的《婴儿保育法》讲述了孕产期保健、母乳及人工喂养方法、婴儿接种牛痘等。1940 年出版了《妇婴卫生纲要》。1943 年,诸福棠教授主编出版了《实用儿科学》,该书第一次系统阐述了儿童保健。1945 年出版了

《妇婴卫生学》，该书内容包括孕产期保健、婚前保健和节育等。至此，妇幼系统保健的雏形逐步建立起来。

（三）现代妇幼卫生

现代妇幼卫生始于 1949 年。中华人民共和国成立伊始，百废待兴，妇幼卫生状况堪忧。当时的孕产妇死亡率为 1500/10 万，婴儿死亡率达 200‰。为此，我国将妇幼卫生从医疗卫生体系中独立出来，并将"改造旧法接生，推行新法接生"作为妇幼卫生工作的中心任务；在农村，整改旧产婆，培训新法接生队伍，推行新法接生；在城市，成立联合妇幼保健站，负责提供孕产妇的保健和接生服务，这些方法很快取得了成效。此后，妇幼保健工作又经历了三起三落，即从 1949 年上升到 1956 年下落，从 1958 年上升到 1960 年下落，从 1963 年上升到 1966 年下落。每次的下落期，机构被拆并，队伍被解散，人员被改行，工作被停止，妇幼死亡率不断回升。

1976 年后，我国的妇幼卫生事业重新焕发生机。1980 年，卫生部发布了《妇幼卫生工作条例（试行草案）》，全国各地妇幼卫生工作及保健机构建设逐渐恢复，专业队伍不断加强。1982 年，卫生部制定《县妇幼卫生机构建设与管理方案》，对妇幼卫生机构的职责、范围、业务技术要求、服务方向、基本工作方法、组织机构、人员编制、房屋建设及各种规章制度做了具体规定。妇幼保健由单纯的新法接生、妇女病普查普治拓展到围生期保健、儿童保健、托幼机构管理、小儿"四病"防治等。1986 年，进一步修订完善了《妇幼卫生工作条例》，明确了妇幼卫生工作的指导思想、工作方针，指明了妇幼卫生事业的发展方向。

到 20 世纪 90 年代，妇幼卫生事业更是取得了长足的发展。1991 年，全国开始推行妇幼卫生保健保偿责任制。1992 年，国务院下发了《九十年代中国儿童发展规划纲要》和《九十年代中国妇女发展规划纲要》。1994 年，《中华人民共和国母婴保健法》（简称《母婴保健法》）正式颁布，其对妇幼保健服务的内容、行政管理层级、法律责任等都作出了明确规定。该法律成为中国妇幼保健发展史上的一座里程碑，标志着中国妇幼保健走上了法制化、规范化的道路。2001 年，国务院公布了《中华人民共和国母婴保健法实施办法》，进一步明确妇幼保健的工作方针、服务内容、权利责任。2001年,卫生部发布了《2001—2010年中国妇女发展规划纲要》和《2001—2010年中国儿童发展规划纲要》(简称《两纲》),第一次明确了妇幼保健十年发展规划的目标和要求。2002年,卫生部在中国疾病预防控制中心下建立"妇幼保健中心",由该中心统一指导全国的妇幼保健业务工作,从而形成了"中国妇幼保健中心—各省(区、市)妇幼保健院—各市妇幼保健院—各县(市、区)妇幼保健院(所)"这一完善的妇幼保健业务体系。2001年,国家加强社区卫生服务建设,将社区卫生服务的功能定位确定为医疗、保健、预防、健康教育、计划生育、康复六位一体,妇幼保健作为其中一项重要内容被纳入社区卫生服务的日常工作中。社区卫生服务中心设立妇幼保健门诊,承担辖区内孕产妇保健和儿童保健工作。2007年,卫生部发布《关于进一步加强妇幼卫生工作的指导意见》和《妇幼保健机构管理办法》,以推动中国妇幼保健机构的规范化管理及建立健全妇幼保健服务体系。2009年,根据《中共中央　国务院关于深化医药卫生体制改革的意见》文件精神,为促进基本公共卫生服务的均等化,我国正式实施《国家基本公共卫生服务规范》,将孕产妇保健和0～3岁儿童保健作为其中两项规范,要求基层医疗卫生机构免费向辖区常住居民提供,从而进一步规范了基层妇幼保健的服务内容。同时,国家开始实施重大公共卫生服务项目,其内容包括农村妇女孕早期增补叶酸预防神经管缺陷、农村孕产妇住院分娩补助、农村妇女"两癌"(宫颈癌、乳腺癌)筛查等。

2010年后,我国妇幼保健事业又面临新的机遇和挑战。2013年,根据第十二届全国人民代表大会第一次会议批准的《国务院机构改革和职能转变方案》和《国务院关于机构设置的通知》,设立国家卫生和计划生育委员会(简称国家卫生计生委),为国务院组成部门。国家卫生计生委下设妇幼健康司,专门管理全国的妇幼保健工作。同时,省级及以下也重新调整了妇幼保健服务体系,行政层面将卫生厅、卫生局改名为卫生和计划生育委员会;业务层面将市级及以下的妇幼保健院与计划生育指导站合并,成立妇幼健康服务中心,更加强调妇幼健康的全程管理。

2013年12月28日,第十二届全国人民代表大会常务委员会第六次会议表决通过了《关于调整完善生育政策的决议》,"单独两孩"政策正式实施。

2016年1月5日,《中共中央　国务院关于实施全面两孩政策　改革完善计划生育服务管理的决定》正式公布,明确了我国将实行生育登记服务制度,对生育两个以内(含两个)孩子的,不实行审批,由家庭自主安排生育。这是在"准生证"制度实施多年后,我国计划生育服务管理的一项重大变革。"单独两孩"和"全面两孩"政策的实施对妇幼健康领域产生了巨大影响,"准生证"制度的取消,使妇幼管理不能再同以往一样,凭借计生部门的准生证数据和网底基础进行摸底排查。随着两孩政策的实施,全国一时间迎来了生育高峰。据统计,2016年我国出生人口达1786万人,较两孩政策实施前的2013年增加了146万人;而高危孕产妇、高龄孕产妇人数急剧增加,也使妇幼保健工作面临前所未有的巨大挑战。为了应对生育高峰,国家连续两年下发《国家卫生计生委关于切实做好高龄孕产妇管理服务和临床救治的意见》《关于加强生育全程基本医疗保健服务的若干意见》和《国家卫生计生委关于加强母婴安全保障工作的通知》等文件,旨在建立保健、抢救体系,并利用"互联网＋"妇幼健康全程管理模式来保障母婴安全。

二、特　点

回顾我国妇幼卫生发展的历史,我们可以发现我国妇幼卫生工作具有如下特点。

一是我国妇幼卫生历史悠久,且一直受到政府的高度重视。

二是妇幼卫生与社会经济发展休戚相关。国家稳定、经济繁荣,妇幼卫生事业就得到长足发展;若国家动荡,则妇幼卫生事业就会停滞不前。妇幼卫生不仅是卫生领域的工作,更是全社会关爱妇女儿童体系的重要组成部分,妇幼卫生事业的发展需要国家政策支持、部门合作支持,及财政保障支持。

三是妇幼卫生的内容以分娩为核心,向前延伸,包括分娩前、产前、妊娠、孕前、避孕节育等阶段;向后延伸,包括产褥期保健、母乳喂养、新生儿保健、婴幼儿保健、托幼机构保健等。同时,国家颁布《母婴保健法》,并配套出台一系列文件,以促进妇幼保健事业的发展,其最终目的是降低孕产妇死亡率和 5 岁以下儿童死亡率,提高出生人口素质,提升妇幼健康水平。

四是我国妇幼健康事业经过多年的发展,取得了一些成就,如妇女儿童健康状况得到明显改善,妇幼卫生法律法规逐步完善,妇幼卫生体系不断健全,妇女儿童健康的重大问题逐步解决,妇幼卫生服务能力不断加强。但是,妇幼卫生工作仍存在一些问题,如妇幼卫生服务周期长、范围广、涉及机构多、交叉学科多,妇女保健和妇产科临床、儿童保健与儿科临床相互独立,妇女、儿童不断增加的健康需求与目前能提供的妇幼健康服务的局限性之间仍然存在矛盾,妇幼健康水平在城乡之间仍存在差距,妇幼健康涉及的机构之间信息不畅,因此亟待建立妇幼健康全程管理和妇幼信息共享的新的服务模式。

(陶　晶)

第四节　妇幼信息化发展历程

一、国际妇幼信息化发展历程

妇幼信息化是医疗信息化的一个重要组成部分。按照世界知名公司高德纳咨询公司的医疗信息系统五代模型理念,医疗信息化的进程如下。

第一代模型:数据采集,即系统仅仅是数据收集,通过创建临床数据库,比手动方式更快地获取信息。而在实际工作中,这一代的信息化应该称为手工记录电子化,也是目前国内大多数医疗机构使用的方法。这种方法可以获取粗浅的数据,但是数据利用度不高,其弊端是增加了医务人员的重复劳动。

第二代模型:文档编制,即采用电子病历来完整地记录临床的各种事件和信息,并提供基本的临床决策支持,以避免及减少医疗错误。电子病历分为结构化、半结构化和非结构化三种形式。目前,虽然各家医疗机构都在探索电子病历,但是大多数电子病历还是非结构化电子病历,也就是纸质病历电子化,只是较第一代模型有了一些规范的记录格式,而智能的决策系统尚不完善。

第三代模型:助手型,即系统能够将临床决策支持系统整合到整个医疗服务过程和工作流程中,并使用标准的医学专业词汇来规范医学概念,实现医嘱录入计算机化;同时,该模型结合定量分析错误和方法有效性的基本体系,可以减少一半以上可避免的医疗错误发生。这一代模型较前两代模型,智能化程度有了明显提高,但是在病历录入的准确性和规范性方面仍缺乏较好的辅助功能。

第四代模型:合作伙伴,包括比较成熟的临床决策支持系统、临床管理协议,可以比较广泛地采用知识管理、疾病追踪管理;通过与最新的临床研究知识库接口相连,可以提供循证的决策支持及针对每位患者的个性化医疗服务。

第五代模型:服务型,是智能化的临床信息系统,包括高度成熟的临床决策支持系统,将关于医疗机构具体的知识融入日常工作流程中,是真正的基于循证的医疗信息系统,即每一例病例的医疗效果都能被追踪,能连接到国家医学图书馆检索最新的医学研究成果,患者并发的状况能够得到有效的处理,具有移动个人监护设备的接口,能够随时随地获取患者的个性化信息。

第四代和第五代模型目前只在个别医院或个别病种进行探索,尚未形成规模化的应用。

对照医疗信息化的进程,妇幼信息化也已经完成前三代的应用,正向第四代和第五代转变。1984年,美国俄亥俄州就开始探索收集诊所内与妇幼保健相关的服务信息,并输入微型计算机。该计算机的软件包是一个商业数据库,诊所可以将这些数据用于项目规划、管理、评估、预约追踪、质量控制等。此外,这些数据也可以通过磁盘上传到该州的主机,以此实现数据的交换。20世纪80年代,互联网还不发达,因此数据交互仍依赖于磁盘,数据共享受到了一定的制约。

二、中国妇幼信息化发展历程

中国妇幼信息化从无到有至不断完善,经历了以下四个阶段。

第一阶段是1996—2000年。这个阶段的特点是"三网"监测手工报表的电子化。国家从20世纪80年代开始建立全国妇幼卫生年报制度和"三网"监测(出生缺陷监测、孕产妇死亡监测、5岁以下儿童死亡监测)制度。在1995年以前,年报和监测所需要的数据都是以手工收集的方式逐层填报汇总的。1996年,卫生部开发了单机版的妇幼年报数据管理系统,通过磁盘主机上报数据。此后,随着互联网的不断发展,单机版逐渐变为电子邮件版,再变为网络直报版。至今,全国各地仍使用网络直报版上报数据到上级机构,直至国家专业机构。

第二阶段是2000—2008年。在这个阶段,由于国家开始引入项目化管理的理念,除单纯的数据收集外,还需要将计算机应用范围延伸到生产端,以监测其在项目源头的作用,并对项目管理、决策支持、信息服务等多个领域进行监控。如2003年,国家妇幼保健中心开发建设了项目管理协调办公系统、即时消息系统和电子邮件系统,覆盖全国30个省(区、市),并给所有项目县(市、区)装备了计算机设备和数字证书系统,实现了中央项目办与各项目点工作的实时沟通和质量控制。2005年,国家妇幼保健中心首次开展全国妇幼保健机构资源与运营情况监测工作,引进网络直报系统,对21个省(区、市)的788所妇幼保健机构的监测数据进行收集,实现监测的实时上报和实时质量控制。此后,监测范围逐步扩大,到2007年覆盖了28个省(区、市)的2430所妇幼保健机构。同时,国家妇幼保健中心还建设了国家预防艾滋病母婴传播阻断项目监测直报系统,实现了艾滋病母婴传播情况的实时个案监测和长期追踪管理,并能进行数据分析,为决策提供有效依据。此后,国家又在此基础上建立梅毒母婴传播情况的实时个案监测直报系统。此外,国家妇幼保健中心以项目为基点,建立了多个单线的直报系统,如儿童早期发展项目直报系统、中英城市社区卫生服务与贫困救助项目数据管理和决策支持系统、国家生命登记系统、国家孕前优生检测系统等。这些系统都是由分娩医院或者县级妇幼保健机构直接录入上报,系统与系统之间互不相通。

第三阶段是数据标准阶段和互联互通阶段。在这个阶段,虽然国家层面还没有打破条线割裂的信息化体系,但是从 2009 年开始国家制定了与妇幼保健相关的信息化标准,如 2008 年出台《妇幼保健信息系统基本功能规范》《妇幼保健信息系统基本数据集标准》,2016 年出台《国家妇幼健康服务信息系统基本功能规范》,希望以这些标准和规范作为互联互通的基础。但是,由于各省(区、市)妇幼信息化的基础建设早于全国,各地处于分而治之的局面,因此全国的妇幼信息化平台仍未建立。

第四阶段是移动互联网时代。妇幼保健的人群大多是年轻的孕产妇和儿童家长。随着互联网和移动技术的发展,这一群体最先感知并乐于使用移动互联网和移动技术,而他们又是对自己及其子女的健康状况最为关注、最想获得相关知识的人群,因此"宝宝树""大姨妈"等应用软件(application,APP)就应运而生了。这些 APP 提供健康教育,也设置有自我健康管理的模块。而"平安好医生""春雨医生""杏仁医生""好大夫"这类 APP 还具备医患互动的模块。伴随着"互联网＋"概念的提出和物联网技术的发展,妇幼保健领域出现了远程胎心监护,如"春闱胎心监护"就是利用互联网＋物联网的理念,在家中实施胎心监护并将数据上传,患者端 APP 和医生端的计算机或者掌上电脑(personal digital assistant,PDA)都能查阅信息,医生可以远程出具诊断报告,及时发现异常情况,并予以指导。

随着经济社会的发展,为了提高工作效率,也为决策提供更为精确的数据支持,苏州、沈阳、锦州等城市依托国家卫生计生委-联合国儿童基金会合作的"孕产妇及儿童健康管理信息系统建设项目",打破原来的妇幼条线各自为政的模式,将涉及妇幼健康的内容进行了互联互通。

锦州市在以居民电子健康档案和电子病历两大数据库为基础的市级区域卫生信息平台上设置了妇幼健康服务系统。该系统包括婚、孕前保健,孕产期保健,儿童保健,妇女保健,新生儿疾病筛查,妇幼卫生专案,出生医学证明,统计分析 8 个一级模块。孕产期保健又包括产前保健、高危管理、住院分娩、产后访视、孕产期结案等二级模块,并具备孕产妇与婴幼儿的健康管理和信息统计功能。同时,锦州市开发了妇幼移动 APP。该 APP 可以动态监测孕产妇数据,提供健康管理方案,推送孕育咨询等。其采集的妇幼类信息会以专档形式整合到全市居民健康档案中,并与医院信息系统(hospital information system,HIS)和区域的基础医疗卫生系统对接。此外,锦州市还将辖区内的妇幼数据(包括儿童基础档案、孕产妇基础档案、出生医学证明信息、孕产妇产前检查信息、高危孕产妇专案管理信息等)与国家妇幼保健平台进行了对接。

　　苏州市是全国最早探索妇幼信息化的城市之一。1986 年,苏州市即开始探索应用计算机进行围生保健信息管理。2012 年,依托国家卫生计生委-联合国儿童基金会合作的"孕产妇及儿童健康管理信息系统建设项目"——智慧健康工程,苏州市推进发展了"互联网＋"妇幼健康新模式。同时,苏州市开发了涵盖妇幼健康服务全过程、全领域的妇幼信息系统,可以在全市所有提供妇幼健康服务的医疗保健机构实时动态提取妇幼健康信息。此外,苏州市还开发了移动 APP——孕育桥。"孕育桥"患者端具有自助建卡、自助查询检验信息、健康自我监测、在线咨询、健康教育等功能。"孕育桥"医生端具有高危孕产妇管理、产后访视信息录入、医患沟通等功能。

　　沈阳市也是国家卫生计生委-联合国儿童基金会合作的"孕产妇及儿童健康管理信息系统建设项目"试点城市,该市开发了妇幼健康信息系统。该系统分为产前保健、产时保健、产后保健、儿童保健、出生证管理、妇女病普查、保健管理等模块,将原来在市内具有差异、独立、功能单一的封闭系统,改造为数据互联互通、信息实时交互的妇幼保健功能全覆盖的信息系统。同时,该系统也与国家监管平台进行网络对接,可以实时上传录入的数据。

　　虽然一部分城市在妇幼信息化的道路上进行了一些探索,但目前它们还是以单线并且相对独立的妇幼健康服务内容为主进行妇幼信息化建设的。虽然有些城市将妇幼信息化的相关系统予以整合,如将出生医学证明信息、产前保健信息、儿童保健信息等进行互联互通,但是大多数妇幼信息系统仍属于单线系统,未与区域的健康档案系统、医生诊间系统、住院病历系统互联互通,需要手工将诊疗信息重复录入专业的妇幼信息系统,仍存在重复劳动和数据不准确等问题。

随着互联网技术的快速发展,各种与妇幼健康相关的 APP 如雨后春笋般涌现,且颇受群众欢迎,这反映了孕产妇和儿童家长对获得妇幼健康相关知识的渴望,对管理自我健康的需求。但是,这些 APP 的重点是健康教育知识的宣教,以及对月经、排卵、孕期的自我管理等,没有与医生的诊疗信息互联互通。而健康教育的知识内容也是由各个 APP 运营商自行筛选的,缺乏权威性。

（陶 晶）

第五节　妇幼健康和妇幼信息化发展
所面临的困境及出路

随着经济社会的发展,尤其是国家卫生、计生系统的整合和功能调整,从卫生部到国家卫生和计划生育委员会,再到国家卫生健康委员会的机构改革,妇幼健康也从原来单纯关注孕产妇、儿童的健康管理发展到整合妇幼和计划生育技术服务,并将服务延伸到孕前保健及妇女的全程保健。而随着国家新医改的启动和基本公共卫生服务项目的全面实施,孕产妇和儿童的健康管理作为基本公共卫生服务项目,由基层医疗卫生机构向所有常住居民免费提供,妇幼健康服务的提供者已从专业机构向基层医疗卫生机构延伸。此外,从原来的计划生育政策"只生一个孩子"到 2013 年"单独两孩"政策,再到 2015 年"全面两孩"政策的实施,全国分娩量急剧增加,高龄高危孕产妇占比升高,尤其是瘢痕子宫妊娠妇女和早产儿、高危儿数量的增加,给妇幼健康工作带来了巨大挑战。流动人口的增加使妇幼管理模式从户籍地管理向居住地管理转变,而随着计划生育政策的调整,依靠计划生育开展的户籍摸底等工作方式也在发生改变。人们对妇幼健康的需求不只是怀孕生子,更是生育健康孩子的需求;希望对妇女全生命周期进行保健,如关系妇女生命安全的宫颈癌、乳腺癌的预防、筛查和诊治,妇女更年期的保健,以及盆底功能障碍性疾病的筛查和诊治,使其获得更高的生活质量。妇幼保健人员的增加速度落后于妊娠妇女和出生儿童增加的速度,尤其是在东部经济发达城市,大量青壮年流动人口的涌入使妇幼保健人员更加匮乏,出现了建卡难、产检难、产科床位难求的局面。此外,妇幼保健人员的知识水平与逐渐增加的服务内容和群众日益增长的健康需求之间的差距也越来越明显,妇幼保健人员需要不断学习以增加知识,提高保健服务水平。因此,人们需要一个科学、有效的工具对妇幼健康的总体服务量进行预测和判断,以便更好地整合资源,应对挑战;需要一个科学、有效的工具串联妇幼健康的全程服务内容,并将医生的诊疗信息与服务对象的自我管理信息进行共享互通,使医生能对管理的孕产妇与儿童进行客观、全面、全程的评价和管理,提醒医生和服务对象及早发现高危情况,及时予以指导和预防;需要一个科学、有效的工具改变原有的服务模式,将原来必须到医疗机构完成的服务内容,如孕妇学校、育儿学校、健康咨询等,可以在线上通过智能化的手段完成;需要一个智能载体,让医生和服务对象在同一个平台上进行交流,能在线上解决一些简单的问题,既可以减少服务对象往返医疗机构的次数,又可以使其全程得到医生精准的指导和帮助。

因此,只有通过建立"互联网＋"妇幼健康全程管理模式,才能有效地解决妇幼健康现存的各种问题。目前,妇幼健康虽然有各种信息系统,但是这些信息系统互不相联,各自为政。由于缺乏顶层的政策设计和经费保障,医疗机构和医务人员只是为了录入信息而录入信息,而信息的及时性、准确性也无法得到保证。

"互联网＋"妇幼健康全程管理不同于现有的报表系统、妇幼条线系统、项目系统,它不是为了报表而录入数据,也不是为了完成项目任务所做的短期工作,而是一个理念的转变,是通过互联网技术建立区域的信息交换平台,以电子健康档案为核心,将个人电子健康档案、孕产妇保健、儿童保健纳入一个系统中运行,实现从出生到死亡的全程管理;是以产科专科的电子病历为核心,串联孕产期保健信息和产科临床信息,实现从妊娠到分娩再到产后的全程管理;是以妇科专科的电子病历为核心,整合"两癌"筛查信息、围绝经期保健信息、计划生育技术服务信息、生殖内分泌信息、盆底功能障碍性疾病诊治信息,形成专科档案,并与健康档案互联互通,方便追踪管理及与围生保健信息共享;是以妇幼专科的 APP 为载体,将医生端的病历信息、保健信息向服务对象开放,服务对象也可以输入自我管理信息,医生能在计算机端或者移动终端查阅。以上所有的数据不是孤立的,而是通过区域的信息交换平台进行归集,形成妇幼专科的数据中心,向上可以将专业条线的数据上传至国家系统,避免重复录入。信息交换平台可以让同级的专业部门进行大数据分析,如根据建卡信息进行区域未来分娩预测,及时预警和调配资源,并可为循证医学提供证据。如通过分析高危因素的变化,有的放矢地对妇幼保健人员就主要高危疾病进行培训,迅速提高其业务知识水平;可以将所有数据按照研究内容进行归类,如有关出生缺陷的研究,对孕前保健情况、孕期保健情况、产前筛查情况、分娩情况、分娩结局、儿童缺陷情况进行总体分析及科学评价;此外,还可以引入人工智能深度学习的理念,对获得的数据进行有效学习和分析,为精准治疗打好基础。

人类已进入"互联网＋"时代,而妇幼健康有着悠久的传统和历史,改变其既定模式并非易事,但是当互联网大潮席卷而来时,妇幼健康必定无法独自徘徊于互联网的大门之外,目前的改变也许是循序渐进的,但在将来必会发生一次彻底的革命。

(陶　晶)

【参考文献】

Platt L J,Benford M S. MATCH:a maternal and child health information network. Public Health Reports,1988,103(2):147-153.

计虹,段明月.美国妇幼卫生工作现状和启示.中国妇幼保健,2000,15(6):389-391.

陆江,邱玉莲,胡晓霞,等.澳大利亚妇幼卫生现状与发展趋势——澳大利亚妇幼卫生考察报告(一).中国妇幼保健,2000,15(7):458-460.

钱序,陶芳标.妇幼卫生概论.北京:人民卫生出版社,2014.

汤学军,金曦,聂妍,等.中国妇幼卫生信息化的回顾和展望.中国妇幼健康研究,2008,19
  (3):282-284.

王卫平.儿科学.北京:人民卫生出版社,2013.

吴晓红.日本母子保健的观察与思考.安徽卫生职业技术学院学报,2006,5(5):91-92.

姚楠,王芳,刘晓曦,等.国外妇幼卫生服务体系的现状与启示.中国初级卫生保健,2013,
  27(6):34-36.

中华人民共和国统计局.中华人民共和国 2017 年国民经济和社会发展统计公报.(2018-
  02-28).http://www.tjcn.org/tjgb/00zg/35328_2.html.

第二章

"互联网＋"时代的医疗

随着国家"互联网+"相关政策的陆续出台,各行各业积极响应,而医疗行业也受到了来自互联网的深远影响,以互联网为载体和技术手段的医疗信息查询、在线疾病咨询、远程会诊、远程治疗等医疗服务成为行业发展的新趋势。

第一节 互联网的发展历程

互联网(Internet),又称网际网路,音译为因特网,是网络与网络之间串联成的庞大网络,这些网络以一组通用的协议相联,形成了逻辑上的单一的巨大国际网络。这种将计算机网络互相联结在一起的方法可称为"网络互联",并在此基础上发展成覆盖全世界的全球性互联网络"互联网",即"互相联结在一起的网络"。互联网并不等同于万维网(world wide web,WWW),万维网只是一个基于超文本相互链接而成的全球性系统,且是互联网所能提供的服务之一。人们单独提起互联网,一般都是指互联网或接入其中的某网络,有时将其简称为网或网络(net)。人们可以通过互联网进行通信、社交、网上贸易等。

一、互联网的发展

1946 年,世界上第一台电子计算机问世。在此后的 10 多年时间里,由于其价格昂贵,因此数量极少。早期所谓的计算机网络主要是为了解决这一矛盾而产生的,其形式是将一台计算机经过通信线路与若干台终端直接连接,我们也可以把这种方式看作是最简单的局域网雏形。

最早的互联网是由美国国防部高级研究计划局(Defense Advanced Research Projects Agency,DARPA)建立的,即阿帕网(ARPAnet)。现代计算机网络的许多概念和方法都起源于此。1977—1979 年,ARPAnet 推出了目前形式的 TCP/IP 体系结构和协议。在 1980 年前后,ARPAnet 上的所有计算机开始了 TCP/IP 协议的转换工作,并以 ARPAnet 为主干网建立了初期的互联网。1983 年，ARPAnet 上的全部计算机完成了向 TCP/IP 协议的转换，并在 UNIX(BSD 4.1)系统上实现了 TCP/IP 协议。ARPAnet 在技术上最大的贡献就是 TCP/IP 协议的开发和应用。1985 年，美国国家科学基金会(National Science Foundation，NSF)采用 TCP/IP 协议，将分布在美国各地的 6 个为科研教育服务的超级计算机中心进行互联，并支持地区网络，从而形成了 NSFnet。1986 年，NSFnet 替代 ARPAnet 成为互联网的主干网。1988 年，互联网开始对外开放。1991 年 6 月，在连通互联网的计算机中，商业用户首次超过了学术界用户，这是互联网发展史上的一个里程碑，此后互联网的发展进入了一个突飞猛进的阶段。

互联网发展至今主要经历了以下四个阶段(以主要流量来源和用户行为目标为划分依据)：第一阶段是传统网络，主要是传统的网站，这个阶段持续了十几年。第二阶段主要是网站和内容流型社交网络并存，这个阶段目前正趋于尾声，已经持续了七八年。第三阶段是网站弱化、移动 APP 与消息流型社交网络并存的阶段。第四阶段则是超级 APP 将以用户为基础，承载一切的内容与服务，最终完成互联网信息全面整合的阶段。其具体发展模式如下。

(1)第一阶段，各种传统的互联网网站的主要形态是"内容为主、服务为辅"，而其内容提供方式则主要是信息块，部分是信息流。它的特点是通过静态网站来实现内容的展示。这个阶段的内容发现机制是通过搜索引擎进行内容聚合来实现的。用户通过搜索引擎寻找内容，使搜索引擎成为事实上的互联网入口，并成为用户与内容的"中间商"。

这个阶段的互联网存在十分明显的缺陷。一是用户分散，无法聚焦，而账号体系的缺失也导致内容作者与用户无法互动，因此不能提供持续服务。二是用户与网站各自独立。无论是内容找用户，还是用户找内容，两者都非常困难，这就导致信息的流通成本很高。三是消息流的缺失，导致部分服务需要跳转到沟通工具，如电子邮件、即时通信软件等，这就增加了用户与内容提供方之间的沟通成本。四是用户使用成本非常高。因为这个阶段的互联网是基于域名运作的，这也间接导致了域名生意的火爆，抢注域名更是家常便饭。

（2）第二阶段，也就是 Web 2.0 时代，各种互联网网站与内容流型社交网络（如 Facebook、微博等）并存。这个阶段的互联网形态仍然以内容为主、服务为辅。而其内容与服务提供的方式则主要是提供多种信息块与信息流，其中信息流以内容流为主、消息流为辅。这个阶段的内容发现机制是将内容与服务通过社交网络的统一账号直接推送给用户。在该阶段，搜索引擎不再是唯一的信息获取渠道。

在这个阶段，互联网发展出现了一些改进：第一是通过信息流来提供服务与部分动态内容，取代了之前通过静态网站呈现内容的方式。第二是依托社交网络的初步发展，用户成为互联网的中心，这也体现了"以用户为中心"的企业一般性策略。第三同样是因为社交网络的发展与聚合作用，使得用户聚焦。统一的账号体系为用户与内容提供方提供了持续互动的可能，从而也提高了内容提供方为用户提供更加长久的内容展示与服务的能力。第四是动态内容的主动推送，使得内容提供方不会被用户遗忘，从而避免被边缘化。这种主动推送也节省了用户寻找内容的时间，更具人性化。因此，很多网站开始大量获取来自微博等 APP 的导流，而传统搜索引擎的价值则被弱化。

但是，这个阶段的互联网仍然存在很多缺点。第一是信息块的缺失导致内容提供方欲展示其他信息时，仍然需要跳转到其他网站。第二是消息流的弱化使得交互不足，导致服务倾向于工具，而不是沟通。

（3）第三阶段，新工具崛起，并因此改变了用户的习惯。传统社交网络面临着用户从内容流型社交网络向消息流型社交网络迁移的问题。这个阶段互联网的移动属性较弱，不如移动 APP 可以随时随地获得信息流的价值。移动 APP 与消息流型社交网络（如微信）并存，而传统互联网网站则面临萎缩的局面。

这个阶段的主要内容形式是内容与服务并重。内容的提供方式主要是信息流，其中以消息流为主、内容流为辅。这个阶段的内容发现机制是借助各种 APP（如微信类工具），使用户直面服务。换言之，APP（如微信）成为内容的中心，而无须再通过搜索引擎或内容流型社交网络这两类中介来获得信息流。

（4）第四阶段，此阶段的崛起将得益于移动互联网的深度发展，量变会引起质变。在这个阶段，超级APP将会诞生，有可能完成早期搜索引擎曾做的事情——成为链接中心，打造互联网统一体。

二、美国互联网的发展

微软已经全面进入浏览器、服务器和互联网服务提供商（internet service provider，ISP）市场，实现了成为基于互联网运作的商业公司的目标。1998年6月，微软的浏览器和Windows 98很好地集成了桌面电脑，这显示出比尔·盖茨（Bill Gates）在迅速成长的互联网上投资的决心。

1968年，美国国防部高级研究计划局组建ARPAnet。据相关数据可知，新生的ARPAnet获得了美国国会批准的520万美元的筹备金及2亿美元的项目总预算，这是当年中国外汇储备的3倍。美国国防部认为，如果仅有一个集中的军事指挥中心，万一其被摧毁，那么全国的军事指挥将处于瘫痪状态，故需要设计一个分散的指挥系统。这个系统由一个个分散的指挥点组成，即使部分指挥点被摧毁，其他指挥点仍能正常工作，而这些分散的指挥点又能通过某种形式的通信网络取得联系。

1969年，第一期ARPAnet投入使用，其有4个节点，分别是加利福尼亚大学洛杉矶分校、加利福尼亚大学圣巴巴拉分校、斯坦福大学以及犹他州州立大学。各个节点的大型计算机采用分组交换技术，通过专门的通信交换机（interface message processor，IMP）和专门的通信线路相互连接。一年后，ARPAnet扩大到15个节点。1973年，ARPAnet跨越大西洋，利用卫星技术与英国、挪威实现连接，其应用扩展到了世界范围。

三、中国互联网的发展

（一）中国互联网发展起源

1987年9月20日，钱白天教授向世界发出了我国第一封邮件"越过长城,通向世界",揭开了中国人使用互联网的序幕。1994年4月20日,中国通过一条64K的国际专线,全功能接入国际互联网。这成为中国互联网时代的起始点,中国互联网时代从此开启。

经过几十年的发展,中国形成了四大主流网络体系:中国科学院的科学技术网(China Science & Technology Network,CSTNet)、教育部的教育和科研网(China Education and Research Network,CERNet)、原邮电部的中国公用计算机互联网(China Network,ChinaNet)和原电子部的金桥网(China Golden Bridge Network,ChinaGBN)。从1987年至今,我国的互联网前后经过了三个不同的阶段。

(1)从1987年到1993年为试验阶段。在这个阶段,互联网只用于小范围的电子邮件服务。

(2)从1994年到1996年为起步阶段。1994年4月,中关村地区教育与科研示范网络工程进入互联网,从此中国被国际社会正式承认为有互联网的国家。之后,ChinaNet、CERNet、CSTNet、ChinaGBN等多个互联网络项目在全国范围相继启动,互联网开始进入公众生活,并得到了迅速的发展。至1996年年底,我国互联网用户数已达20万人,利用互联网开展的业务与应用也逐年增多。

(3)从1997年至今为高速发展阶段。1997年后国内网络用户数增长迅速,截至2018年12月,网络用户数达到8.29亿人。

(二)中国互联网发展历程

从1987年至今,经过短短30多年,我国的互联网行业取得了前所未有的发展,涌现出了很多优秀的互联网公司,如百度、阿里巴巴、腾讯、盛大、搜狐、网易、新浪等。

虽然1994年中国就开通了互联网,但互联网真正进入寻常百姓家并开始飞跃式发展是在1997年,因此这一年被称为"中国互联网元年"。

从1998年开始,互联网开始了井喷式发展。电子公告板(bulletin board system,BBS)、聊天室、QQ如雨后春笋。1998年,CIH病毒开始出现在个人计算机中。2001—2005年,我国的互联网具有以下5个重要特点:①BBS的发展黄金期；②聊天室的兴起；③QQ 的诞生；④互联网开始赢利；⑤CIH 病毒。

我国的互联网发展虽比国外略慢，但近年来发展迅猛，随着电子商务、移动互联网的发展，我国互联网也进入了井喷式的发展轨道。互联网的迅猛发展给各行各业带来了巨大的机遇，同时也带来了很多挑战。互联网使我们的生活发生了翻天覆地的变化，而从"无网络"到"时时处处可以联网"，这中间经历了很长一段时间。互联网给我们的工作、生活带来了诸多便利，也给各行各业带来了新的商机和挑战，如军事、医疗等，中国乃至世界迎来了互联网发展的"春天"。

1987 年 9 月 20 日 20 点 55 分，按照 TCP/IP 协议，中国兵器工业计算机应用研究所成功发送了中国第一封电子邮件，这封邮件以英、德两种文字书写，内容是"Across the Great Wall, we can reach every corner in the world."(越过长城，走向世界)，标志着中国与国际计算机网络已经成功连接。此后，我国用了近 7 年的时间真正接入国际互联网。在这 7 年中，标志性的事件包括：

(1)1988 年，中国科学院高能物理研究所采用 X.25 协议，使本单位的 DECNet，即数字设备公司(Digital Equipment Corporation)推出并支持的一组协议集合，成为西欧中心 DECNet 的延伸，实现了计算机国际远程联网以及与欧洲和北美地区的电子邮件通信。

(2)1989 年 11 月，中关村地区教育与科研示范网(National Computing and Networking Facility of China，NCFC)正式启动。该示范网由中国科学院主持，联合北京大学、清华大学共同实施。

(3)1990 年 11 月 28 日，中国注册了国际顶级域名 CN，从此在国际互联网上有了自己的唯一标志。最初，该域名服务器架设在德国卡尔斯鲁厄大学计算机中心，直到 1994 年才移交给中国互联网信息中心。

(4)1992 年 12 月，清华大学校园网(Tsinghua University Campus network，TUNet)建成并投入使用，这是中国第一个采用 TCP/IP 体系结构的校园网。

(5)1993 年 3 月 2 日，中国科学院高能物理研究所接入美国斯坦福线性加速器中心 (Stanford Linear Accelerator Center，SLAC)的 64K 专线，正式开通中国连入互联网的第一根专线。

(6)1994 年 4 月 20 日,中国实现与互联网的全功能连接,成为接入国际互联网的第 77 个国家。

至此,中国与世界接轨,踏上了互联网这个高速发展的列车。从此,中国互联网快速发展,深刻影响了国人的生活、工作等,为人们提供了诸多便利,大大提高了国人的生活质量;同时,中国互联网与世界接轨,与各行各业碰撞,迸发出了各种各样的火花。

(袁贞明)

第二节 "互联网+医疗"概述

一、"互联网+医疗"的概念

医疗的中文解释包括:①医治;②疾病的治疗。传统医学具有几千年的历史,而"医疗"这个词是在近几十年才出现的,其实这是为了与国际接轨而新生的词,之前大多使用"治疗"。目前的"医疗"也包含了保健。"互联网+医疗"是以互联网为载体、以信息技术为手段,与医疗健康服务深度融合而形成的一种新型医疗健康服务业态的总称。

"互联网+"是互联网与传统行业融合发展的新形态,可以充分发挥互联网在生产要素配置中的优化和集成作用,将互联网的创新成果深度融合于经济社会的各个领域,提升实体经济与公共服务的创新力。现在,人们相信"互联网+"可以搭配很多东西,这些东西只要与互联网有机相"加",就能够产生新的变化,开拓出崭新的空间。例如,教育和互联网相"加"发展出了远程教育,金融和互联网相"加"结出了"互联网金融"之果等。然而,"互联网+医疗"不能理解为医疗诊治和互联网的简单相加,或不能直接等同于

"互联网医疗"。互联网的优势在于不受时空限制,即时性强。互联网可以把医学中必须面对面解决之外的工作全部高效地完成,而医学只需完成自己的"本职工作",由此真正做到术业有专攻。

"互联网＋医疗"是互联网在医疗行业的新应用,其包括以互联网为载体和技术手段的健康教育、医疗信息查询、电子健康档案、疾病风险评估、在线疾病咨询、电子处方、远程会诊、远程治疗和康复等多种形式的健康医疗服务。它代表了医疗行业新的发展方向,有利于解决我国医疗资源不平衡和人们日益增加的健康医疗需求之间的矛盾,是卫生行政部门积极引导和支持的医疗发展模式。

二、互联网对医疗行业发展的意义

互联网与医疗是当下的热门话题,但是很少有人深入了解其中的相互关系。"互联网＋医疗"与"医疗＋互联网"不是简单的主次之分的描述,而是两种不同经营模式的组合。"互联网＋医疗"模式的主体在医学,互联网是工具。互联网在医学的效率、便捷、管理等方面发挥了重要的推动作用。

第一,互联网使医学信息的传播成本降低、传播速度加快,传统的信息垄断消失。

在互联网发展的早期,人们获取信息的途径很少,费用高昂,效率低下,这给各行各业的发展带来了很大的限制。互联网的出现打破了信息垄断,使获取信息的成本大大降低,信息传播速度加快,原本被垄断的信息资源进入了寻常百姓家。

第二,互联网使医院科室间信息互联互通,医院管理水平得到了大幅提升。医院科室间信息互通不仅可以缩短患者的等待时间,减少医院内部交叉感染的发生,而且可以使医院各个科室的医生深入了解影像信息和相关科室的学术动态,为多学科联合会诊提供便利。同时,医院也可以通过各种数据统计,第一时间获取各个科室的工作情况,了解经营表现,整合医疗资源,变宏观管理为精细化管理。这也是近年来医院纷纷在信息化建设上投入巨大资源的原因。

第三,互联网为卫生行政部门提供了各医院的大数据,包括疾病预防控制、药品、医疗质量评估等,为政府卫生、医疗保险等的科学决策提供了支持。北京市按病种分组付费(diagnosis related groups,DRGs)的起草论证正是运用大数据科学评估医院管理水平的标志之一。

第四,互联网方便了患者就医,其自主选择医院和医生的灵活性大大提高。

第五,互联网加速了医学知识的大众化普及和推广,为早诊早治、预防疾病提供助力。一旦患病,上网查信息已经成为人们的一种生活方式。

第六,互联网改变了医生,使医生不仅要专注于医疗技术水平的提高,还要注重自我营销,培育出一批"科普"医生、"网络"医生、"品牌"医生,打破了以往的论资排辈,使一些年轻医生脱颖而出,衍生出一批互联网"大V"医生。

第七,互联网对医学专业媒体冲击巨大,改变了传统媒体的运作模式,出现了多元化经营的趋势(如多媒体、自媒体),而且专业媒体的关注点从专业技术人员的需求逐渐转向了公众的需求。

但是,"互联网+"在带来诸多便利的同时也存在以下一些弊端。

其一,互联网具有海量医疗信息,因此一般人会出现选择困难的情况。而互联网平台缺乏专业、可信度高的权威机构,这也增加了普通受众筛选信息的难度。

其二,互联网缺乏专业的、权威的标准,鱼龙混杂。一些没有相应资质的平台、机构和个人为了追求话语权和垄断地位,推出各种未经论证的医院学科排名和各学科诊治指南、共识等,混淆视听。

其三,法律监管不健全,在法律模糊地带出现了如医疗竞价排名的行为,对公众造成误导。

其四,大数据与个体化治疗的矛盾。医学是一门注重个体案例和诊治经验的科学,是共性中不乏个性的科学。大数据可以为医生提供一个共性化的治疗标准,但有时也可能阻碍医学的创新和试错。

总之,互联网作为新技术革命的代表正深刻改变着当今世界,影响着每个人的日常生活,同时也对医学造成了前所未有的冲击,使医学不断面临新的挑战。互联网作为一种工具，联系着供求双方，它不仅大大降低了信息传递的成本，还使质优者通过比较胜出。虽然现在"互联网＋医疗"还存在各种各样的问题，但是我们有理由相信，互联网与医学的融合会改变人们就医行医的模式，给人们的生活带来更加便捷的医疗服务。

三、"互联网＋医疗"目前存在的问题

随着"互联网＋"热风劲吹，传统医疗行业也站在了风口上。借助互联网互联、智能的特性，移动互联网医院、互联网医疗软件层出不穷，并因其可随时随地使用，能够解决挂号、咨询等就医难题而受到了人们的青睐。《人民日报》曾刊出系列报道，结合越来越多患者通过互联网挂号、缴费、咨询、查阅报告等现象，就"互联网＋医疗"的特点、现状和走向进行了深入分析。

目前，要求"互联网＋医疗"恪守"不能开展网上医疗诊治"的边界，严禁医疗机构（医生）通过互联网向患者提供医疗服务，这样的规定有着很现实、理性的原因。医疗诊治针对人的疾病，直接触及人的身体，具有高度的特殊性和贴近性，医生需要和患者面对面近距离接触，通过"望闻问切"并借助医学检查检测方法，才能对患者的病情做出科学的判断。虽然互联网为人们的远程交流提供了方便，但医生和患者远程交流终究不能完全代替面对面近距离的交流，而且医生通过远程交流获得的患者信息，无论如何也不如当面接触患者所了解的直接、切近和深入。医疗诊治活动的技术安全性与医患交流的距离密切相关，距离越近，技术安全性就越高。医学技术和网络技术发展到今天，距离和安全性之间的关系仍未有根本改变。出于最大限度降低医疗技术风险、保证医疗安全性的考虑，禁止医生向患者提供"互联网医疗诊治"，这具有相当的合理性和必要性。

近年来，我国医疗卫生领域暴露出一些深层次问题和矛盾，使得医疗机构和患者之间、医生和患者之间的互信互谅受到了较大影响，由此引发了一些严重的医患冲突和恶性伤医事件。在传统医疗诊治机制下，医生和患者无障碍、近距离直接交流，尚且未能有效解决这些问题和矛盾，可以想象，如果现在贸然放开"互联网医疗诊治"，客观上会使江湖游医、庸医恶医及各种

医疗欺诈行为有更大平台,医患之间的不信任感势必变本加厉,医疗诊治的风险将空前放大,安全性将大幅降低。从这个角度看,禁止医生向患者提供"互联网医疗诊治",正是为了最大限度地降低医疗"信任风险",保证医疗行为的"信任安全"。

当然,随着移动互联技术和业态的持续发展,"互联网+医疗"的格局和边界也会发生相应的调整变化。目前,我国禁止医生通过互联网对患者进行医疗诊治,这种态度将与时俱进、顺势而为。随着医改的深入推进,法律制度和法治环境不断完善,"互联网+"新形态在医疗服务领域渐成气候,"互联网医疗诊治"的一些环节有可能有条件地逐步合法化,并成为传统医疗诊治活动的重要补充。

互联网的出现为医疗行业注入了新鲜的"血液"。目前,"互联网+医疗"是一个热门的组合形式,且基于国家的扶持政策,两者碰撞出了新的火花,开启了医疗行业新的发展模式。许多互联网医疗企业如雨后春笋,"互联网+医疗"迎来了一个发展的小高峰。

四、"互联网+医疗"的发展模式

互联网医疗目前存在以下两种模式:一种是面向医护人员的模式,他们可以通过手机使用一些医学 APP 来学习与传播医学知识,或通过互联网进行学术交流、应用医学知识库,以及学习使用一些医疗互联网工具等;另一种则是面向患者的模式,他们可以通过互联网了解一些关于自身疾病的概况,以及进行网上专家预约挂号、与医生进行远程咨询、查询个人相关信息等。

在现代社会信息化、患者需求个性化的时代背景下,"互联网+医疗"已成为我国医疗卫生领域发展的新方向。互联网医疗改善了医疗资源分配不均的情况,极大地方便了人们就医。患者可根据自己的情况,先在网上挂号,然后根据挂号的时间和地点合理安排自己的行程,这样既不会浪费个人时间,又能缓解医院的接诊压力。此外,医生在接到挂号通知时,通过网络查阅患者的相关信息,包括病症、诊治结果、用药等,可以更快更好地为患者制定合适的治疗方案。同时，如果患者病情比较复杂，医生还可以通过互联网请求其他专家帮助。

目前我国"互联网＋医疗"发展还处于启动与探索阶段，利用互联网技术、云计算技术和大数据处理技术等先进的技术手段，可以优化医疗资源，保障信息安全，提升工作效率，更新健康医疗服务模式，从而推动互联网医疗行业快速发展。

五、政策的完善

(一)政策支持

《人民日报》曾系列报道"互联网＋医疗"兴起、发展的生动场景。作为移动互联网时代的新生事物，"互联网＋医疗"受到了卫生行政部门、医疗机构和社会舆论的高度关注。国家卫生计生委表示，互联网上涉及医学诊断和治疗的活动是不允许开展的，医生通过网络只能开展健康咨询，不能开展医疗诊治工作，此举并不是全盘否定"互联网医疗"，而是根据不同情况采取不同的办法。2014 年 8 月，国家卫生计生委出台《关于推进医疗机构远程医疗服务的意见》，对医疗机构和医疗机构之间(包括医生和医生之间)进行的远程医疗服务作出了具体的规范。由此可见，国家卫生计生委只是禁止医疗机构(或医生)通过互联网对患者进行医疗诊治，其他如医疗机构(或医生)通过互联网对医疗机构(或医生)进行医疗指导、学习交流，以及医疗机构(或医生)通过互联网回答患者的问题，就健康问题给出咨询性意见等行为(而不是就疾病进行诊疗并开出处方)，都不在禁止之列。

2018 年 7 月 17 日，国家卫生健康委员会、国家中医药管理局组织制定了《互联网诊疗管理办法》，引发了业内广泛关注。按照该文件的规定，互联网医疗将设置执业资质红线，并只能开展医疗机构间的远程会诊和慢性病管理业务。而一些未绑定线下医疗机构，或无实体执业资格的互联网医疗平台则面临被淘汰出局的风险。

有人认为，这样"一刀切"对医疗产业的发展是不利的。关于这个问题，我们首先要正视互联网医疗的本质和价值。从本质上讲,互联网医疗提供的也是医疗服务,只是应用了更现代化的平台和科技手段,但它并未改变人们对医疗的期望,互联网医疗的发展前景取决于它能否为社会提供更优质、更便捷的服务,在这个方面它与传统医疗没有差别。患者并不满足于更方便地进行咨询、挂号,而是要享受更优质的医疗资源。而对互联网医疗提出资质要求,无疑是一道必要的"防火线"。

(二)政府扶持

互联网医疗并不是第一次出现在政府工作报告中,早在 2015 年互联网医疗第一次被写入政府工作报告时,其就成了业界关注的焦点。经过多年的发展,互联网医疗也逐步有了起色。伴随着互联网技术发展、智能终端普及、传感器技术进步、互联网基础设施改善,互联网医疗拥有了良好发展的土壤,尤其是我国医疗刚性需求的不断上升,医疗资源不足导致的供需失衡,为互联网与医疗行业的结合提供了切入点。在此背景下,国家有关部门积极出台相关政策以推动互联网医疗的发展。

2016 年 6 月,国务院办公厅印发的《关于促进和规范健康医疗大数据应用发展的指导意见》明确规划了我国医疗数字化的发展目标。到 2020 年,建成国家医疗卫生信息分级开放应用平台,实现基础数据资源跨部门、跨区域共享,医疗、医药、医保和健康各相关领域数据融合应用取得明显成效。该文件的发布为互联网医疗智慧化发展提供了政策保障,并为互联网医疗的发展指明了方向。

2017 年 5 月,国家卫生计生委办公厅印发的《关于征求互联网诊疗管理办法(试行)(征求意见稿)》和《关于推进互联网医疗服务发展的意见(征求意见稿)意见的函》(下称《征求意见稿》)为我国互联网医疗的深化发展提供了更加明确的政策保障,对互联网诊疗活动的准入资格、医疗机构执业规则、互联网诊疗活动监管以及法律责任作出了规定,为互联网医疗提供了规范化的发展方向,对互联网医疗行业的发展产生了重大影响。事实上,近年来,互联网医疗行业经历了一个清洗期。公开数据显示,2017 年注销的移动医疗公司高达 1000 家,幸存下来的不超过 50 家。

2018年3月5日,李克强总理在政府工作报告中明确提出:"要实施大数据发展行动,加强新一代人工智能研发应用,在医疗、养老、教育、文化、体育等多个领域推进'互联网＋'"。2018年3月10日,李克强总理针对宁夏代表团提出的"希望建立国家健康医疗大数据中心,纵向打通各类医疗卫生机构、部门、区域之间的信息壁垒"做出回应:要求有关部门调整优化结构,把固定资产投资更多投向基础信息等领域,加快"互联网＋医疗""互联网＋教育"建设,让优质医疗和教育等资源惠及更多基层群众。

2018年4月,国务院出台《关于促进"互联网＋医疗健康"发展的意见》,由此整个行业终于迎来了春天。该文件的主要内容包括:一是健全"互联网＋医疗健康"服务体系,从医疗、公共卫生、家庭医生签约、药品供应保障、医保结算、医学教育和科普、人工智能应用等方面推动互联网与医疗健康服务相融合,涵盖了医疗、医药、医保"三医联动"诸多方面。二是完善"互联网＋医疗健康"的支撑体系,在及时制定完善相关配套政策、加快实现医疗健康信息互通共享、建立健全"互联网＋医疗健康"标准体系、提高医院管理和便民服务水平、提升医疗机构基础设施保障能力等方面提出了有关举措。三是加强行业监管和安全保障,对强化医疗质量监管和保障数据安全作出了明确规定。该文件就促进"互联网＋医疗健康"发展提出了以下意见:

一、健全"互联网＋医疗健康"服务体系

(一)发展"互联网＋"医疗服务

(二)创新"互联网＋"公共卫生服务

(三)优化"互联网＋"家庭医生签约服务

(四)完善"互联网＋"药品供应保障服务

(五)推进"互联网＋"医疗保障结算服务

(六)加强"互联网＋"医学教育和科普服务

(七)推进"互联网＋"人工智能应用服务

二、完善"互联网＋医疗健康"支撑体系

(八)加快实现医疗健康信息互通共享

(九)健全"互联网＋医疗健康"标准体系

（十）提高医院管理和便民服务水平

（十一）提升医疗机构基础设施保障能力

（十二）及时制定完善相关配套政策

三、加强行业监管和安全保障

（十三）强化医疗质量监管

（十四）保障数据信息安全

互联网技术介入医疗领域,从大方向上来看是符合社会发展需求的,有助于推动我国医疗服务行业升级改造,为看病难、看病贵难题提供新的解决方案。例如,改革服务流程,改善内部管理,优化资源配置,用智能设备监测病情,用临床大数据对接研发药品,在这些方面,互联网技术有很大的发挥空间。如支付宝、微信开通预约挂号、缴费服务,患者无须在现场排队即可挂号、缴费;通过诊间结算,可以直接将门诊费用结算端口设在医生的计算机上,避免患者来回奔波;云医院可以使偏远地区的患者和大城市的知名专家面诊,提供远程病理、超声、影像检查等服务。除具有在家门口就诊、缩短诊治时间等优点外,互联网还有助于家庭医生的推广、慢性病的管理、检查结果的互认等。2015年"互联网十医疗健康"产业投入资金近百亿元,并仍在快速增长。

虽然互联网与医疗目前还处于原始生长的阶段,但它们的融合是大势所趋。面对新业态,我们需要应用新技术逐步去疏解症结、降低成本、优化资源配置,以完成提高服务质量和效率的医改目标。我们应该采取守住底线、掌握动向的包容审慎态度,主动拥抱技术进步而不是被裹挟着前进。在国家政策的支持下,医疗行业借助互联网这个强大的工具发展会越来越快,老百姓就医也会越来越方便,并为医疗行业注入新鲜的"血液"。

（袁贞明）

第三节 "互联网＋医疗"的应用

一、美国"互联网＋医疗"的发展情况

全球新一轮的"互联网＋医疗"发展热潮主要由中、美两国共同引领,其中美国的表现更为突出。为了控制逐年递增的医疗费用,美国从 20 世纪 90 年代开始推动将信息技术应用于整个医疗领域,并通过建立整体协调部门、制订专项发展计划、出台配套法律等措施来保障相关应用的发展。尤其在《2010 平价医疗法案》(*Affordable Care Act of* 2010)颁布之后,以服务价值为导向的医疗付费模式成为主流,商业保险、医疗机构、医生都迫切需要通过适当手段来降低医疗费用,这也使"互联网＋医疗"成为各方关注的重点领域。在应用方面,美国"互联网＋医疗"已基本覆盖医疗服务的各个环节,并针对特定病种提供远程诊断服务。美国商业保险公司通过改善药物依赖性,纠正不良生活习惯及减少非必要急诊等方式,已实现有效控制医疗费用的目的。相关研究结果显示,美国初级保健通过应用"互联网＋医疗"每年可节约 10 亿美元,在 2017 年"互联网＋医疗"为整个医疗系统节约了 300 亿美元。

美国"互联网＋医疗"的快速发展得益于"医师自由执业制度"及"发展的商业保险体系",更得益于美国相对完善的政策法规体系。在服务行为监管方面,美国通过强化医师注册、确认医患身份等方式确保开展"互联网＋医疗"服务的医师的资质;在技术应用方面,美国参照医疗设备监管原则,将可穿戴设备与移动终端应用分为三个类别进行管理,尤其对涉及生命安全的设备和应用实施最为严格的监管;在信息安全与隐私保护方面,美国通过出台《健康保险携带和责任法》《经济与临床健康信息技术法案》等专项法案,规定 18 类信息为隐私信息,同时界定医疗信息电子化的具体

操作方式、使用方的责任与义务、信息所有人的权利等细节,并根据隐私泄露带来的危害的程度制定对应的处罚与整改措施;在医疗保险报销方面,美国已有 29 个州制定了远程医疗法案,联邦政府和 48 个州都制订了对应的远程医疗补助计划,为商业保险公司将远程医疗服务纳入报销范围提供了指导。

二、中国"互联网＋医疗"的发展情况

"互联网＋医疗"顺应市场需求,在互联网技术(internet technology, IT)、大数据、人工智能等技术飞快发展的大环境下,在国内如火如荼地发展起来,并衍生了许多有名的企业。这些企业在行业大发展的浪潮下发展迅速。无论是对新增就业的带动,还是对国内生产总值(gross domestic product,GDP)的拉升,数字医疗经济都表现出强劲的活力,它深深地影响了传统的医疗行业,并已成为国民经济的重要组成部分。

2017 年,在杭州召开的"互联网＋"数字经济峰会上,腾讯研究院发布了《中国"互联网＋"数字经济指数(2017)》报告。该报告显示,2016 年全国数字经济总量已占据全国 GDP 总量的 30.61％。同时,腾讯在会上发布了2016 年度中国"互联网＋"优秀案例(政务·民生类)的十佳榜单,其中与医疗相关的案例占两席。2016 年度中国"互联网＋"优秀案例征集活动评选由公众投票和专家评审相结合,专家围绕案例的实用性、创新性、实施效果、社会影响力、发展前景等多个方面,对活动入围的 28 个"互联网＋"候选案例进行现场评审打分。这一过程得到了人们的热情参与,我们选取部分成功实施"互联网＋医疗"的案例作为示例。

(一)"互联网＋智慧医疗"和互联网医院的创新探索与实践

相关单位:四川大学华西第二医院

四川大学华西第二医院在微信服务号上开通预约挂号、全流程缴费、检查预约、报告查询、在线问诊、诊后随访等贯穿就医全流程的便捷就医服务(见图 2-1)。2016 年 10 月,该院取得了"互联网医院"的医疗机构执业许可

证。作为西南地区首家互联网医院，四川大学华西第二医院建立了"微信智慧医院"平台，对其运营以及智慧医院的深度创新服务进行了探索。通过"互联网＋智慧医院"，四川大学华西第二医院提升了内部管理效率，填平了医疗资源的鸿沟，有效推进了优质医疗资源向基层下沉。该平台上线以来，微信关注量已达 85 万余人，挂号 82 万人次，缴费 57 万人次，累计交易金额 2.16 亿元，微信交易量占总门诊量的 65％以上，平均每位患者节省就医时间超过 2.5 小时。

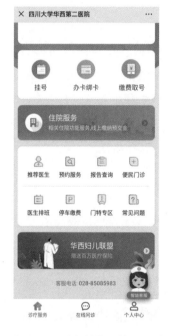

图 2-1　四川大学华西第二医院
微信服务号示意图

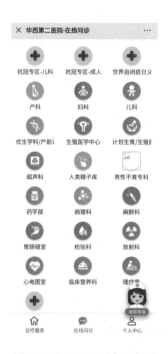

图 2-2　"医互通"平台示意图

全院 2000 多名职工使用微信企业号"医互通"平台进行移动办公。"医互通"已开通公文收发、工资条、请假管理、订餐管理、流产后计划生育优质服务（post abortion care，PAC）、会议室预定、内部发文、材料文件处理、设备申购等功能，为医院每月节省约 30000 张纸的办公成本，并使医院内部办公管理效率提高了 4 倍（见图 2-2）。

借助互联网技术，四川大学华西第二医院在网上开通医疗业务，患者及其家属通过微信移动端、计算机客户端可以方便地访问医院微信服务号、医院官网,避免来往医院奔波,既节省了时间,又提高了效率,而患者及其家属的满意度也大大提高。这种成功的模式就是典型的"互联网+医疗"。

(二)移动医疗支付创新

相关单位:广西壮族自治区人力资源和社会保障厅

如图 2-3 所示是广西移动支付医保的流程,人们通过微信即可完成医保支付,这大大方便了消费者。近年来,广西人社、深圳人社进行了移动医疗支付创新,通过微信第三方支付平台,将移动医疗支付深入医院、医保定点药店领域,打破了以往人们只能通过线下排队进行医保结算的传统,缩短了等待银行结算、医保系统结算等流程的时间,人们只需一键就能完成医保、自费的混合支付。移动医疗支付创新是社保支付改革的一个突破性创新项目,是实施"互联网+"益民服务的一项重要举措,具有开创性价值。

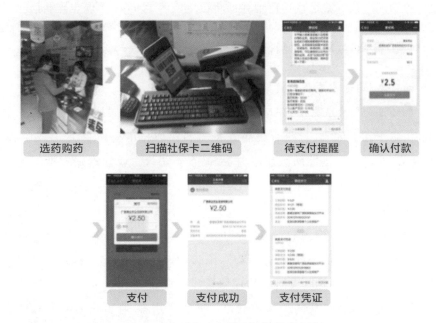

图 2-3　广西移动支付医保流程示意图

截至 2015 年,全国医保用户达到 6.7 亿人,医保支付为其主要的支付方式,占比 50%～70%。根据《华西医院门诊患者就医等待时间的定量分析与研究》有关线下缴费排队的数据统计可知,平均缴费等待时间约为 43.6 分钟。"挂号排队长""检验检查缴费排队长""药品缴费排队长"等一直是影响医保用户就医体验的老难题。虽然近年来医疗机构的信息化建设有所提升,自费患者的预约挂号、诊间缴费等环节得到了显著的优化,但医保患者如何进行移动支付仍是一个亟待解决的问题。

2016 年,通过"互联网＋"的力量,连接人社部门、医院、用户,微信医保移动支付落地医院、药店,实现了医保服务从"群众跑腿"到"信息跑路"的转变。医保用户通过微信绑定电子社保卡,绑定成功后,当需要在线挂号、诊间缴费时,通过微信支付密码校验,可以分别向人社医保结算系统、银行结算系统发起医保的预结算、结算以及自费的结算。首次解决了在药店使用微信支付不能同时使用社保的问题,支持免带卡、安全扫码、微信医保一键支付等功能。该方案已成功落地并即将覆盖广西 4000 家医保定点药店。

(三)贵州"互联网＋慢性病管控之糖尿病防控"项目

相关单位:贵州省糖尿病防控信息中心

如图 2-4 所示是贵州省"互联网＋慢性病管控之糖尿病防控"项目。本案例由贵州省卫健委、贵州百灵企业集团和深圳腾讯公司牵头,三方签署《贵州省"互联网＋慢性病医疗服务"战略合作协议》,成立贵州省糖尿病防控信息中心。利用"互联网＋医疗",与全省二甲及以上医院、各乡村医院等医疗机构开展合作,向患者免费发放智能血糖仪;患者利用血糖仪测量血糖,血糖值会自动传输到后台;而后台的医生、营养师及医助团队就可以针对患者的血糖变化情况进行远程诊疗、陪护,对患者的饮食、运动、血糖水平进行科学干预,从而达到预防和治疗糖尿病的目的。同时,该项目可以提高各级医疗机构在糖尿病防控领域的监测和教育水平,降低患者并发症的发生率。

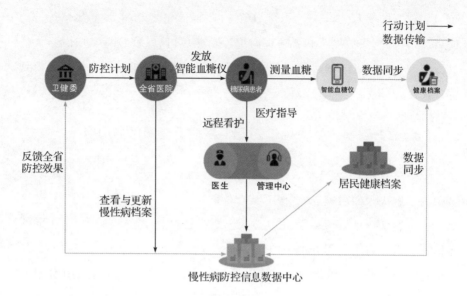

图 2-4 贵州省"互联网十慢性病管控之糖尿病防控"项目示意图

(四)智慧医疗分级诊疗平台

相关单位:杭州卓健信息科技有限公司(牵头单位)

如图 2-5 所示是杭州卓健信息科技有限公司开发的智慧医疗分级诊疗平台。该平台在一个区域内形成城乡社区卫生服务机构、县级医院、省级医院三级医疗协作网络,最终实现合作区域内医疗资源的统一调度、共享和配送,从而达到医疗资源利用最大化的目的。通过该平台,各级医疗机构之间

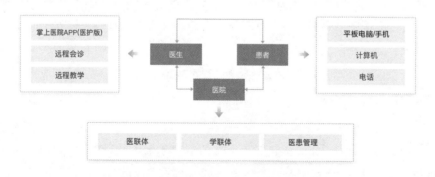

图 2-5 智慧医疗分级诊疗平台示意图

可以实现双向转诊、检验预约、病床预约及转诊患者诊疗信息共享等。同时，该平台具有短信提示和各项查询统计功能，可以实现"小病进社区，大病到医院，康复回社区"的目标。目前，该平台已在河南、浙江等多个地区得到深度使用，并取得了显著成效。

(五)医护到家，"互联网＋"社区医院居家健康服务项目

相关单位:北京千医健康管理有限公司(牵头单位)

为了解决人们居家养老、医养结合等服务最后一公里的上门需求，北京市西城区新街口社区卫生服务中心联合北京医师协会全科医师分会、北京千医健康管理有限公司开展了"互联网＋"社区医院居家健康服务项目。用户通过"医护到家"APP下单后，社区护士可以利用个人上班时间和休息时间，提供上门护理服务。如果用户使用医保，那么可以后期在医院通过医保平台结算，平台会将收费中涉及医保的部分退还给用户。

(六)"先行先试"，切实履行公立医院改革

相关单位:广州市妇女儿童医疗中心

如图 2-6 所示是广州市妇女儿童医疗中心使用"互联网＋"技术前后的门诊现场，通过对比可知"互联网＋"技术有效解决了医院"三长一短"(即患者挂号时间长、候诊时间长、取药时间长、就诊时间短)难题。医院一直秉承"仁心善术、惠泽妇儿"的使命，坚持在提高患者安全及医疗人员工作效率的同时，切实履行公立医院改革和改善医疗服务的义务。广州市妇女儿童医疗中心是全国首家移动互联网医院，也是全国首家开展"先诊疗后付费"服务的医院。其率先在全国尝试医药分开、处方外流的"只看病不取药"就诊模式，把成人门诊药房移出医院。同时，医院全面取消非急诊人工挂号窗口，非急诊分时段预约率日均高达 90%。

类似以上成功运用"互联网＋医疗"的案例还有很多。近些年来，计算机技术发展快速，而医疗行业急需解决的矛盾也日益突出，如何将两者有效结合，是互联网医疗企业生存的根本。随着生活水平的不断提高，人们对医

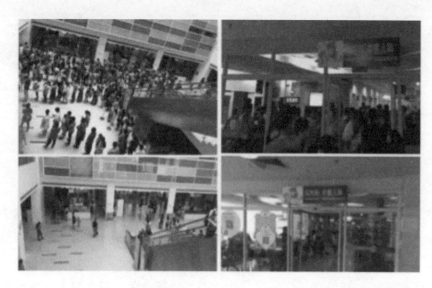

图 2-6 广州市妇女儿童医疗中心使用"互联网+"技术前后的门诊现场对比示意图

上两图:使用"互联网+"技术前;下两图:使用"互联网+"技术后

院的效能、生活的便利性等提出了更高的要求,而互联网技术与医疗行业相结合是未来医疗发展的一个方向。

2017 年,我国互联网医疗用户规模达到 2.53 亿人。从 2009 年到 2017年,我国互联网医疗市场规模从 2 亿元激增至 325 亿元,复合增速高达89%。目前互联网医疗产业链已逐步成形,在线挂号及问诊企业已从流量争夺进入医疗资源扩张的比拼阶段,接下来预计市场增速将维持在 40%左右;预计到 2020 年,我国互联网医疗市场规模有望达到 900 亿元。高增长背后的深层次原因主要是传统医疗服务无法有效满足广大患者乃至医生的需求,以及需求对接存在问题,而这些问题通过互联网得到了一定的改善。中国互联网络信息中心发布的《第 37 次中国互联网络发展状况统计报告》显示,截至 2016 年 12 月,中国互联网医疗用户规模为 1.95 亿人,占互联网用户的 26.6%,年增长率为 28.0%。其中,医疗信息查询、网上预约挂号用户占比最高,分别达到 10.8%和 10.4%;其次为网上咨询问诊、网购药品/医疗器械/健康产品、运动健身管理,各占互联网用户的 6%左右。

三、移动互联网医疗的发展

互联网给人们的生活带来了巨大的变化,无论是生活、办公,还是电子商务,都与互联网紧密联系在一起。互联网医疗也是 2017 年医疗领域最大的亮点,移动医疗使人们的就医更加便捷。

从线上问诊到线下诊所再到互联网医院,移动医疗一直在不断探索新的形式。移动医疗融资也成了行业的热点。2014 年,如"春雨医生""丁香园""微医"都获得了大额融资,这也使移动医疗在整个医疗行业成为人们关注的热点。线上问诊的发展和普及将带领移动医疗进入一个新的发展阶段。但是移动医疗仍存在很多问题,如线上问诊有一定局限性,医生与患者难以顺畅交流,无法保证诊断与治疗的效果。移动医疗只能依靠线上问诊来获取流量,但这种模式依赖于很强的信任基础,这也证明仅通过线上问诊等来赢利是不够的。因此,企业需要另辟蹊径来支持移动医疗。2017 年,医药电商、药械营销、转诊会诊、医疗保险成为企业新的赢利途径。

为了能够切入诊疗环节,实现移动医疗赢利,越来越多的企业转型互联网医院。例如,"阿里健康"计划在全国布局基层医疗市场,并且已经与武汉市中心医院、保定市卫生健康委员会合作开办互联网医院;"微医"集团乌镇互联网医院已投入运营;"好大夫在线"与银川市人民政府合作共建的银川智慧互联网医院正式投入运营。然而,目前互联网医院存在未能与医保连接的问题,这在很大程度上限制了其发展。

移动医疗的发展需要一种互联网医疗新模式,这需要更多的企业一起去打造,也需要更多的企业参与科研,以使线上和线下完美结合。相信在国家的大力支持下,各个企业在移动医疗的发展中必将大有作为。互联网医疗将会使我们的生活和健康得到更好的保障。而随着移动互联网时代的到来,移动医疗终于揭开了序幕,在 2010 年后,我国涌现出了众多移动互联网医疗平台。

移动医疗服务领域是互联网医疗最重要的领域之一。全球电信与媒体市场调研公司 Informa Telecoms ＆ Media 研究了全球市场上 81 种移动医疗应用软件,这些应用软件按功能可分为信息/通信、监测、监控、诊断等。其中,信息/通信软件主要实现了以下三项功能。

1. 约诊提醒和健康咨询

2011 年 WHO 调查显示,中国 58% 的地区和欧洲 53% 的地区通过移动医疗平台使用就诊预约提醒服务。我国互联网医疗企业多以健康咨询或者挂号起步,包括"丁香园""春雨医生""寻医问药""挂号网"等。

2. 测试结果和患者数据管理

Mattila 等人为智能手机平台设计了一款名为 Wellness Diary(WD)的 APP。相关研究显示,WD 对支持意识行为的健康管理是十分有效的。Gerber 等人将移动电话的短信服务(short messaging service,SMS)作为干预肥胖人群每日生活的一项措施,结果显示干预有效。

3. 健康信息和教育

2017 年,丁香园着力于打造以大众健康教育、患者管理及服务、健康管理与服务三条业务为主线的"丁香园关爱服务",服务内容主要包括以下三个方面。

(1)监测患者情况和位置 例如,中国移动东莞分公司建立了智慧医疗管理系统。该系统可以通过构建的移动社区健康信息管理平台追踪患者的健康记录,并根据用户需求将体检结果发送到用户手机或者邮箱。

(2)提高患者的服药依从性 例如,在泰国,医务人员会定期联系肺结核患者,督促其按时、正确服药,从而使患者的服药依从性达到 95%。

(3)确保医疗物资或者设备的实时连接 例如,美国高通公司推出了家庭中心平台。该平台通过检测仪器可以感应到不同设备信号,然后将信号发送到云数据库以供医疗人员参考。又如,印度将移动医疗跟踪疾病的功能应用于疾病预警,其支持公共卫生人员监测传染病的蔓延情况。在我国,现有的移动医疗模式大多数是将移动功能植入现有产品、增强吸引力的渐进式改进模式。最常见的移动医疗模式就是将移动功能植入医院信息系统,实现即时记录信息、书写病历、送达医嘱的功能。移动护理工作站的绝大多数应用也具备监控功能。护士通过移动终端扫描患者腕带与药袋或输液袋上的条形码,信息系统自动与医嘱进行核对,对不匹配的信息给予提醒,以保证给药的正确性。通过移动医疗服务,患者在家里就能接受医生的诊断,不再需要直接面对医生。Kamal 等将远程技术用于持续监测患者体温，这大大减轻了医务人员的工作压力，提高了工作效率。无锡市部分医院使用带 PDA 功能的手机，通过共享医学检验结果和检查图像，实现了远程移动会诊。

四、"互联网＋医疗"的走向

2017 年，互联网医疗发展如火如荼：先是业界扎堆银川，欲借地方政策创新之利，探索诊疗服务在线化的可能；接着尚在意见征集阶段的《互联网诊疗管理办法》意外流出，规定"允许开展的互联网诊疗活动仅限于医疗机构之间的远程医疗服务和基层医疗卫生机构提供的慢性病签约服务"；之后，业界又将人工智能（artificial intelligence，AI）作为辅助诊断手段。从探索期到爆发期，互联网医院只用了 1 年时间：2016 年我国互联网医院的建设数量为 36 家，2017 年为 87 家。根据前瞻产业研究院发布的《2018—2023 年中国互联网医院行业商业模式与投资规划分析报告》不完全统计，截至 2018 年 3 月，全国互联网医院数量已达到 95 家，其中上线运营的有 82 家，在建的有 13 家。

这三件大事都指向了一个明确的目标——互联网诊疗。扎堆银川表明企业希望进入诊疗环节的强烈意愿，政策文件则表明政府的监管底线，AI 的大热则证明互联网诊疗的技术基础正在进一步夯实。以互联网为手段，以大数据为支撑，以满足监管条件为基础的互联网诊疗体系有望在不久的将来真正形成。

在具体的业务领域，互联网医疗也发生了可能影响未来的一系列变化。一是"在线问诊"服务成为标准化的互联网医疗服务手段，移动化的远程医疗和慢性病管理都将依赖于问诊工具；二是随着医疗信息化进入信息集成阶段，医疗信息化和互联网医疗之间正在趋向融合，医疗机构的医疗服务有望走向远程化、互联网化；三是互联网创新也在趋向医疗细分领域，医、药、险、检和 AI 等领域都有足够细分的"新玩家"加入，形成了许多富有想象力的新模式；四是互联网运营精细化，赋能体系、开放平台也被各家互联网医疗企业所效仿。

（袁贞明）

第三章
"互联网＋"孕产期健康管理

健康管理起源于 20 世纪 60 年代,它以用户的健康需求为导向,通过医学手段对用户的健康状况及危险因素进行检查、评估、分析和预测,并提供健康指导,制订健康计划,从而协调个人、组织和社会的交互关系。随着医学模式的发展变化,健康管理的理念和体系也在发生变化,特别是近年来信息化智能体系的飞速发展,全过程的健康管理将替代传统的疾病诊疗模式,同时信息化也将影响医疗保健的发展前景和格局。

孕产期全程健康管理是对健康管理研究垂直领域的细化,其包括对妊娠初期至产后 42 天孕产妇心理和身体健康及社会角色转变的适应能力的管理,具体表现在对孕产妇的疾病预防与监测、生活方式、饮食调整、孕期运动、社交关系以及孕期心理等方面的指导、评估与处置,是我国基本公共卫生服务项目的重要组成部分。国家基本公共卫生服务项目自 2009 年启动以来,在基层医疗卫生机构得到了普遍开展,并取得了一定的成效。2011 年,卫生部制定了《国家基本公共卫生服务规范》(2011 年版)。2017 年,国家卫生计生委在 2011 年版规范的基础上,组织专家对规范内容进行了修订和完善,形成了《国家基本公共卫生服务规范》(第三版)。2011 年,中华医学会妇产科学分会产科学组组织国内有关领域的专家制定了《孕前和孕期保健指南(第 1 版)》,并在 2018 年修改制定了《孕前和孕期保健指南(2018)》。通过规范化的孕期全程保健和产前检查,评估孕妇及胎儿的安危,及早防治妊娠期合并症及并发症,及时发现胎儿异常,确定分娩时机和分娩方式,以保障母婴安全。

近年来,我国移动互联网快速发展并逐步深入医疗健康领域。2016 年 11 月,《国务院深化医药卫生体制改革领导小组关于进一步推广深化医药卫生体制改革经验的若干意见》指出,要"充分利用互联网技术,改善群众就医体验","利用移动客户端、物联网等技术搭建医患双方交流平台,为健康咨询、患者反馈、健康管理等提供便利"。我国的公共卫生信息化于 20 世纪 80 年代起步,到 2010 年已建成孕产妇及儿童保健信息系统、区域化妇幼信息平台、妇幼健康信息系统(实时网络)、辅助生殖医学中心管理系统等重要系统,孕产妇健康管理信息化程度逐步提高。通过"互联网+"模式可进一步提升医疗保健服务效率,而搭建孕产妇及儿童健康管理服务信息化网络平台对有效推进妇幼保健机构建设,充分发挥其公益职能作用,保障孕产妇及儿童健康有着重要意义。本章将从"互联网+"孕产期保健、"互联网+"妊娠风险评估、"互联网+"产后家庭访视、孕产期保健服务信息管理系统应用前景四个方面阐述"互联网+"在孕产期健康管理中的应用。

第一节 "互联网＋"孕产期保健

孕产期保健是指各级各类医疗保健机构为准备妊娠至产后 42 天的妇女及胎儿、婴儿提供全程、系列的医疗保健服务。

一、孕产期保健的主要内容

孕产期保健服务包括孕前、孕期、分娩期和产褥期的全程、系列的保健服务。

1. 孕前保健，指为准备妊娠的夫妇提供以健康教育和咨询、孕前医学检查、健康状况评估和健康指导为主要内容的系列保健服务。

2. 孕期保健，指从确定妊娠之日开始至临产前，为孕妇及胎儿提供的系列保健服务。对妊娠应做到早诊断、早检查、早保健。尽早发现妊娠合并症及并发症，及早干预，并进行出生缺陷产前筛查和产前诊断。

3. 分娩期保健，包括对产妇和胎儿进行全产程监护、安全助产，以及对新生儿进行评估及处理。

4. 产褥期保健，包括为产妇及新生儿进行健康评估，开展母乳喂养、产后营养、心理、卫生及避孕指导，为新生儿进行预防接种，以及进行新生儿疾病筛查等。

各级妇幼保健机构受辖区卫生行政部门委托，负责母婴保健技术管理的具体组织和信息处理工作；各级各类医疗保健机构按照卫生行政部门登记的诊疗科目范围、《孕产期保健工作规范》以及相关诊疗指南、技术规范提供母婴保健技术服务，并按要求配合做好孕产妇死亡评审、围生儿死亡评审及出生缺陷的监测工作。此外,定期收集孕产期保健信息,并逐层报送辖区妇幼保健机构及相应的卫生行政部门。

合理的产前检查时间及次数不仅能保证孕期保健的质量,而且能节省医疗卫生资源。针对发展中国家无合并症或并发症的孕妇,2016 年世界卫生组织建议产前检查次数至少 8 次,检查时间分别为妊娠 12 周前、20 周、26 周、30 周、34 周、36 周、38 周和 40 周。根据我国《孕前和孕期保健指南(2018)》,目前推荐的产前检查孕周分别为妊娠 6～13 周、14～19 周、20～24 周、25～28 周、29～32 周、33～36 周和 37～41 周(每周 1 次)。对于有高危因素者,可酌情增加检查次数。根据国家基本公共卫生服务要求,孕产妇应于孕 12 周前在常住地的社区卫生服务中心(乡镇卫生院)建立《母子健康手册》。《母子健康手册》的内容包括早孕建册、产前检查(孕产妇保健体检有规定时间段内的 5 次及以上信息记录)、高危妊娠专案管理、住院分娩、产后访视、产后 42 天检查等。

按照各个阶段服务内容的不同,可以将孕产期保健分为早孕诊断、孕早期随访、孕中期随访、孕晚期随访、分娩期保健、产后访视保健、产后 42 天随访等。

(一)早孕诊断

早孕诊断的内容包括确定孕周与预产期、妇科检查、尿妊娠试验、B 超检查等。通过询问末次月经准确时间,计算预产期及实际孕周。如果孕妇无法确定末次月经准确时间或平时月经周期不规律,那么需要通过妇科检查子宫大小、B 超检查胚胎大小来确定预产期和目前的孕周。

(二)孕早期随访

孕妇在孕 12 周前到常住地的社区卫生服务机构进行早孕登记,建立《母子健康手册》。工作人员通过仔细询问、观察、检查,对早孕妇女进行评估及处置,并提出指导建议。

1.询问:孕妇现病史、既往史(包括高血压、糖尿病、心脏病、肾脏病、甲状腺疾病、性病、精神及神经性疾病等)、外伤史、手术史、过敏史;月经情况、妇产科病史,包括有无流产、早产、难产、死胎、死产史及既往分娩情况,有无产后出血与感染史,有无出生缺陷与先天疾病儿生育史等;有无生殖道手术史;本次妊娠情况,早孕反应情况;有无发热及服药史,有无阴道出血、心悸、下肢水肿等症状;夫妇双方家族史和遗传史;不良因素暴露史,如生活和工作环境史,有无接触不安全因素或有毒有害物质等。

2.观察:体态和步态、面色是否苍白、巩膜有无黄染等;孕妇的营养状况、精神状态及心理状态等。

3.检查:全身体格检查及必要的实验室检查和辅助检查,早期出生缺陷的筛查。

4.评估及处置:根据病史、检查检验结果进行妊娠风险评估,并给予相应的处置。

5.指导建议:根据该阶段的特点开展相应的健康指导,包括避免环境及药物等不良因素的影响、卫生保健、营养调理、心理咨询,并预约下一次检查时间,告知检查内容与准备事项。所有服务均记录于《母子健康手册》中。

(三)孕中期随访

在孕13~27周末进行常规孕期保健并将结果详细记录在《母子健康手册》中。保健内容包括询问、观察、检查、评估及处置、指导建议。

1.询问:孕妇目前的健康状况,有无异常感觉或出现特殊情况。

2.观察:整体情况,注意营养状况以及是否有焦虑和抑郁等症状。

3.检查:测量血压、体重、宫高、腹围、胎心,进行必要的超声检查,查看电子版"母子健康手册"自动绘制的妊娠图,评判胎儿发育情况;进行血尿常规、产前筛查或诊断、糖尿病筛查等相关检查,超声大排畸检查。

4.评估及处置:若未发现异常情况,则给予保健指导,包括个人卫生、心理、营养与运动指导,预防出生缺陷知识宣传,并预约下一次检查时间,告知检查内容与准备事项;若发现有异常情况,则转上级医院产科及相关专科门诊进一步诊治,针对问题进行处理,2周内将随访结果记录在《母子健康手册》中。

5.指导建议:包括生活中的注意事项、孕期适当运动、营养指导、心理指导等。

(四)孕晚期随访

在孕28～40周末进行孕期保健并将结果详细记录在《母子健康手册》中。保健内容包括询问、观察、检查、评估及处置、指导建议。

1.询问:孕妇目前的健康状况,有无异常感觉或出现特殊情况。

2.观察:整体情况,注意营养状况以及是否有焦虑和抑郁等症状。

3.检查:测量血压、体重、宫高、腹围、胎心、胎位,查看下肢及全身是否水肿,进行必要的超声检查、胎心电子监护,查看电子版"母子健康手册"自动绘制的妊娠图;进行血尿常规、肝功能、血清胆汁酸等检查。

4.评估及处置:若未发现异常情况,则给予保健指导,包括个人卫生、心理、营养与运动指导,并预约下一次检查时间,告知检查内容与准备事项;若发现有异常情况,则转上级医院产科及相关专科门诊进一步诊治,针对问题进行处理,2周内将随访结果记录在《母子健康手册》中。

5.指导建议:除嘱孕妇注意生活中的危险因素,孕期适当运动,给予营养指导、心理指导外,还需对孕妇自我监护、促进自然分娩、母乳喂养技能、产时保健要点及孕期并发症或合并症的防治进行指导,督促孕妇加强检查。

(五)分娩期保健

医疗保健助产技术服务机构为妇女提供分娩期保健服务,包括对产妇和胎儿进行全产程监护、安全助产,以及对新生儿进行评估及处置。

1.询问:全面了解孕产期妇女的健康情况及产科情况。

2.观察:密切观察产程进展,正确绘制产程图,尽早发现产程异常,并及时诊治或转诊。

3.评估及处置:快速评估产妇健康、胎儿生长发育情况及宫内安危情况。及时识别和处理难产,积极预防产后出血、新生儿窒息、产道裂伤、新生儿产伤和产褥感染;同时做好出生缺陷诊断与报告,按照规定对新生儿进行预防接种。

4.指导建议:鼓励产妇阴道分娩,提供全程生理及心理支持、陪伴分娩、无痛分娩等服务。

(六)产后访视保健

在孕产妇分娩出院时将《母子健康手册》交由产妇家属,在产妇出院后 3 天内将《母子健康手册》送至产后休养地的社区卫生服务机构;或从电子版"母子健康手册"系统中获取产时记录情况,了解孕产妇分娩及新生儿出生信息,进行出院后 7 天内的产后家庭访视。根据孕产妇及新生儿的高危评估情况,酌情增加访视次数,并将所有服务情况记录在《母子健康手册》中。若未发现异常情况,则给予产褥卫生、母乳喂养、产后营养、产后心理指导;若发现异常情况,包括产妇子宫复旧不良、产后抑郁、妊娠合并症未恢复等,则给予提醒,并督促就诊治疗;若发现产褥感染和晚期产后出血等情况,则应急诊转院治疗。新生儿有特殊问题的,须及时转院诊治。

保健指导:保证休养环境安静,保证休息与运动,给予个人卫生、母乳喂养技术、新生儿护理、营养、心理保健、避孕等的指导。

(七)产后 42 天随访

产后 42 天为产褥期结束,产妇可恢复至非妊娠期的健康状态。产妇携带婴儿到妇幼保健机构或产后休养地的社区卫生服务机构进行母婴健康检查,确定产妇身体恢复,并给予结案。如检查发现异常,则应及时处置。指导儿童家长至儿童保健部门建立儿童系统管理档案,并将相应的健康情况记录在《母子健康手册》中。

1.健康检查服务:观察与询问产妇产后康复情况及母乳喂养情况,测量血压、体重,检查重要器官是否存在异常,重点检查乳房及妇科情况。进行必要的实验室检查及心理量表测定。

2.健康评估及处置:已恢复正常者,可以结案;未恢复正常者,及时转至原分娩机构进行检查治疗或转至专科进行治疗,并在 2 周内将随访结果记录在《母子健康手册》中。

3.健康指导服务：避孕指导、性生活指导、母乳喂养指导等。

二、既往孕产妇保健模式存在的弊端

以往的孕产期保健工作信息管理方面存在以下弊端：孕产妇保健过程依靠手工登记，或以保健手册进行信息沟通，各机构之间的信息不能自动传输整合，造成信息不全面、不连续，检验、辅助检查资料可能丢失，潜在或存在的高危因素因孕产妇在不同医疗机构就诊而可能被疏漏，这都不利于孕产妇健康的全周期、全过程的保健管理。各地的妇幼保健机构承担了孕产妇保健情况相关数据的收集、统计和上报工作，但随着孕产妇数量的增加，通过纸质信息进行数据收集、统计不仅需要大量的人力，而且健康指标和保健数据统计的可信度会降低，无法及时、有效地发现、追踪服务质量问题并予以指导、管理和考核，从而造成孕产期健康管理质量低下。

三、"互联网＋"孕产期保健应用模式

(一)国内外互联网技术在孕产期保健中应用的经验

近年来，国内外妇幼保健工作者积极探索互联网在妇幼保健工作中的应用。国外多项研究指出，大部分孕妇在妊娠期间会通过互联网(eHealth)及手机孕期管理的应用软件(mHealth)来获取孕产期医学知识，并基于这些知识对自己的孕产期进行管理。美国有研究表明，将基于互联网的干预措施纳入孕期和产后期管理，通过开展孕期指导可以改善孕产妇和新生儿的结局。此类干预措施可能改变目前的围生期保健模式，使临床医生有机会在医院产检以外的时间为孕妇提供全程管理。例如，基于互联网的干预包括患者和医护人员之间关于各种产前疾病状况、筛查测试与共同决策的反馈和沟通。然而，目前可靠的孕产期互联网及手机孕期管理应用软件还缺乏系统性。有证据表明，许多网站和大多数智能手机应用软件提供的信息

并不准确。德国一项研究分析发现,在 672 个德语妇产科网站中,只有 4.2％的网站被评为良好。如果妊娠期间关于医疗管理的决定是基于质量差的互联网信息作出的,那么这可能对孕妇和胎儿的健康产生负面影响。因此,信息来源可靠、数据精准的互联网平台非常重要。

我国有许多地区正积极推进妇幼信息化建设。例如,台湾省有研究者开发了基于互联网的孕产期健康管理系统,该系统包括以下四个模块:基于网络的产妇健康记录、产前健康教育、自我管理记录、婴儿出生记录。该系统安装在参与者的智能手机上,产前保健系统的网址被发送到参与者的电子邮箱中或智能手机上,参与者可以通过个人计算机和智能手机连接并登录基于互联网的系统。研究者通过随机对照试验发现,将这种基于互联网的系统纳入产前保健可以有效缓解孕妇妊娠压力,提高她们的自信心。此外,该系统还提高了妇女对产前保健的满意度。卫生保健专业人员将该系统纳入产前保健系统,可以为妇女提供积极参与产前保健的机会。上海市通过信息系统模块的建设和运用,完善了个人健康档案,实现了区域孕产妇信息共享,优化了管理流程,提高了工作效能和孕产妇保健管理覆盖率,降低了孕产妇死亡率。烟台市利用软件系统对孕产妇进行信息化管理后,早孕建册率、产前检查率、高危管理率得到了明显提高。苏州市通过"全市一体化"妇幼信息化建设,提高了妇幼保健机构的规范化管理水平与优质服务能力,树立了全新的妇幼健康行业形象。北京市对原有的妇幼保健信息系统进行改造和升级,建立了覆盖全市的市、区两级卫生行政部门,妇幼保健机构,近 800 家医疗卫生机构,1000 余家托幼机构等的基于区域卫生信息平台的"全周期"妇幼保健网络信息系统;同时,在纵向上扩展业务深度,将各级妇幼保健相关服务和管理机构的业务进行互联互通,实现了妇幼保健全周期的服务管理。杭州市运用标准格式化的产科电子病历,实现了孕产期妇女信息的互联互通,并以电子版"母子健康手册"移动终端为载体,对孕产妇进行健康知识或技能培训,有效提高了孕产妇的健康知识水平。

(二)"互联网+"孕产期全程保健模式

长期以来,由于"互联网+"孕产妇保健一直处于碎片化、缺乏权威性、服务的提供与需求脱节的状态,因此急需人们建立一个基于顶层设计的"互联网＋"孕产期保健模式。

1.建立健全的信息平台

构建国家、省、市、县、乡(村)五级快速信息传输、互通共享的孕产妇保健全程管理平台,为孕产期全程保健提供系统的基本信息登记、产检随访记录、妊娠风险评估、产前筛查与产前诊断服务,并具备产时信息导入、产后访视交换等多项功能,使孕产妇健康档案信息的采集、上传、存储、分析和评估等数据互通共享,为孕产妇保健管理工作提供便捷、高效的工具。同时,逐步完善和满足国家基本公共卫生服务对孕产期健康管理的要求,提高服务对象的获得感和满意度。

2.建立统一标准的产科电子病历

建立共享、互通、互用的综合管理平台,实现医疗机构诊疗系统之间及与孕产妇健康档案管理系统的对接,确保孕产妇保健管理信息规范、数据准确。将孕产妇在基层保健机构的基本信息与助产技术服务机构共享,以便助产技术服务机构进一步对孕产妇的孕期保健及分娩进行系统综合评估。孕产妇在助产技术服务机构分娩、治疗及护理的情况和新生儿出院信息通过网络平台同步共享给提供产后访视服务的社区卫生服务中心(乡镇卫生院),以便基层保健服务人员能够及时、准确地掌握辖区内的孕产妇情况。

3.设置基于平台的管理功能

通过孕产妇健康档案管理系统可直接统计、汇总孕产妇保健数据并形成报表上报,同时进行追踪管理。将早、中、孕晚期的服务内容记录在电子版"母子健康手册"中,利用信息技术自动绘制出完整的妊娠图,产检医生通过信息系统可查看妊娠图,评估胎儿发育情况,发现异常情况及时处理。针对无异常情况的孕妇,可给予常规保健指导,包括个人卫生,心理、营养与运动指导,预约下一次检查时间,告知检查内容与注意事项。若发现孕妇存在异常情况,则根据高危妊娠风险评估情况转上级医院产科及相关专科门诊诊治,给予针对性处理。通过互联网技术将上级医院诊疗记录、产时情况信息与基层医疗卫生机构共享,并可根据产时记录情况查看孕产妇及新生儿信息,进行出院后7天内的产后家庭访视。将相关检查结果记录于产后随访模块,并将新生儿情况与儿童保健档案相关联,及时进行产后 42 天母婴健康检查,从而形成一个完整的孕产期妇女电子档案。基层保健医生可通过信息系统对孕产期妇女电子档案进行查询、统计、追踪和随访管理。

4.建立基于平台的服务对象终端

孕产妇可通过电子版"母子健康手册"移动终端查询每次检查检验报告、风险评估情况、治疗处置内容,并通过移动终端开展签约服务、掌上提问,随时获取医生的指导与建议。此外,通过移动终端,孕产妇还可自主选择针对性的健康教育知识与技能指导建议,并可与家人一起学习,共同提高保健意识和能力。移动终端的一站式、连续化、全程服务提升了服务对象对医疗保健服务的信任感与获得感。

5.建立高危智能预警评估平台

对孕产妇进行妊娠风险智能评估及结果指标解读指导,开展分层分级管理,确保母婴安全(详见下一节"'互联网＋'妊娠风险评估")。

四、展　望

"互联网＋"贯穿孕产期保健始终,简化了体检、产检、筛查等流程,节约了孕产妇的就诊时间,提高了医院的就诊效率,改善了孕产妇的就诊感受。"互联网＋"有望通过孕产期健康检查情况、妊娠风险问题,自动匹配相应的专业知识库,为医生提供疾病鉴别、风险概率分析、关键症状提示等临床辅助诊断。积极推进远程医疗保健服务和在线监测与诊断,使妇幼服务对象足不出户便能享受到与在妇幼保健机构相同的诊疗服务。通过在线监测设备(购买或租用)监测服务对象的血压、心率、胎心等指标,同时将数据通过无线或有线通信方式上传至妇幼健康信息系统,经过对数据进行综合分析,系统可生成检测结果报告并反馈给服务对象。

(朱旭红　陈晓雯)

【参考文献】

de Santis M，de Luca C，Quattrocchi T，et al. Use of the internet by women seeking information about potentially teratogenic agents. Eur J Obstet Gynecol Reprod Biol，2010,151(2):154-157.

Wallwiener S，Müller M，Doster A，et al. Pregnancy eHealth and mHealth：user proportions and characteristics of pregnant women using Web-based information sources-a cross-sectional study. Archives of Gynecology & Obstetrics,2016,294(5)：937-944.

张晓华,肖丽萍,江华.上海市闵行区孕产妇管理系统模块建设与应用.中国妇幼保健，2012,27(33):5246-5248.

第二节 "互联网＋"妊娠风险评估

妊娠风险评估是指医疗保健机构对就诊的孕产妇进行妊娠及胎儿危险性的筛查。卫生行政部门制定妊娠风险评估规范，各级医疗保健机构根据妊娠风险评估的情况，及时进行规范的保健医疗处置，落实转诊及随访制度，从而提高围生保健工作的质量，降低孕产妇、围生儿的死亡率，切实保障母婴的安全与健康。

高危妊娠指妊娠期存在各种危险因素，这些危险因素可能危害孕妇及胎儿的健康，或导致难产的妊娠。

一、妊娠风险评估的意义及进展

(一)妊娠风险评估的意义

孕产妇管理的重点是及早发现妊娠期存在的高危因素。从各地区孕产妇死亡因素的分析结果来看,绝大多数孕妇在妊娠期存在影响身体健康的不良因素,其中80％以上通过加强孕产期保健和提高产科质量是可以避免的。2015年10月"全面两孩"政策实施后,长期累积的生育需求集中释放,妊娠期存在的高危情况如高龄、妊娠期糖尿病、妊娠期高血压、瘢痕子宫及前置胎盘等明显增加,出生缺陷和围生儿不良结局的发生也随之上升。在新的形势下,再生育人群存在的诸多问题进一步加重了孕产妇与新生儿的管理救治任务,保障母婴安全面临着新的挑战。而加强高危孕产妇管理是提高孕产妇保健质量、降低孕产妇与围生儿死亡率的有效措施之一。

国家高度重视妊娠风险评估。《母婴保健法》规定,医疗机构应为孕妇、产妇提供卫生、营养、心理等方面的咨询和指导,以及产前定期检查等医疗保健服务。2016年和2017年相继下发的《国家卫生计生委关于切实加强高龄孕产妇管理服务和临床救治的意见》《国家卫生计生委关于加强母婴安全保障工作的通知》等文件都要求全面开展妊娠风险筛查与评估,从源头严防风险,紧盯重点人群,严格进行高危专案管理,严守安全底线,着力加强危急重症救治,建立督查机制,强化母婴安全责任落实。

(二)国内外妊娠风险评估的进展

在美国,孕妇在第一次产前检查时或之前需要完成一份详细说明其心理、社会、医疗、产科和家族病史的问卷。医生根据孕妇过去的产科史、个人病史、家庭病史、手术史、月经和妇科病史、目前的妊娠史、既往传染病感染史、接触可能有毒的环境因素、心理社会信息等方面进行妊娠风险评估。

目前,我国各地的妊娠风险评估标准尚不统一。例如,北京市孕期高危因素初筛表的内容包括特殊基本情况、异常妊娠分娩史、有毒有害物质接触史、妊娠合并症和并发症四大类。又如,上海市孕产妇管理按照妊娠风险预警进行分类,包括绿色(正常孕妇)、黄色、橙色、红色、紫色。再如,杭州市孕期高危因素及范围分为固定因素、妊娠合并症、妊娠并发症、环境与社会因素四类,并根据不同级别分为A、B、C级三级,相对应的分值为5分、10分、15分。固定因素包括孕妇基本情况、异常妊娠分娩史、妇科疾病及手术史;妊娠合并症包括心血管系统疾病、消化系统疾病、泌尿系统疾病、呼吸系统疾病、血液系统疾病、肿瘤、神经系统疾病、免疫系统疾病等；妊娠并发症包括先兆流产、妊娠剧吐、胎位不正、先兆早产、胎膜早破或延期、过期妊娠、妊娠期高血压、产前出血、羊水量异常、多胎、巨大儿、母子血型不合以及胎儿异常情况等；环境与社会因素包括孕早期接触农药、病毒感染、放射线等化学、物理因素，以及在家中受歧视等。

根据《国家卫生计生委关于加强母婴安全保障工作的通知》要求，医疗机构应全面开展妊娠风险筛查与评估，统一妊娠风险标准。此外，该文件还规定了不同妊娠风险的管理要求。妊娠风险严重程度按绿色（低风险）、黄色（一般风险）、橙色（较高风险）、红色（高风险）、紫色（传染病）五种颜色进行分级标记，加强分类管理。要求医疗机构将"橙色""红色""紫色"的孕产妇作为重点人群纳入高危孕产妇专案管理。每次孕期保健随访均需进行妊娠高危因素风险的动态评估，定期追踪、了解孕期妊娠风险评估分类的情况。以下情况评估为橙色标志：妊娠合并症病情较重，对母婴安全有一定威胁，要求在二级或三级综合性医疗机构进行产前监护和随访，直至分娩。以下情况评估为红色标志：疾病严重，继续妊娠可能危及孕妇生命，原则上应在三级综合性医疗机构诊治，病情危重者需及时转至本市危重孕产妇会诊抢救中心救治；对于不宜继续妊娠的孕妇，需告知本人继续妊娠的风险，劝告其终止妊娠，并落实诊治随访。以下情况评估为紫色标志：存在妊娠合并严重传染病，需转诊至各地市公共卫生临床中心，或转至各县（市、区）定点医疗机构进行诊治。

二、既往妊娠风险评估存在的问题

原有的妊娠风险评估需记录在专门的纸质高危登记簿上，由专人进行登记、电话提醒检查与随访，并记录就诊和结局等情况。纸质资料不仅不环保，而且易丢失，不利于保护孕产妇的隐私，还存在失访、漏筛等情况，同时对纸质资料进行管理需要耗费大量的人力、物力。孕妇危急情况信息不对称时有发生，严重影响孕产妇的救治质量与速度。传统的高危孕产妇纸质信息管理模式已经无法满足当今时代发展的要求。

三、"互联网十"妊娠风险评估模式

采用"互联网十"妊娠风险评估模式,利用信息系统可以自动完成高危孕产妇的评估、报告、处置、随访、结局等相关信息的登记,使分级分层管理更规范,就诊提醒、追踪随访更简便,统计预警更科学。

(一)建立妊娠风险评估标准模型

无论哪种妊娠风险评估标准,都会存在评估项目多、评估费时长的特点。基于已有的妊娠风险评估标准,通过计算机建立评估模型,该模型可以自动进行妊娠风险评估,确保数据准确无误。通过网络平台,医疗保健人员可以实时查询孕妇的目前状况与高危因素的变化情况。此外,根据评估情况信息,平台还可以自动预约并提醒检查时间,从而保证孕妇产前保健检查次数,提前实施干预措施,改善妊娠结局。

(二)建立智能风险预警系统

根据既定的妊娠风险评估标准建立智能风险预警系统,该系统可以自动抓取高危因素,尤其是危重情况。例如,通过血常规中血红蛋白(hemoglobin,Hb)数值的不同,系统可以自动提取数据,若评定为贫血,则立即对其进行分级。针对妊娠合并轻中度贫血(Hb 60~110g/L)的孕妇,告知其分娩、手术和麻醉的耐受能力差,易导致低体重儿等。针对妊娠合并重度贫血(Hb 40~60g/L)的孕妇,告知其可因心肌缺氧导致贫血性心脏病,因胎盘缺氧易发生妊娠期高血压或妊娠期高血压性心脏病等。而妊娠合并极重度贫血(Hb ≤40g/L)的孕妇,存在对失血耐受性降低、易发生失血性休克、并发产褥感染等的可能。智能评估可以提高对高危因素的评估精准性,以便及时进行相应的医疗处置。

(三)建立智能随访提醒系统

根据妊娠风险评估情况,智能随访提醒系统可以自动生成相应的随访周期和指导建议,提醒孕产妇及时复诊,减少危重情况的发生。例如,系统在记录孕妇身高和体重后,可以自动计算体重指数(body mass index,BMI),并针对不同体重指数提出指导意见。当发现 BMI＜18.5 时,系统告知孕妇易发生贫血,可能导致胎儿生长受限、低体重儿等;随访频率为每 4 周一次,并建议孕中晚期每周适宜增重范围为 440～580g,平均 510g,总增重范围为12.5～18.0kg。当发现 BMI≥28 时,系统告知孕妇孕期发生妊娠高血压、妊娠糖尿病、胆结石、尿路感染、剖宫产、巨大儿等的风险增加;随访频率为每 2周一次,孕中晚期每周适宜增重范围为 170～270g,平均 220g,总增重范围为5～9kg。系统通过自动识别和分类提取功能,可以对异常数据进行实时提醒,避免因字迹模糊、记录不全而造成服务数据失真,从而大幅提高工作效率与数据准确性。

(四)建立智能高危转诊和管理系统

基层医疗卫生机构若发现高危孕妇,应及时进行系统转诊,上级医院实时查询孕妇基本情况与目前存在的高危状况,并通过系统进行再次评估。而基层医生在孕产妇健康管理系统可以随时查看上级医院的相关处理意见,并进行追踪随访,这可以避免孕妇由高危状态转为危重状态,提高救治效率,从而降低孕产妇与围生儿的死亡率。系统具有完善的查询、统计功能,便于医生对孕产期的全过程进行管理。通过信息化管理,可以明显减少孕产妇高危因素漏筛、漏管的情况,从而提前采取干预措施,加强管控,减少不良结局的发生。

(五)建立网络移动终端

通过建立面向孕产妇的移动终端,可以提高孕妇及其家属的自我保健意识。根据妊娠风险评估级别,开展预约并提醒保健复诊,可以避免各种因素导致错失复诊时机,延误对高危问题的及时处置。通过移动终端可以加强孕妇与保健医生的联系,对有严重并发症或合并症的孕妇进行动态评估,以便实时监控干预、适时有效治疗或终止妊娠。与孕产妇保健管理系统相关联的移动终端可以对自确定计划妊娠及诊断妊娠之日起直至分娩后42天的全过程进行监控管理,同时推送孕期保健知识,使孕妇及其家属充分了解孕期的高危因素及高危因素对孕妇与胎儿的危害性,以便提高孕妇对医生处置的依从性;同时,可以强化孕妇的自我保健意识,满足其与医生沟通的需求,从而提高孕产期医疗保健的可及性与满意度,降低高危孕产妇发生严重不良结局的可能性。

四、展 望

高危管理一直是孕产妇健康管理工作中的重大难题,故亟须建立一套完善、专业的高危体系进行分层分级管理。高危管理应以五色高危评估作为总体标志,严控高危,紧盯危急,控制风险,落实分级诊疗,不断完善信息的互联互通和标准化平台,从而形成科学、精准的高危专案信息化管理体系。

(朱旭红 姜李媛)

【参考文献】

陶晶,张治芬,郭利芳,等.基层医疗卫生机构妇女保健人力资源配置和有效工时研究.卫生经济研究,2015(6):41-44.

第三节 "互联网十"产后家庭访视

通过产后家庭访视,了解产妇康复及新生儿喂养情况,及时发现产妇、婴儿的异常情况并给予指导与处置,同时提供家庭成员心理支持,实现全程

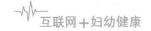

孕产期健康管理服务,确保母婴安全。

一、产后家庭访视的管理要求

根据国家基本公共卫生服务要求,孕产妇分娩后需进行产后母婴保健。基层医疗卫生机构妇幼保健医生应于产妇出院后 7 天内进行家庭访视 1 次,如发现母婴存在异常情况,则应适当增加访视次数或督促其及时就医。产后家庭访视是产褥期产妇保健的重要组成部分,可以降低产妇产褥期并发症的发生率。此外,产后家庭访视对产妇心理情绪的稳定也有重要的作用,能减少产妇产后抑郁症的发生,提高产妇的生活质量;同时,产后家庭访视可及早发现新生儿异常情况,降低新生儿疾病发病率。通过产后家庭访视,可以及时进行健康知识宣教,提高社区居民对母婴保健知识的知晓率和母乳喂养率,促进婴儿的健康成长。

二、产后家庭访视的内容

产后家庭访视包括产妇访视和新生儿访视两个方面。产妇访视主要包括:了解产妇分娩情况、孕产期有无异常以及诊治过程;询问产妇一般情况,观察精神状态、面色和恶露情况;监测体温、血压、脉搏,检查子宫复旧、伤口愈合及乳房有无异常;提供喂养、营养、心理、卫生及避孕方法等指导,关注产后抑郁等心理问题,督促产后 42 天进行健康检查。新生儿访视主要包括:了解新生儿出生、喂养等情况;观察新生儿精神状态、吸吮、哭声、肤色、脐部、臀部及四肢活动等;进行心肺听诊,测量体温、体重和身长;对新生儿喂养、护理及预防接种等保健知识进行宣教,并给予母乳喂养、婴儿照护等操作指导。

三、传统产后访视流程及可能存在的问题

传统的产后访视流程为产妇分娩出院后将《母子健康手册》送至建册的

社区卫生服务中心围生保健科。若产后居住地址与原住址相符,则由建册社区医生直接上门进行产后访视;若产后居住地址发生变化,则建册妇保医生需填写纸质产后访视单交予家属,由家属送至居住地社区卫生服务中心围生保健科,然后由对方妇保医生进行上门产后访视。可能存在的问题:因纸质资料不易保管,且各种因素导致产妇分娩后未及时将《母子健康手册》或产后访视单交至社区医生,社区医生未能获取产妇分娩信息或信息滞后,故无法及时提供产后家庭访视服务。

四、"互联网＋"产后访视的模式

不同的国家采取的产后访视工作模式是不同的。美国的产后访视工作采用与医疗救治一体化的网络,建有完善的健康家庭访视系统。例如,纽约健康家庭工作网将产前、分娩、产后医疗保健及儿童入学前的家庭教育融为一体,提供综合家庭访视服务,同时建有数据系统,接受捐赠并用于支持健康家庭访视工作,不仅综合了所有不同层级医疗卫生、心理、社会机构的家庭访视资源,也融合了政府、地方、社会力量和保险公司等的资金保障力量。日本的产后访视医师通过《母子保健手册》将产妇与新生儿进行一体化管理,兼顾生理健康与心理健康,并将父母情感均纳入卫生保健的护理内容。此外,手册还可用于记录产妇妊娠、分娩、育儿状况与婴幼儿成长过程以及保健指导、健康检查结果等内容。目前,我国要求产后访视的方式为上门家庭访视,而各地区产后访视率、产后访视质量及满意度仍参差不齐。

(一)不同系统之间的信息互通和提醒功能

一般情况下,分娩是在产科单位完成的,而产后访视是由基层医疗卫生机构的妇幼保健医生完成的。传统的信息交换是依靠产妇家属将《母子健康手册》交还基层医疗卫生机构获得的,这就会存在信息滞后等问题。而"互联网＋"产后访视是通过信息互联互通完成的,即助产技术服务机构的孕期保健和产时信息按照孕妇的姓名、身份证号自动匹配分发给居住地社区卫生服务中心的围生保健科,并实时进行信息互通对接。社区医生可以通过产时信息系统查询分管辖区的产妇分娩情况，及时核查产妇产后休养地址，询问产后基本情况，并预约产后访视时间，开展家庭保健服务。

(二)不同管理机构之间的产后信息互通

产妇的建册地和休养地有时会不一致，故分娩后需要在产时信息系统中录入产后居住地，并将居住地信息共享给建册地基层医疗卫生机构的妇幼保健医生。对于产后居住地变更的产妇，建册地保健医生通过服务平台发送电子产后访视单至产后居住地医生，以便产后居住地医生及时进行产后家庭访视。接收委托访视的医生通过平台可以了解该产妇的基本情况、高危因素、产时状况、新生儿健康情况等信息，以便及时、高效地进行家庭访视，如发现产妇孕期存在特殊高危因素或婴儿被评估为高危儿等情况，则增加访视次数或嘱其及时就医。

(三)产后访视的统计管理

为了解产后访视率和产后访视质量，需要对产后访视的情况进行管理，具体内容包括产后访视的时间、人员，产妇产后情况、新生儿情况，高危儿产后管理情况，以保障产妇和新生儿健康。通过高级查询功能，工作人员可以查询产妇基本信息、访视医师的工作量、某时间段内委托访视的人数、访视的状态，以便机构之间、机构与产妇之间进行联系沟通，及时开展产后家庭访视工作，发现未进行家庭访视的原因。同时，根据分娩时间将产妇信息设置成不同的颜色，提醒访视医师尽快上门访视或电话联系产妇，以便追踪产后情况，并开展相应的工作考核。

五、展　望

通过系统获取孕妇产时信息，可以初步了解分娩情况，但可能存在孕产妇产后出院情况记录不详、家庭访视时间安排不合理、产后访视后的信息录入不完整等问题。而开发移动产后访视终端，可以使保健医生通过移动终端实时记录访视检查结果并回传至平台;同时,该平台与孕产期健康档案数据库互通,可以保证录入数据及时、准确,从而提升孕产期全程健康管理质量。

(朱旭红　陈晓雯)

【参考文献】

杜莉.日本母子保健的特色和成效.中国妇幼保健,2014,29(29):4704-4705.

第四节　孕产期保健服务信息管理系统的应用前景

孕产期保健服务登记是以电子版"母子健康手册"的方式呈现的,孕产期全程的保健服务均登记于该手册中,并通过信息化手段进行保存、使用及数据提取。

一、管理信息化,实现资源共享

国家应建立一个统一的妇幼健康信息系统,在市、县、乡(村)三级医疗保健机构应用,由社区卫生服务中心或乡镇卫生院填写妇幼健康基本信息并不断补充完善,从而实现电子健康档案的全覆盖。同时,短信预约服务提醒能够提高保健工作的管理效率,使每位保健对象的体检信息在区域内互联互通,保健医生可以在工作流程中通过各项数据分析迅速获得决策支持,系统自动提供诊断与处置方案,以便接诊医生对保健对象进行全面评估;此外,管理系统还与电子病历、服务对象移动终端等信息系统紧密融合,形成全方位的保健管理体系。

二、统计信息化，确保数据精准

改变以往纸质报表人工统计、抄送的落后方法，用计算机程序替代人工操作，可以简化烦琐的工作流程，使管理工作更加现代化、科学化、透明化、人性化、精准化。信息系统不仅能全面分析保健对象的详细情况、保健医生的工作情况，而且可以为公共卫生服务机构的全面、协调发展，资源的合理调配起到指导作用；同时，信息系统还可以显著提高服务质量和效率，为科学制定保健处置、决策方案提供依据保障，也使卫生行政部门的决策依据更加充分、科学。

三、考核信息化，提高管理效率

保健服务的考核内容包括管理指标、质量抽查、满意度评价、个人投诉处理、岗位绩效查询、基础数据维护等。通过分类抓取服务数量和服务质量的宏观调控数据，可以使各类服务项目的管理数据查询和统计更为方便、快捷和准确，信息报送、传输更为及时。管理人员只要通过信息系统加强对每个服务项目的随访和质量控制，就能随时、准确掌握保健服务项目的工作情况，服务成效考核既快速又科学。

四、签约信息化，提升服务满意度

通过妇幼健康信息系统、移动终端的建立，可以构建服务提供者与服务对象之间签约式的健康管理体系。保健医生通过与医疗保健机构相关联的移动终端发布妇幼保健相关信息，推送有针对性的健康知识，使服务对象能够及时了解相关的法规、政策，获取其所关心的保健知识与信息，并能与服务对象进行直接沟通，及时解决服务对象的健康问题。服务对象可以通过移动 APP 将自己的医疗和保健信息，包括病历资料、检验检查结果共享给保健医生，从而获得保健医生的专业解答和帮助。而信息化的人文关怀可以提高服务提供者的责任心,使服务对象的满意度与获得感得到明显提升。

五、标准体系的建立与安全性

逐步完善信息化标准体系,包括建立数据标准、技术标准、管理标准和业务标准等,并通过用户管理、权限管理、密码管理和日志管理来控制数据访问权限,以保证信息数据的安全。

（朱旭红）

第四章
"互联网＋"儿童健康管理

儿童健康管理是对儿童的健康状况及其影响因素进行监测、分析、评估,并提供健康咨询和指导,以及对健康危险因素进行干预的全过程。儿童健康管理学是一门兼有预防医学与临床医学特色的医学学科,其与发育儿科学、预防儿科学、社会儿科学、儿童发展心理学、儿童营养学、发育行为儿科学、统计学等有着密切的关系。儿童健康管理学是一门专门研究儿童生存、保护与发展的综合性医学学科,是通过保护、增强和预防等措施使胎儿期至青春期的儿童达到生理健康、心理健康和良好社会适应能力的医学科学。早在 20 世纪 80 年代,我国就在许多地区实施了儿童保健系统管理,这是儿童健康管理的最初模式。近年来,随着社会的持续发展,人们生活水平的不断提高,国内外儿童健康管理的环境和观念也都发生了巨大的变化,人们关注的重点不再局限于儿童的疾病诊疗,对儿童的生长发育、心理行为、潜能表达、体质体能、营养状况等早期发展的各个方面也日益重视。儿童健康管理成为满足儿童健康需求的最直接动能。我国相继出台了《全国儿童保健工作规范(试行)》和《国家基本公共卫生服务规范(第三版)》(其中包括 0～6 岁儿童健康管理)等,提倡开展儿童的全程健康管理。儿童健康管理根据管理群体不同可分为散居儿童健康管理和集居儿童健康管理,或普通儿童健康管理和高危儿健康管理。下面将从散居儿童健康管理、集居儿童健康管理和高危儿健康管理等方面予以阐述。

第一节 "互联网＋"散居儿童健康管理

散居儿童健康管理指对居住在家庭,由父母或其他家庭成员照料的 7 岁以下的儿童(重点是 3 岁以下婴幼儿)进行系统的医学监督和保健管理。散居儿童人数众多、居住分散,且家庭环境和条件各异,故健康管理的需求也各不相同。为了使散居儿童能得到系统、有效的保健服务,必须对儿童健康进行科学的管理。

目前,国内大部分 0～3 岁儿童散居在城市社区和农村乡镇,故基层医疗卫生机构是由政府主导、实施散居儿童健康管理及基本公共卫生服务的主要场所。而各级妇幼保健机构和其他医疗保健机构也开设儿童保健门诊,以便为有更高需求的群体提供综合的、个性化的健康管理服务。

一、散居儿童健康管理服务内容

散居儿童(尤其是 3 岁以下的儿童)健康管理主要包括新生儿访视、满月健康体检,以及满月后 3 个月、满月后 6 个月、满月后 8 个月、满月后 12 个月、满月后 18 个月、满月后 24 个月、满月后 36 个月的常规健康体检,具体内容如下。

(一)新生儿家庭访视

在新生儿出院后 1 周内,由产妇居住地社区卫生服务中心(乡镇卫生院)的医务人员到新生儿家中按基本公共卫生服务要求进行新生儿访视,同时进行产后访视。询问项目包括出生时情况、预防接种情况、新生儿疾病筛查情况、听力筛查情况、家居环境，以及新生儿喂养、睡眠、大小便情况等。检查项目包括测量体温、体格检查。指导内容包括喂养、发育促进、防病指导、预防伤害和口腔保健。对于低出生体重、早产、双（多）胎或有出生缺陷等具有高危因素的新生儿，应根据实际情况增加家庭访视次数，并及时将其转上级医院就诊。

（二）新生儿满月健康管理

在新生儿出生后 28～30 天，结合乙肝疫苗第二针接种情况，家长自愿选择社区卫生服务中心（乡镇卫生院）进行满月健康管理。重点内容包括询问和观察新生儿的喂养、睡眠、大小便情况等，并测量新生儿体重、身长、头围以及进行体格检查；对家长进行新生儿喂养、发育促进、防病等方面的指导。同时，将此次健康管理信息当场录入社区卫生服务信息系统，指导家长在电子版"母子健康手册"中获取儿童的健康管理数据，并及时录入新生儿体重、身高数据，以便家长对新生儿健康状况进行管理，发现问题及时在线上的社区模块与签约医生进行沟通或预约就诊。

（三）婴幼儿健康管理

分别在满月后 3 个月、满月后 6 个月、满月后 8 个月、满月后 12 个月、满月后 18 个月、满月后 24 个月、满月后 30 个月、满月后 36 个月进行婴幼儿健康管理（共 8 次）。社区卫生服务随访婴幼儿喂养、患病等情况，并对婴幼儿进行体格检查，对其生长发育和心理行为发育进行评估、监测，根据婴幼儿的发育情况给予科学喂养（合理膳食）、生长发育、疾病预防、预防意外伤害、口腔保健等健康指导。将每次健康管理信息实时录入社区卫生服务信息系统，家长也可以及时从电子版"母子健康手册"中获取儿童的健康管理数据。

此外，儿童保健还包括新生儿听力筛查、遗传代谢性疾病筛查、心理行为发育筛查、早期发展促进与预见性指导、视力保健、听力保健、预防接种、健康教育等内容。

二、原有散居儿童健康管理模式存在的问题

1. 由于管理周期长,管理条线多,涉及机构多,原有的手工记录的管理模式信息交互难,全程管理无法实现,且人员流动大,故儿童系统保健无法得到保证。

2. 检查记录以医生保存为主,医患互动少,群众感受度低,缺乏主动参与的积极性。

3. 因信息系统未互联互通,医生疲于手工记录,检查方法相对简单,无法有效开展适宜的儿童早期发展项目,导致部分家长满意度不高。

三、"互联网+"散居儿童健康管理的探索

自 1999 年起,美国卫生与公众服务部妇幼卫生局下属的遗传服务处便开始支持各州卫生局把他们的新生儿筛检项目与其他的儿童卫生信息系统进行整合。2001 年,"All Kids Count"实地考察这些州,以探索各州在计划、发展和执行他们的整合项目时最好的实践方法,终于在 11 个项目州和地方卫生机构之间建立了联系,创建了一个名为"Connections"的社区实践系统。在这个实践系统中,每个成员机构都参与规划、开发或实施 2 个或更多的儿童保健信息系统。我国已有多家医院开发并应用儿童保健信息系统,其中较有代表性的是江苏省泰州妇女儿童医院研究开发的"儿童保健计算机管理系统"、浙江省海宁市妇幼保健院开发的"社区电子妇幼保健信息网络系统"、山东省威海市妇幼保健院开发的"金蕾卡儿童保健电脑管理系统"等。这些系统的应用使数据的收集和整理更加快速、准确。这些系统对数据的检索、运转、分析和反馈等过程实行高效的电子化管理,其先进性、实用性、可靠性等已在实践中得到初步验证。但是,现有的儿童保健信息系统通常都局限在一个或几个医疗保健机构的内部使用,周边社区、学校、幼儿园、家庭等均无法联网进入。显然这类系统难以充分满足儿童健康管理工作社区化、家庭化的需求,也不可能充分发挥社区和家庭在儿童医疗保健工作中的重

要作用。

因此,使用互联网技术对散居儿童的健康进行有效管理将是未来健康管理发展的方向。

浙江省杭州市从 2010 年开始探索散居儿童的全程管理模式,如创建统一的儿童健康管理系统,研发电子版"母子健康手册",利用信息化开展儿童早期发展项目等,从而建立起全方位、全周期的散居儿童健康管理模式。

(一)建立统一的散居儿童健康管理系统

2010 年,杭州市根据《国家基本公共卫生服务规范(2009 年版)》儿童健康管理规范要求,建立了区域内统一的散居儿童健康管理系统。该系统包括儿童个人基本信息、儿童专项电子健康档案和儿童健康体检等模块。

1. 儿童个人基本信息内容:儿童市民卡卡号、身份证号、计划免疫接种卡卡号、姓名、性别、出生日期、出生证号、网格地址、责任医生姓名、出生地、国籍、户籍标志、是否农业户籍、民族、ABO 血型、Rh 血型、母亲身份证号、母亲姓名。在该模块的信息中,母亲姓名和身份证号可以共享孕产妇的信息;出生证号可以共享出生医学证明系统的信息,为儿童专项电子健康档案中的出生情况、出生孕周、出生体重等信息的共享打好基础;而计划免疫接种卡卡号则关联计划免疫系统的信息。

2. 儿童专项电子健康档案内容:档案编号、监护人关系、父亲姓名、母亲姓名、其他监护人、父亲健康状况、母亲健康状况、签约儿童保健医生、出生情况、出生孕周、第几胎、第几产、体重、身长、头围、胸围、产时情况、Apgar 评分、出生缺陷标志及类型、母亲孕期异常情况、母亲妊娠期患病情况、新生儿疾病类型、遗传代谢病、新生儿听力筛查结果、听力初筛工具及结果、听力复筛工具及结果、残疾情况、遗传家族史、药物过敏史、高危儿分类、其他分类、其他既往史、电子版"母子健康手册"签约标志。其中,儿童出生时的情况可以从出生医学证明系统导入,新生儿疾病筛查的信息可以从新生儿疾病筛查系统导入,母亲妊娠期患病信息可以从孕妇档案中导入。

此外,儿童专项电子健康档案还包括新生儿访视内容,如档案编号、访视日期、随访医生、随访单位、访视方式及原因、体温、体重、呼吸频率、脉率、面色、前囟大小、前囟状态、眼、耳、鼻、口腔、心、肺、腹部、四肢活动、有无颈部包块、颈部包块描述、皮肤、肛门、外生殖器、脊柱、脐带、大便次数、大便颜色、大便性状、精神状态、吸吮、喂养方式、哭声、奶粉量、喂母乳次数、呕吐、睡眠情况、有无黄疸、黄疸部位、是否高危儿、特殊医嘱及处理、指导、转诊、转诊原因、转诊机构及科室、下次随访日期、下次随访地点。

3.儿童健康体检内容:儿童 3 个月、6 个月、8 个月、12 个月、18 个月、24 个月、36 个月的信息,包括儿童询问记录和儿童体格检查两个子模块。

(1)儿童询问记录模块:管辖机构、人员去向、询问日期、下次体检日期、体检阶段、实足日龄、喂养方式、母乳量、喂母乳次数、奶粉量、牛奶、其他、断奶标志、断奶月龄、谷面、果蔬、豆制品、肉蛋类、维生素 D 名称、维生素 AD 名称、用法、钙剂量、食欲、呕吐、大便性状、大便次数、大便颜色、其他大便颜色、睡眠质量、吵闹或夜惊、多汗、患病情况、疾病名称、户外活动、询问医生姓名、询问单位。

(2)儿童体格检查模块:由儿童体检、实验室检查、指导情况和中医辨体四个子模块组成。

1)儿童体检子模块:体检日期、下次体检日期、体检阶段、人员去向、体重、身长、头围、坐高、皮脂、出牙数、前囟闭合、囟横、囟纵、营养状况、龋齿、外观异常、面色、面部、皮肤、唇腭裂、淋巴结、其他异常、头颅、毛发、眼、耳、口腔、颈部、颈部包块、胸廓、肺、心、腹部、肝、肝肿大小、脾、脾肿大小、脐部、四肢脊柱、髋关节、神经肌肉、肛门生殖、听力行为、仪器筛查、心理行为、心理行为异常警示、神经发育、发育筛查项目、体重/年龄、身高/年龄、体重/身高、医嘱建议。

2)实验室检查子模块:血红蛋白、骨碱性磷酸酶、尿常规、乙肝两对半定量检测、其他检查、钙、铁、铜、锌、血铅、骨密度、平均血红蛋白容积、平均红细胞血红蛋白量、红细胞分布宽度、红细胞数。

3)指导情况子模块:矫治日期、处理人姓名、健康问题历史记录、健康问题摘要、本次体检结论、指导意见、备注。

4)中医辨体子模块:体质、总体特征、形态特征、常见特征、心理特征、发病倾向、适应能力、中医药健康服务、备注、录入单位、录入者。

(二)研发儿童保健专科电子病历系统

儿童保健专科电子病历系统包括基本情况与随访记录。

1.基本情况包括健康号、姓名、身份证号、联系电话、性别、出生日期、年龄(月)、归属地、户籍地址、居住1年以上的居住地地址、ABO血型、Rh血型、监护人信息、出生情况、胎数、出生孕周、第几胎、出生体重、出生身长、头围、产时情况、Apgar评分、出生缺陷标志、出生缺陷类型、母亲孕期异常情况、新生儿疾病类型。

2.随访记录包括过敏史、体检机构、体检日期、下次体检日期、体检阶段、随诊月龄、矫正月龄、人员去向、心理评估、疼痛评估、康复需求、营养评估、跌倒评估、社会经济评估(社会支持)、社会经济评估(经济状况)、沟通能力筛查、学习意愿评估、特殊人群评估、主诉、现病史、服药情况、主诊断、次诊断。

考虑到部分儿童保健已由专业的妇幼保健院或者儿童医院承担,故杭州市之后又进行了一次优化管理,在HIS系统中嵌入儿童保健的专科电子病历,其录入的信息除包括社区卫生服务信息系统的内容外,还自动导入检验检查结果;同时,通过身份证号匹配可以将信息导入社区卫生服务信息系统,从而使签约医生及时掌握儿童的就诊信息。

(三)研发电子版"母子健康手册"儿童篇

电子版"母子健康手册"是儿童家长获取健康教育知识、查阅儿童健康体检信息、与儿童保健医生进行互动交换的载体。电子版"母子健康手册"儿童篇分为签约医生、本地服务和育儿工具三个模块。

1.签约医生模块包括签约医生姓名、所在机构。

2.本地服务模块又分为儿童信息和儿童体检模块。儿童信息模块包括档案编号、姓名、性别、生日、家庭电话、出生证号、身份证件类别、身份证号、家庭住址、户籍地址、管辖地址、管辖机构、父亲信息、母亲信息、其他信息、建档信息。儿童体检模块包括儿童在社区体检的相关信息,具体内容有体检日期、体检编号、年龄、体重、身长、头围、前囟闭合、囟横、囟纵、出牙数、龋齿、皮肤、眼、耳、心、腹部、四肢脊柱、肛门生殖器、面色、指导建议与意见、营养状况、责任医生姓名、最后修改人、最后修改日期。

3.育儿工具模块包括育儿手册、身高体重记录及曲线、育儿教程、服务机构、健康播客、疫苗接种、母子健康资讯、每日推荐、问卷调查、育儿百科等。

(四)建立儿童保健综合管理系统

通过将散居儿童健康管理系统、医院儿童保健专科电子病历系统、电子版"母子健康手册"儿童篇的所有数据信息上传至杭州市"医养护"一体化数据平台,不同的用户可以从杭州市"医养护"一体化数据平台提取所需要的信息,从而建立儿童保健综合管理系统。

儿童保健综合管理系统可以全面掌握每个社区网格地址的管理情况,大大提高了儿童保健的全程管理效率,使儿童保健水平得到明显提高。此外,该系统对纠正儿童体格生长偏离、提供健康指导有着实际意义。将儿童每次健康体检的数据输入系统后,计算机可自动生成生长发育曲线图及评价指标,包括儿童体重、身长、头围曲线图,从而使儿童保健医生通过此标准快速作出体检结论,并给予相应的健康指导。

利用互联网平台,社区儿童保健医生可以将儿童基本信息和每次体检的详细情况录入系统,系统根据下次预约检查日期提前3天自动向服务对象发送体检时间,提醒家长健康管理时间,从而减轻基层儿童保健医生的工作负担。同时,互联网信息化可以减少信息的重复录入。而电子版"母子健康手册"中的"育儿学校"还可以指导家长进行家庭早期发展干预。此外,信息的互联互通可以减少儿童随家长迁入迁出带来的不便,提高儿童健康管理效率,并全面提升儿童保健服务水平。

儿童保健综合管理系统的应用使各助产技术服务机构、各级妇幼保健机构、各级卫生行政部门之间的信息资料实现了联网,它不仅服务于儿童,而且将服务延伸至家庭和社会,同时也为科研提供了大量数据,为今后儿童保健的前瞻性服务提供了依据。

四、展　望

随着时代的发展和社会的进步,人们的健康理念和实际行动都发生了深刻的变化。由于地域和社会发展水平的不同,人们对健康服务的需求也有所不同,或表现为基本公共卫生服务需求,或表现为综合的儿童早期发展需求,或表现为更进一步的儿童健康促进以及个性化、跟进式的高端服务需求等。"互联网＋"散居儿童健康管理通过大数据分析为今后制定出适用于不同层次的健康管理模式提供了科学决策支持,从而提高儿童健康管理质量,促进儿童健康。

(朱云霞)

第二节　"互联网＋"集居儿童健康管理

进入托儿所、幼儿园(简称托幼机构)集居的儿童称为集居儿童,且多数为 3 岁以上的学龄前儿童。幼儿及学龄前儿童正处于体格和神经心理不断生长发育的阶段,全身各器官的生理功能尚不完善,机体的免疫功能低下,适应外界环境的能力较差。进入托幼机构的儿童在集居条件下生活,彼此接触的机会增多,一旦发生急性传染病,就会很快蔓延到全班甚至全园(所),从而引起疾病的传播和流行。

因此,集体儿童机构必须严格贯彻"预防为主"的方针,认真做好各项卫生保健工作,切实保证儿童健康成长。自 1949 年以来,托幼机构的卫生保健工作一直受到国家的重视,2012 年下发的《托儿所幼儿园卫生保健工作规范》对托幼机构的集居儿童健康管理工作提出了明确要求。

一、集居儿童健康管理服务内容

集居儿童健康管理的主要内容为托幼机构卫生保健。

托幼机构卫生保健的主要任务是监测和指导儿童生长发育及心理卫生保健，创造良好的集居儿童生活环境，防止疾病流行和意外伤害发生，保护、促进儿童身心健康。按照 WHO 的科学定义，"健康"是指"不但没有身体上的缺陷和疾病，还要有完整的生理、心理状态和适应社会的能力"。因此，集体儿童机构的保健工作既要保证儿童正常的体格发育，也要促进儿童心理和智力的发展，应贯彻"以保健为基础、保教结合"的方针，认真做好保健工作，开展早期教育。

托幼机构卫生保健工作的具体内容包括：

（1）根据不同年龄儿童的生理特点，建立科学的一日生活制度，制订合理的体格锻炼计划，开展适宜的健康教育活动，培养良好的生活习惯，促进儿童身心健康。

（2）健全膳食管理制度，制订科学膳食计划，提供满足儿童正常生长发育需要的平衡膳食和母乳喂养条件。

（3）监测儿童生长发育，定期开展健康检查，坚持晨检和全日健康观察，加强日常保育护理，协助落实国家免疫规划，预防传染病和常见病的发生。

（4）严格执行卫生消毒制度，加强饮食卫生管理，保证食品安全与卫生，做好环境卫生及个人卫生，落实卫生安全防护工作，防控传染病，防范伤害事故的发生。

（5）实施卫生保健登记统计制度，规范建立并管理有关儿童健康的档案，按要求做好各项卫生保健工作信息的收集、汇总、分析和报告工作。

二、原有集居儿童健康管理模式存在的问题

1.托幼机构的管理主体是教育部门，而教育部门对保健管理工作并不专业，因此托幼机构的保健管理一般是托幼机构和教育部门各自为政，信息

互不相通。

2.托幼机构的信息与散居儿童健康管理信息不互通,0～7岁儿童健康管理存在断档。

三、"互联网＋"集居儿童健康管理的探索

要解决集居儿童健康管理存在的问题,只有通过"互联网＋"的手段,将散落在各个机构各个年龄阶段的儿童保健信息进行有机整合,才能为集居儿童提供有效的保健服务。同时,利用"互联网＋"手段进行大数据分析,及时预警传染性疾病的发生,以保障集居儿童的身心健康。

杭州市率先研发了托幼机构卫生保健管理信息系统,并且将这些管理信息导入杭州市"医养护"一体化数据平台储存,而社区卫生服务信息系统可以获取4～6岁儿童的健康管理信息,从而实现了0～6岁儿童健康管理的全程覆盖,开创了"互联网＋"集居儿童健康管理的先河。

托幼机构卫生保健管理信息系统包括报名体检、托幼儿童、保健工作、培训管理、体检查询、体弱专项、膳食营养查询、报表中心等几大模块。

1.报名体检模块:主要目的是便于预约入园体检。在招生时,托幼机构招生办老师可将新生名单表格导入体检信息系统,导入的内容包括机构名称、儿童姓名、儿童性别、儿童出生日期、儿童年龄、儿童身份证号、登记日期、预约日期、年度、父亲姓名、父亲联系电话、母亲姓名、母亲联系电话、家庭地址、详细地址、填表人、操作日期。

2.托幼儿童模块:主要有托幼学年一览表、保健人员一览表、入园儿童一览表、健康申报一览表、学生转园一览表。

托幼学年一览表包括托幼机构名称、成立日期、类别、登记级别、联系电话、联系人、地址、年度、开始日期、年度结束日期、工作人员数、工作人员体检数、工作人员体检合格数、登记日期、保健检查情况、填表人、操作日期、审核日期、审核人。

保健人员一览表包括托幼机构名称、保健人员姓名、性别、身份证号、出生日期、家庭地址、联系电话、登记日期、参加工作日期、聘用方式、教职类

型、职称、在职状态、是否有执业医师资格证、填表人、审核日期、审核人。

入园儿童一览表包括托幼机构名称、入园班级、班级名称、入园日期、出园日期、入园类型、学号、姓名、性别、出生日期、身份证号、父亲姓名、母亲姓名、所在乡镇街道、详细地址、填表人、操作日期、审核日期、审核人。

健康申报一览表包括托幼机构名称、登记时所在班级、登记日期、学号、姓名、既往史、既往史描述、过敏食物名称、过敏症状描述、身份证号、性别、出生日期、年龄、备注、填表人、填表日期。

学生转园一览表包括转出学校名称、转出班级编号、姓名、性别、出生日期、身份证号、父亲姓名、母亲姓名、转入学校编号、转入班级名称、填表人、操作日期、转出审核日期、转出审核人、转入审核日期、转入审核人。

该模块的目的一是掌握在园儿童的基本信息、是否有过敏史,幼儿园招收儿童的数量与配备的卫生保健人员是否合理,托幼机构工作人员上岗前是否进行健康检查,以便做好儿童转园健康管理工作;二是根据儿童身份证号匹配提取散居儿童保健信息中的0～3岁保健小结进行健康申报,实现信息的互联互通。

3.保健工作模块:包括晨检及观察一览表、服药带药一览表、因病缺勤一览表、传染病登记一览表、营养性疾病一览表、意外伤害登记一览表、班级消毒一览表、健康教育一览表。

晨检及观察一览表包括托幼机构名称、班级名称、晨检日期、学号、姓名、性别、出生日期、年龄、症状、体检、主诉、检查、处理、检查人、填表人、操作日期、审核日期、审核人。

服药带药一览表包括托幼机构名称、班级、服药日期、学号、姓名、身份证号、性别、出生日期、年龄、药物名称、服用剂量、服药时间、喂药时间、喂药人、填表人、操作日期、审核日期、审核人。

因病缺勤一览表包括托幼机构名称、班级、学号、姓名、身份证号、性别、出生日期、年龄、缺课日期、缺课天数、复课日期、疾病名称、填表人、操作日期。

传染病登记一览表包括托幼机构名称、班级、学号、姓名、身份证号、性别、出生日期、年龄、发病日期、疾病名称、诊断单位、诊断日期、处置、填表人、操作日期。

营养性疾病一览表包括托幼机构名称、班级、学号、姓名、身份证号、性别、出生日期、年龄、确诊日期、营养性疾病名称、处置、转归、填表人、操作日期。

意外伤害登记一览表包括托幼机构名称、班级、学号、姓名、身份证号、性别、出生日期、年龄、发生日期、发生时间、当班责任人、填表人、伤害类型名称、发生地点、发生地点说明、发生时活动、和谁在一起、处理方式、诊断、休息天数、转归、操作日期。

班级消毒一览表包括托幼机构名称、班级、消毒日期、消毒物品、填表人、操作日期。

健康教育一览表包括托幼机构名称、登记日期、地点、对象、形式。

该模块的目的是建立儿童传染病预防控制制度，做好晨午检工作。儿童缺勤要追查，因病缺勤要登记，患病儿童应离园（所）休息治疗。如接受家长委托喂药，则应做好药品交接和登记工作，并请家长签字确认。明确传染病疫情报告人，发现传染病患者或疑似传染病者要早报告、早诊断、早治疗，相关班级要重点进行消毒管理。做好园（所）内环境卫生、各项日常卫生和消毒工作。加强园（所）的伤害预防控制工作，建立因伤害缺勤登记报告制度，及时发现安全隐患，并做好园（所）内伤害干预和评估工作。同时，做好营养性疾病管理及健康教育工作。

4. 培训管理模块：包括培训通知、培训报名、培训结果、培训课件。

培训通知包括培训机构名称、开始日期、结束日期、地址、通知机构、通知日期、操作日期、操作人、审核日期。

培训报名包括姓名、考核登记、通知名称、报名日期、性别、身份证号、出生日期、家庭地址、联系电话、操作日期、操作人、审核日期。

培训结果包括学校名称、培训名称、培训日期、姓名、性别、身份证号、出生日期、年龄、联系电话、人员类型、专业职称、结果评价、培训机构名称、培训机构人员、操作日期、操作人、审核人、审核日期。

培训课件包括名称、简述、发布人、发布单位、业务日期、操作日期、操作人、审核日期、审核标志。

该模块的目的是保证卫生保健人员按时参加妇幼保健机构召开的工作

例会,并接受相关业务培训与指导;定期对托幼机构内的工作人员进行卫生保健知识培训;积极开展传染病、常见病防治的健康教育,做好疾病的预防与管理工作。

5.体检查询模块:包括入园体检一览表、定期体检一览表、集体体检一览表。

入园体检一览表包括托幼机构名称、姓名、性别、身份证号、出生日期、年龄、家庭地址、既往史、过敏史、体重、体重评价、身高、身高评价、营养评价、皮肤、左眼、右眼、左眼视力、右眼视力、左耳、右耳、牙齿数、龋齿数、头、胸廓、四肢脊柱、咽部、心肺、肝脾、外生殖器、血红蛋白、贫血评价、丙氨酸氨基转移酶、疾病名称、报告日期、报告医生、视力左眼说明、视力右眼说明、结果、填表人、操作日期。

定期体检一览表包括托幼机构名称、班级、学号、姓名、性别、身份证号、出生日期、年龄、联系电话、体重、体重评价、身高、身高评价、营养评价、皮肤、左眼、右眼、左眼视力、右眼视力、左耳、右耳、牙齿数、龋齿数、咽部、心肺、肝脾、外生殖器、血红蛋白、贫血评价、疾病及异常情况、报告日期、填表人、操作日期、审核日期、审核人、结果。

集体体检一览表包括托幼机构名称、班级、学号、姓名、性别、身份证号、出生日期、年龄、联系电话、体重、体重评价、身高、身高评价、营养评价、左眼、右眼、左眼视力、右眼视力、牙齿数、龋齿数、血红蛋白、贫血评价、疾病及异常情况、报告日期、报告医生、填表人、操作日期、审核日期、审核人。

该模块是托幼机构儿童健康管理的重点,其特点是与体检机构的信息系统互联互通,可以将体检机构的入园体检信息以及定期体检信息,根据儿童身份证号(或者护照号码)相匹配,分别导入入园体检一览表与定期体检一览表;另外,该模块补充了散居儿童3岁后的保健信息,可以将托幼机构中的定期体检信息、集体体检信息反馈至社区卫生服务信息系统及电子版"母子健康手册",真正实现0～7岁儿童健康全程信息化管理。

6.体弱专项模块:包括体弱档案一览表、追踪检查一览表、运动观察一览表。

体弱档案一览表包括登记日期、托幼机构名称、班级名称、学号、姓名、身份证号、性别、出生日期、年龄、联系电话、疾病、病因、追踪日期、结案日期、结案结论、填表人。

追踪检查一览表包括追踪日期、托幼机构名称、班级名称、学号、姓名、身份证号、性别、出生日期、年龄、体重、体重评价、身高、身高评价、饮食喂养及生活习惯问题、症状体征及检验结果、指导与处理意见、填表人。

运动观察一览表包括观察日期、托幼机构名称、班级名称、学号、姓名、身份证号、性别、出生日期、年龄、运动项目、运动时间、运动强度、面色、出汗、呼吸次数、脉搏次数、精神状态、饮食睡眠、疲劳程度、结论、填表人。

该模块的目的是对体检中所发现的疾病及弱点予以矫治，为体弱儿童建立健康档案以加强管理。

7.膳食营养查询模块：包括托幼配餐一览表、食物记录一览表、膳食总结一览表。

托幼配餐一览表包括配餐日期、早餐食谱、早餐食物、早点食谱、早点食物、午餐食谱、午餐食物、午点食谱、午点食物、晚餐食谱、晚餐食物、托幼机构名称、填表人、操作日期。

食物记录一览表包括配餐日期、食物流水号、食物名称、食物分类、食物营养素分类、食物量、餐次名称、托幼机构名称、填表人、操作日期。

膳食总结一览表包括配餐日期、托幼机构名称、评价级别、评价描述、热量、蛋白质、维生素 A、胡萝卜素、维生素 B_1、维生素 B_2、维生素 C、钙、铁、维生素当量、维生素 B_3、填表人、操作日期。

8.报表中心模块：包括托幼机构卫生保健工作年报表、托幼机构儿童健康检查报表、托幼机构卫生保健年汇总报表、7 岁以下儿童意外伤害监测报表。这些报表数据均来自前面各模块并自动生成，无须人工统计录入，且报表可直接以 Excel 文件格式导出，便于保健老师打印、盖章、上交。

通过托幼机构卫生保健管理信息系统的建设，并将其与散居儿童健康管理平台和各妇幼保健机构儿童体检信息系统互联互通，能够直接生成托幼机构卫生保健相关报表，减轻基层卫生保健人员的工作量；同时，便于实时查看儿童的健康状况，进行回顾性分析以及前瞻性研究。儿童在入托幼机构前或离开托幼机构 3 个月以上，必须到当地妇幼保健机构进行健康体检。体检内容包括身高、体重、视力、听力、血常规、肝功能,体检合格后方可进入托幼机构。原先的幼儿入托健康体检,家长带儿童体检、取报告、送报告需要跑多次,而随着托幼机构卫生保健管理信息系统的建立,各级妇幼保健机构入园入托体检信息可以根据儿童身份证号匹配,直接从医院儿童保健专科电子病历系统中导入至托幼机构卫生保健管理信息系统,系统再根据导入结果汇总生成托幼机构信息管理报表。同时,托幼机构卫生保健管理信息系统建有晨检录入界面,可以降低纸质资料遗失的风险。此外,托幼机构卫生保健管理信息系统还借鉴营养软件信息系统,在信息系统中嵌入膳食营养计算模块,便于保健老师制订合理的食谱。综上所述,托幼机构卫生保健管理信息系统大大提高了托幼机构的卫生保健管理水平。

(朱云霞)

第三节 "互联网＋"高危儿管理

高危儿(high risk infant)广义上特指在母亲妊娠期及分娩期、新生儿期以及婴幼儿期存在对胎儿、婴儿生长发育不利的各种危险因素的特殊人群,而狭义上指已经发生或可能发生危重疾病而需要监护的新生儿。高危儿主要是新生儿重症监护室(neonatal intensive care unit,NICU)出院的婴儿。高危因素包括:①低出生体重。早产、极低体重(体重≤1500g)、宫内发育迟缓(intrauterine growth retardation,IUGR)。②神经系统异常。有新生儿缺氧缺血性脑病伴抽搐、新生儿惊厥、颅内出血、化脓性脑膜炎史,持续头颅B超、CT、MRI异常,包括脑室扩张或不对称、脑室周围白质软化、脑穿通畸形、小脑畸形等。③呼吸系统异常。如使用体外膜氧合(extracorporeal membrane oxygenation,ECMO)、存在慢性肺部疾病、需要呼吸机辅助治疗等。④其他。如持续性喂养问题,持续性低血糖,高胆红素血症,家庭、社会环境差等。

随着医学科学的不断进步,高危儿的存活率已经得到了明显提高。但与此同时,这些存活的高危儿各种发育障碍如脑瘫、学习困难、视听障碍等的发生率也相应上升。2000 年相关统计资料显示,我国每年出生 2000 万新生儿,窒息发生率占活产新生儿的 5％～10％,早产儿发生率占活产婴儿的5％～6％,极低体重儿发生率占活产婴儿的 0.5％～1.2％。这些数据说明,目前高危儿已成为我国一个庞大的特殊群体。因此,高危儿健康管理已成为儿童健康管理的重中之重,只有关注高危儿,加强高危儿健康管理,才能提升我国儿童的整体健康水平。

一、高危儿健康管理的内容

高危儿健康管理的主要内容是高危儿的随访管理,包括发育监测、评估和干预。其意义在于通过对高危儿的早期发育进行监测、评估,及时发现发育迟缓、发育偏离或功能障碍,提供适宜的综合干预措施,支持、鼓励高危儿家庭提高其育儿技能,促进儿童运动、语言、认知、社会情绪的发育,降低高危儿的伤残发生率或伤残程度,从而改善预后,提高存活高危儿的生命质量。

高危儿随访的实施方案包括高危儿的筛查和分类,高危儿咨询、生长发育评估、转诊,高危儿的综合干预和预后监测。高危儿随访的具体内容包括:①与其疾病相关的健康问题,如神经系统、呼吸系统、视觉、听力等相关问题和预后的咨询。②喂养咨询和体格生长评估。③运动、语言、心理行为发育的评估。④有关社会经济或家庭养育环境的咨询和评估。对于有某些特殊问题(如持续惊厥、早产儿视网膜病、慢性肺部疾病等)的儿童,需要转诊至专科或给予多学科治疗;对于明显发育迟缓或发育障碍儿童,则需要转诊至上级医院做进一步评估、诊断,或转诊至特殊康复机构进行综合训练和治疗。

根据高危儿健康情况和评估信息,高危儿的综合干预和预后监测可以为高危儿家庭提供综合的干预服务,包括家庭咨询、指导,提高父母育儿认知水平和技能,为高危儿及其家庭提供支持和帮助等,并通过干预后的综合评估来监测个体的预后发展。在高危儿的随访中,应重点关注以下情况:①特殊疾病或疾病类型对儿童发育的影响。②其健康问题对日常生活的影响。③体格、精神心理发育和社会行为发育。④家庭因素和其他社会环境因素对儿童的影响。如生物危险因素常与社会和环境危险因素相互作用,影响并预示远期功能发育。在婴儿出生后的2年内,生物危险因素对其功能发育起着重要的预示作用,尤其是运动发育;而在婴儿出生2年后,社会和环境危险因素对其认知发育和学业发展起着重要的作用。

二、高危儿健康管理的流程

高危儿健康管理实施分级管理模式。

1.一级管理[社区卫生服务中心(乡镇卫生院)]

(1)管理内容及要求 管理内容包括筛查、初步管理和信息统计。①按照《儿童保健技术规范》进行筛查、疾病分类,查找、分析病因;②在信息系统中建立儿童健康档案和高危儿档案;③进行健康教育、喂养指导,对轻症者进行干预和管理;④做好报表统计工作,并及时上报。

(2)转诊 将中、重度营养不良儿童,活动性佝偻病治疗1个月无效者,轻度贫血治疗1个月复查血红蛋白水平未升高或病情加重者,微量元素缺乏治疗1个月无效者,中、重度肥胖儿童,体格发育曲线连续两次偏离正常发育趋势者,心理行为发育落后2个月以上者,高危儿和其他疾病者(早产儿出生体重>2200g且无发育落后,巨大儿出生体重4500g以下,已经明确诊断的无症状的先天性心脏病者除外)转诊至辖地县(市、区)妇幼保健院。

2.二级管理[县(市、区)妇幼保健院]

(1)管理内容及要求 ①组织辖区内相关人员进行专项业务培训;②定期召开辖区内相关人员工作例会,通报高危儿转诊情况;③定期开展辖区高危儿、营养性疾病筛查、管理工作专项业务指导和督导检查;④做好辖地报表汇总工作,并及时上报;⑤开设高危儿门诊。

对于社区卫生服务中心(乡镇卫生院)上转的高危儿童,按照《儿童保健技术规范》要求对其体格、运动、心理等发育情况进行评估及随访;对于伴有神经精神、运动等发育异常的高危儿,应进行干预指导、健康教育和喂养指导。对于辖区产科医院听力初筛可疑者,应进行复筛、追踪。此外,还应开展多种形式的高危儿防治健康教育。

(2)转诊 对于重度营养不良儿童;中度营养不良儿童连续治疗两次,体重增长不良,或营养改善3～6个月后,身长或身高仍增长不良者;重度贫血儿童;中度贫血儿童经铁剂正规治疗1个月后无改善或进行性加重者;活动期佝偻病经维生素D治疗1个月后症状、体征、实验室检查无改善或考虑其他非维生素D缺乏性佝偻病或内分泌、骨代谢性疾病者;中、重度肥胖,怀疑有病理性因素,存在并发症或经干预,肥胖程度持续增加的儿童;高危儿肌张力增高或降低,心理行为发育落后2个月;听力行为异常者;先天性代谢性疾病筛查异常者,出现体格发育落后或心理行为发育落后;先天性心脏病可疑需确诊者;疑似髋关节发育不良需确诊者,需转诊至专业机构做进一步诊治。

3.三级管理(省级专业机构)

(1)管理内容及要求 ①负责全省(区、市)高危儿系统管理的技术培训、指导、质量控制和定期总结,并制定管理方案。②开设高危儿门诊,接收基层医疗保健机构转诊的高危儿,并做好登记和信息录入工作。(a)对转诊高危儿的饮食营养状况和体格、运动、心理等发育情况进行评估,将不伴神经精神、运动等发育异常的高危儿管理到2岁,之后转回社区管理。(b)成立高危儿早期综合干预训练中心,开展高危儿脑损伤早期诊断、早期综合康复治疗,同时定期随访。(c)对产科医院听力筛查异常的儿童进行听性脑干反应(auditory brainstem response,ABR)、耳声发射(otoacoustic emission,OAE)、声导抗等复筛。③开展宣传工作和健康教育,开设相关的育儿学校课程。

(2)转诊 将满3个月的听力复筛异常的婴幼儿转至专业的儿童听力诊断机构进行诊断。

三、原有高危儿健康管理模式存在的问题

1.无法直接将上级医疗机构的就诊记录导入社区卫生服务信息系统，社区儿童保健工作人员需再次追踪高危儿就诊情况，这大大增加了基层医疗保健机构工作人员的工作量。

2.因上级诊疗机构病历记录由儿童家长管理，社区儿童保健工作人员无法查阅准确的处理方法及意见，不利于基层技术力量的提升。

3.部分高危儿转诊后因挂号难而未能及时进行诊疗，延误就诊时机。

四、"互联网＋"高危儿健康管理的必要性

随着医学科学的发展及新生儿抢救技术的进步，高危儿的存活率不断提高，但伤残的发生率也随之上升。相关研究表明，对高危儿进行系统管理可以降低神经或行为异常的发生率。"互联网＋"高危儿管理指通过信息网络、工作规范，将产时信息系统、社区卫生服务信息系统以及妇幼保健机构门诊电子病历系统进行有机结合，使高危儿获得纵向的、系统的、连续的管理，适时得到系统、规范的早期干预，从而降低其后遗症的发生率。高危儿转诊是高危儿系统管理的一个重要环节，"互联网＋"模式下的高危儿管理提高了高危儿转诊的依从率，减轻了社区儿童保健医生的转诊压力；同时，保证了社区签约医生及时掌握转诊出的高危儿的后续诊疗情况，减少不必要的电话追踪。

随着妇幼保健工作的不断深化，儿童家长的需求也在不断增加，而基层儿童保健医生的服务能力、技术水平等无疑将成为制约高危儿管理的瓶颈。虽然"互联网＋"高危儿管理拥有良好的信息网络基础和一定的政策优势，但仍未发挥最大作用。因此，基层儿童保健医生应提高专业技能，拓宽知识面，不断学习本专业的新知识、新进展，以适应高水准的、较深层次的儿童保健服务的需求，才能更好地发挥"互联网＋"高危儿管理的优势。

（朱云霞）

第四节 "互联网＋"儿童期意外伤害预防

一、概 述

伤害泛指由各种物理、化学、生物因素导致人体发生暂时性或永久性的损伤和死亡事件。伤害是发达国家学龄青少年的首位死因,亦是全球关注的重要的公共卫生问题之一。

从伤害的发生意图可将伤害分为非故意性伤害(意外伤害)和故意性伤害两类。根据《疾病和有关健康问题的国际统计分类》(International Classification of Diseases,ICD)第 10 次修订版(ICD-10)可知,意外伤害包括车祸、溺水、中毒(食物、动植物、气体中毒等)、机械损伤(跌坠伤、砸伤、切割伤、穿刺伤、爆裂伤)、烧烫伤、运动性伤害、医源性伤害(药物反应、医疗事故、手术并发症)、环境性伤害(中暑、雷击、冻伤、辐射、噪声)等。

全球每年有数以百万计的年轻生命受到伤害。WHO 估计,每年至少有87.5 万名儿童和 18 岁以下青少年死于意外伤害或故意伤害(如暴力或自我伤害),相当于每 10 万名青少年儿童中有 40 名发生死亡。儿童期意外伤害已被国际学术界确认为 21 世纪儿童期重要的健康问题之一。

在欧美发达国家,儿童意外死亡率一直占据儿童总死亡率第一的位置。儿童伤害是高收入国家的一个严重问题,其儿童因伤害死亡的人数约占全部儿童死亡人数的 40%。

在中国,意外伤害是 0～14 岁儿童的首要伤害原因,约占其死亡原因的26%,病死率为 67.1/10 万。2016 年,全国妇幼卫生"三网"监测主要结果分析报告显示,全国 1～4 岁儿童意外死亡率为 135.1/10 万,意外死亡人数约占儿童总死亡人数的 50.8%。国内各期刊陆续报道了各地有关儿童意外伤害的研究结果,研究对象包括城市和农村儿童。我国多数研究结果一致指出,意外伤害是 1～14 岁儿童死亡的首位原因,是婴儿死亡的第 2—4 位原因。

2002 年,《世界卫生组织全球疾病负担研究》报道了 15 岁以下儿童和青少年伤害死亡原因构成,前三位为道路交通事故、溺水和烧烫伤。2017 年,《中国青少年儿童伤害现状回顾报告》指出,2010—2015 年,伤害是中国 0～19 岁青少年儿童死亡的首要原因,占所有死亡原因的 40%～50%,溺水、道路交通伤害和跌倒/坠落是前三位伤害死因。

在我国南方地区,儿童意外伤害的前三位死亡原因是溺水、窒息和车祸,北方地区则是窒息、中毒和车祸。在儿童非致死性意外伤害中,以跌落的发生率最高;在农村,非致死性意外伤害的发生率高于城市。

2015 年,天津共报道 0～14 岁儿童伤害事件 33751 例,发生率为 2624.62/10 万,前三位伤害原因是跌倒、动物致伤和交通伤害。2010 年,广州市意外伤害监测网络监测 7 岁以下儿童 470770 人,结果显示意外伤害发生率为 1.48%。上海虹口区凉城新村街道对 0～6 岁儿童意外伤害情况进行调查发现,2012 年意外伤害发生率为 6.8‰,前三位伤害原因分别是意外跌倒、烧烫伤和动物致伤。2010 年,对陕西 5 个县的农村 4668 名 0～12 岁儿童进行调查发现,其意外伤害发生率为 27.3%。儿童意外伤害最常发生的地点是家中,其发生率为 44.5%。约 60% 的儿童意外伤害事件可以通过合适的预防措施避免,10% 的儿童意外伤害事件可以通过更好的照顾避免。2004 年,杭州对 817 名 7 岁以下儿童进行调查发现,其意外伤害发生率为 25.5%,其中 3～6 岁儿童的意外伤害发生率为 31.9%,0～3 岁儿童的意外伤害发生率为 18.1%,且主要的意外伤害原因是外伤、烫伤和动物致伤。2017 年,杭州对 7 岁以下儿童意外伤害进行监测,结果显示其意外伤害发生率为 4.54‰。而全市 5 岁以下儿童死亡监测资料显示,2017 年杭州 5 岁以下儿童意外死亡率为 69.32/10 万。由此可知,意外死亡仍是 5 岁以下儿童死亡的首位原因。

在大多数国家,意外伤害是青少年儿童致伤、致残的最主要原因。WHO 和联合国儿童基金会 2008 年联合出版的《世界预防儿童伤害报告》显示,全世界每天有 2000 多个家庭因非故意性伤害或"意外事故"而失去儿童,从而使这些家庭变得支离破碎。而这些伤害原本是可以预防的。减少儿童意外死亡对降低5岁以下儿童死亡率的意义重大，而加强对儿童意外伤害的宣传教育、防范和监测是减少儿童意外死亡的有效措施。

二、儿童意外伤害的预防

儿童意外伤害的预防是一个体系工程，需要在教育、监测、防范、急救、治疗等方面多措并举，才能有效地防范意外伤害的发生并将其风险降至最低。儿童意外伤害的预防措施主要有以下几个方面。

1.加大大众媒体和互联网的宣传力度，向公众传播预防儿童意外伤害等相关知识，提高成年人的警觉性和责任心，加强未成年人的自我保护意识。通过大众媒体和互联网对各类人群开展健康教育及安全法规教育是一条十分有效的途径。

（1）加强家长、监护人、照看人安全教育。家长、监护人、照看人缺乏安全知识，疏忽大意，对儿童照顾不周，以及居室物品摆放不合理、环境不安全等，都可能发生儿童伤害事件，甚至导致儿童死亡。因此，对家长、监护人、照看人进行伤害预防教育是十分必要的。例如，某医院编写了《意外伤害健康教育手册》，对幼儿家长进行健康教育，促进了幼儿家长对意外伤害危险因素的认识和安全行动的形成。目前关于家长的教育干预研究较多，且这些研究得出一致结论：干预后家长对伤害的认知水平、处理技能均有所提高，与干预前比较，各类伤害的发生率均有下降。

（2）重视儿童、青少年的安全教育和安全意识、技能培养。在儿童成长的不同年龄段，家长和教师应对儿童进行不同内容的安全教育和安全训练，以提高儿童的自我保护能力。对幼儿进行安全行为教育，如不爬高、不到河湖边玩、不动电器插座、不玩火和不挑逗猫狗等。将伤害预防控制纳入学校健康教育，利用丰富多彩的形式对中小学生进行安全教育，帮助他们树立安全意识，培养预防伤害的技能（如游泳培训），促使其避免伤害高危行为，提高伤害的防范能力。

俄罗斯是世界上第一个将学生安全教育上升到国家级课程层面的国

家。俄罗斯中小学校的伤害预防教育将生命安全课程作为学生的必修课，开设专门学科对学生进行安全教育。1991年，俄罗斯联邦政府规定，在全国的中小学开设"生命安全基础"课程。至今，该课程仍然是俄罗斯中小学生接受安全教育的最主要途径。

（3）法律、法规、政策等的制定与执行是伤害预防控制最强有力的措施。立法提高了社会许多领域对预防性措施的采纳率，如要求机动车安装安全带或儿童安全座椅，限制车速；规定生产厂家对玩具、家电、药品、食品等产品的设计兼顾安全性，从而大大降低了儿童伤害的发生率。我国已制定了一系列与伤害预防和控制相关的法律、法规、政策，以及在政策措施中增加针对儿童保护的条款。利用互联网提高大众的安全法律意识对预防儿童意外伤害也至关重要。在有关中小学生的公共安全教育方面，各项政策的制定逐步变得具体且有针对性，这为中小学生公共安全教育的开展提供了法律与政策上的保障。

（4）社区或社团开展以"安全家庭、安全学校（幼儿园）、安全社区"为主题的儿童伤害预防和控制工作。通过社区或社团健康教育，提高家长、工作人员、儿童在日常生活中的安全意识，注重识别和消除家庭及周围环境中存在的伤害危险因素。根据儿童的年龄、发育状况和伤害危险的暴露程度，加强对6岁以下儿童的看护，防范儿童伤害的发生。社区儿童意外伤害的健康教育与模拟训练可提高社区儿童家长的防护意识、知识及技能水平，降低儿童意外伤害的发生率。近年来，通过互联网开展社区健康信息网络化，建立了电子版"母子健康手册"，家长可以随时学习安全教育、育儿等方面的知识。健康教育的内容针对不同年龄阶段有不同的侧重面，包括常见意外的预防、处理、紧急抢救、观察、转送等。

2.建立完善的网络监测填报系统，开展大数据分析，为儿童意外伤害的预防提供重点方向，并为国家制定政策提供相应的依据。同时，利用网络大数据和监测数据为立法提供有力的依据。

（1）完善、科学的意外伤害监测系统有利于有效预防伤害。通过一个完善的监测系统能够获得伤害性质和范围的可靠数据，全面描述伤害的概况和变化趋势，有利于卫生决策者制订卫生计划，合理配置卫生资源，设计及实施正确的干预措施;此外,还可以评价干预的结果,从而确定干预措施的有效性,随时调整和完善儿童伤害干预策略。该系统为制定、完善相关的法律法规和政策措施等提供了支持,是伤害预防和控制最强有力的措施。

(2)目前我国尚未建立全国儿童伤害监测系统,特别是非致死性伤害的监测系统。虽然通过全国死因登记系统、疾病监测系统、死亡病例报告系统,以及以医院为基础的伤害监测系统,公安交管、保险或学校等单位的资料和网络大数据,可以初步了解伤害的基本情况,但这些资料对伤害描述的信息有限,且准确性有待提高,同时各单位间的信息交流较少,从而大大影响了伤害控制的研究及针对性措施的制定和实施。

2010 年,国家卫生计生委妇幼司、全国妇幼卫生监测办公室在全国 31个省(区、市)的 334 个国家级监测县(市、区)开展全国 5 岁以下儿童常见意外伤害死亡调查。调查内容为我国 5 岁以下儿童意外窒息、溺水和道路交通意外死亡的主要特征,分析我国 5 岁以下儿童意外窒息、溺水和道路交通意外死亡的社会、经济、文化等相关因素。该项调查主要针对意外死亡案例,而非所有的儿童意外伤害监测。

杭州市妇幼保健院在意外伤害监测方面进行了积极探索,早在 2009 年其就发布了《关于开展儿童意外伤害健康教育及监测项目的通知》,并实施了一项意外伤害监测项目。在项目初期,各地分层抽取 10% 的幼儿园和20% 的乡镇作为意外伤害监测点;近年来,监测范围逐渐扩大到全市,将0~3 岁纳入社区健康管理的幼儿全部纳入了意外伤害的监测范围。监测点建立儿童名册及个人档案。个人档案内容包括儿童一般情况、血型、药物过敏史、先天性疾病或缺陷、慢性疾病等。儿童一旦发生意外伤害,就可以在第一时间得到救治。监测点幼儿园的幼儿只要发生意外伤害,无论何处发生均要填报,发生一例填报一例。3 岁以下散居儿童每次体检时,儿童保健医生均需进行调查并填报监测报告卡。监测报告卡的内容包括一般信息、监护人情况、治疗处理情况、意外伤害分类等。近年来,社区、幼儿园开展了网络信息化管理,为每位幼儿建立了电子档案和电子意外伤害报告卡。而采用填报电子报告卡的方式可以更加及时、准确地监测意外伤害的发生并上报数据。自 2009 年项目开展至今,全市 5 岁以下儿童意外死亡率明显下降。2008 年,杭州市 5 岁以下儿童意外死亡率为 255/10 万;2015—2017 年,全市 5 岁以下儿童平均每年意外死亡率为 84/10 万,且呈逐年下降趋势;7 岁以下儿童意外伤害发生率也由 2010 年的 5.53‰下降至 2017 年的 4.54‰。

3.通过互联网建立多部门合作机制及创建安全社区。

(1)通过互联网建立多部门儿童意外伤害合作网络。儿童意外伤害不仅仅是卫生领域的问题,它还涉及儿童自身、家庭、社区、学校、卫生服务机构,以及儿童用品和设施生产等多个方面、多个领域。减少儿童意外伤害是一项社会性、综合性的系统工程,需要在政府的领导下,开展多部门的协调与合作。政府部门主要包括卫生、公安、教育、交通等,我们可以通过教育、立法、行政管理等多种措施对意外伤害进行干预,建立多部门共同参与的合作机制,明确职责,齐抓共管。同时,动员全社会力量共同参与到对意外伤害的干预中。

通过对儿童意外伤害的流行病学特征及意外伤害干预策略进行分析和探讨,我们认识到儿童意外伤害的有效干预和控制是一项由政府主导、多部门协调合作、全民关注和参与的社会系统工程,不能仅仅把它看作是一个"卫生预防"的问题。因此,需要根据本地区经济发展水平、环境特点和文化背景等实际情况,制定适合本地区的儿童意外伤害预防和干预策略。

《儿童和青少年伤害预防:世界卫生组织行动计划(2006—2015)》的伤害预防策略包括:立法、规章及其执行;产品改良;环境改进;辅助性家访;安全设备的改进;教育和技能培养以及以社区为基础的研究。涉及两种或更多因素的多维策略往往是有效的,尤其是那些包括某种形式的教育、立法和环境改进的措施。

(2)创建安全社区。WHO 提出的以社区为基础的伤害干预计划,即"安全社区",涵盖了所有社区伤害干预计划方面的内容。WHO"安全社区"指具有针对所有人、环境和条件的积极的安全预防项目,并且具备包括政府、卫生服务机构、志愿者组织、企业和个人等共同参与的工作网络的地方社区。"安全社区"体现了先进社区建设的理念,是一种最经济、最有效的预防伤害的模式,已得到了全世界的认可。

WHO 推荐的结构模式包括以下三个部分:跨部门的联合机构,负责组织协调;当地社区网络,负责制订计划和实施干预措施;健康服务中心。我国的"安全社区"建设管理的模式主要是由政府指导、安全生产监督部门牵头的多元联合共建模式。

伤害是一个严重的公共卫生问题。尽管公共卫生部门很早就对伤害死亡率和发生率进行了原因分析,但是直到近期才认识到伤害是可以预防的。以社区为基础的伤害预防项目始于 20 世纪 80 年代,并成为伤害预防的重要组成部分。以社区为基础的伤害预防项目是以"社区中多部门合作、共同发现问题和寻找解决问题的方法"为特征的。然而,目前我国在这方面的研究与探索仍相当有限。

社区伤害事件普遍存在,社区干预项目应首先着眼于社区伤害发生的高危人群和高危场所。高危人群包括制造、建筑、交通运输业从业人员和青少年儿童。高危场所包括城市道路、住宅小区内道路、家庭和工业建筑区域。急救教育应作为公民普及教育的一部分,并有相应的配套政策、规定来切实保证每一位公民接受培训。应将居家伤害和幼儿运动中发生的伤害作为幼儿伤害预防的重点。若幼儿监护人对幼儿伤害预防的认知存在误区,则应加强对监护人的干预,包括家庭聘用保姆。2007 年,复旦大学对社区、幼儿园儿童伤害事件进行调查发现,家中发生的伤害最多,其次是居住区和学校,且儿童运动时发生伤害的比例最高。

对近 10 年杭州市意外伤害的监测结果进行分析发现,大部分幼儿伤害发生在家庭、小区、上下学路上,在幼儿园、学校发生甚少。

在美国,家庭意外伤害预防的措施包括:消除意外伤害因素;成人本身安全行为的示范作用;安全教育和指导;指导年龄较大的儿童了解一些专业急救机构的性质和联系方式,如当地紧急救援中心、中毒控制中心等;制订家庭应急计划,组织家庭成员定期演练;定期检查家中是否存在安全隐患。这些措施简单、实用、有效。

加强社区卫生服务中心与社区行政、教育等部门,特别是与了解每个家庭的街道、社区部门的信息互通。同时,可以通过互联网、社交软件、网络媒体等进行意外伤害知识培训及知识掌握测试。

三、"互联网＋"儿童意外伤害防治

青少年儿童伤害的因素多发,且各个因素之间又是相互联系的,故需要在更大范围内采取措施,以使这些预防伤害的措施充分发挥作用。因此,推广"安全社区"模式,依托互联网巩固发展安全健康教育监测项目,有助于更好地推进儿童意外伤害的防治。

(一)依托互联网进行社区健康教育

依托互联网,结合社区卫生保健服务进行安全教育和技能培训,作为一种伤害预防手段是有效的、可行的。

近些年来,我们通过不同形式的安全健康教育,提高了家长、儿童的安全意识,使他们学习掌握了一些简单的自我防治措施,从而减少了儿童意外伤害的发生。但是,目前关于儿童意外伤害的预防,社区卫生服务中心与街道、社区的联系仍然是不够的。因此,接下来需要考虑的是如何更好地与街道、社区合作,利用互联网开展多种形式的安全健康教育,如利用社区微信群、电子版"母子健康手册"进行宣传教育(如增加电子版"母子健康手册"中安全教育的视频、图文并茂的伤害防治科普文章、互动式的技能操作学习)等。

(二)实行"安全社区"模式

伤害的类型及其应对策略有很多种,而伤害预防尤其适合采用以社区为基础的方法来开展。将多种干预手段以不同形式在不同情形下重复使用,有助于人们在一个社区内养成一种安全习惯与观念。在此方面尤其重要的是建立这种"安全社区"模式,因为它一再被证明能够有效地减少一座城市或一个地方辖区的伤害事件。通过以社区为基础的安全促进活动来

预防伤害的模式受到了人们的高度重视。WHO"安全社区"模式被认为能在社区水平预防伤害发生的一种经济、有效且长期有益的方法,且正在世界范围内蓬勃发展。社区安全促进通过多学科、多部门之间的合作以及公共、私营部门的共同参与,营造出一个伤害防治的良好社会环境,降低伤害对个人、家庭、社区和社会的影响,其优势和效果已得到人们的普遍认可。

"安全社区"通过开展社区干预工作来寻找伤害的解决方法,其作为环境、机构、社会等变革的催化剂,使社区中的每个人改变他们的生活环境及行为方式,从而降低伤害的发生率,增加人们的安全感。"安全社区"的工作内容包括保证交通安全、工作场所安全、公共场所安全、用水安全、学校安全、儿童安全、家居安全、体育安全等。针对目前对儿童意外伤害预防各部门之间联系不够的问题,通过创建"安全社区",各部门可以加强联系,促进相互协作。

2012 年 1 月 1 日开始实行的"安全社区"标准包括:①有一个负责安全促进的跨部门合作的组织机构;②有长期、持续,能覆盖所有年龄、性别人员和各种环境及状况的伤害预防计划;③有针对高风险人群和环境,以及保障弱势群体安全的伤害预防项目;④项目基于现有的证据;⑤有记录伤害发生频率及其原因的制度;⑥有针对安全促进项目、工作过程、变化效果的评价方法;⑦持续参与国家和国际安全社区网络的相关活动。

(三)利用互联网建立意外伤害的监测和急救体系

意外伤害的发生在所难免。而第一时间发现伤害发生并采取有效的急救措施,避免伤害的进一步发展是至关重要的。因此,要建立意外伤害的监测和急救体系,利用互联互通的监控设备,对意外伤害易发生的地点进行监控,在公共场所配备除颤仪等急救设备,并与 120 急救体系互联,以保证伤者得到及时、有效、专业的救治。同时,加强儿童意外伤害或意外事件紧急处理知识的培训(详见附件),使伤者第一时间得到正确救治,从而保障生命安全。

鉴于目前我国各项事业的迅速发展和伤害的流行病学现状,广泛建立标准而有特色的安全社区,同时加入国际安全社区网络,与世界其他国家和地区共享相关知识和经验,将会进一步推动我国伤害预防与控制工作,也会促进"安全社区"模式在世界范围内的推广和发展。

（徐　韦）

【参考文献】

Linsqvist K,Timpka T,Schelp L,et al. The WHO safe community program for injury prevention:evaluation of the impact on injury severity. Public Health,1998,112(6):385-391.

蔡建平,张晋生,王芳,等.上海市凉城新村街道0～6岁儿童意外伤害流行病学现况调查.中国保健营养,2017,27(11):287-288.

国家卫生健康委员会妇幼健康司,全国妇幼卫生监测办公室,全国妇幼卫生年报办公室.全国妇幼卫生监测及年报通讯(2018年第2期).

胡艳,邢艳,菲蒋琳,等.广州市七岁以下儿童意外伤害发生现状分析.中华流行病学杂志,2011,32(8):777-779.

黄兆胜.儿童意外伤害的影响因素及干预进展.实用预防医学,2011,18(4):773-775.

李彩福,李春玉,张春梅.儿童青少年意外伤害及其干预策略研究.中国妇幼保健,2008,23(23):3260-3261.

李英秋,张岩,刘静平.预防儿童意外伤害健康教育的工作体会.中国健康教育,2011,27(4):314-315.

马莉.俄罗斯儿童伤害预防教育的现状与启示//北京教育科学研究院.2014年北京教育科学研究院学术年会论文集,2015:253-261.

庞书勤,胡娟,胡岩,等.意外伤害健康教育手册用于幼儿家长教育的效果.中华护理教育,2008,5(1):35-37.

彭真,孙振球,胡明.安全社区建设在伤害预防控制中的意义和作用.中国全科医学,2014,17(19):2268-2272.

史中锋,陈娜,孟庆秀,等.疾病预防控制机构在创建安全社区中的作用.中国慢性病预防与控制,2005,13(5):243.

世界卫生组织,全球儿童安全网络(中国).儿童和青少年伤害预防:世界卫生组织行动计划(2006—2015).上海:上海科学技术出版社,2009.

世界卫生组织和联合国儿童基金会.世界预防儿童伤害报告.

帅健,李丽萍,张艳,等.安全社区伤害干预研究的系统综述.伤害医学(电子版),2014,
    3(4):8-15.

王声涌,池桂波.我国伤害预防与控制研究现状及展望.中华流行病学杂志,2000,21(5):
    375-377.

王书梅.社区伤害流行现况及干预对策研究.上海:复旦大学,2009.

王文超.上海地区儿童意外伤害的临床调查.上海:复旦大学,2014.

肖雪梅,杨昌志,钱笑菲.健康教育与模拟训练预防社区儿童意外伤害研究.护理学杂志,
    2011,16(26):81-83.

薛晓丹,张颖,王德征,等.2015年天津市14岁以下儿童伤害监测分析.疾病监测,2017,
    32(9):774-777.

张超,孙雷焕,曾令霞,等.陕西省0~12岁农村儿童意外伤害影响因素分析.中华流行病
    杂志,2011,32(12):1221-1223.

郑进.美国儿童家庭意外伤害的预防措施.河南外科学杂志,2012,18(6):34-35.

中国疾病预防控制中心慢性非传染性疾病预防控制中心,全球儿童安全组织.中国青少
    年儿童伤害现状回顾报告.

附件

儿童意外伤害或意外事件紧急处理

一、心肺复苏

1.心肺复苏抢救的顺序

心肺复苏抢救按 C—A—B 顺序进行(见图 1)。

C(Compressions):胸部按压。

A(Airway):保持气道通畅。

B(Breathing):人工呼吸。

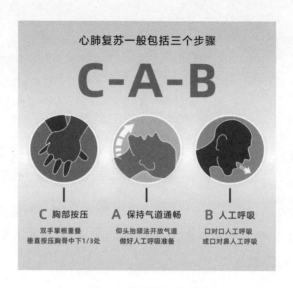

图1 心肺复苏抢救顺序

2.心肺复苏抢救的方法

(1)检查患儿反应及呼吸 轻拍患儿双肩,并大声呼唤:"喂!你怎么了?"如患儿无反应,则快速检查是否有呼吸(见图2)。如没有自主呼吸,或呼吸不正常,则需大声呼救,并启动紧急抢救程序(见图3),边抢救边拨打120。

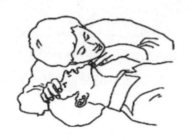

图2 看、听、感觉,判断是否有呼吸

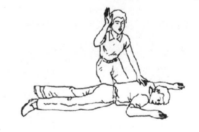

图3 启动紧急抢救程序

(2)进行胸部按压(C),建立人工循环 施救者最多用10秒触摸患儿颈动脉或股动脉,如触摸不到搏动,则立即施行胸部按压。施救者将一手掌根部置于患儿两乳头连线中间处,手掌根部与胸骨长轴平行,垂直地向胸骨按压,压力大小以使胸骨压下4~5cm为宜,然后迅速放松(见图4)。按压速度为每分钟100~120次。胸外按压次数与人工呼吸次数的比例是

30：2,即按压胸部30次,人工呼吸2次。

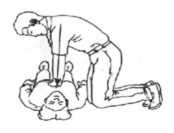

图4 胸外心脏按压姿势

(3)打开气道,保持气道通畅(A) 取出患儿口内异物,清除分泌物。用左手推患儿前额,使其头部尽量后仰;同时,用右手中、食指将患儿下颏向前推举,使其气道通畅(见图5)。

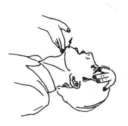

图5 仰头抬颏法

(4)进行人工呼吸(B) 采用口对口方式进行通气(见图6①):施救者捏住患儿鼻子,然后将嘴完全包住患儿的嘴进行吹气。吹气时施救者先迅速向患儿连续呼气两口,以便打开其阻塞的气道和小的肺泡,避免其肺回缩(见图6②)。吹气的力量以胸廓上升为度。

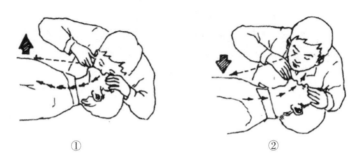

①   ②

图6 口对口人工呼吸

（5）效果判断 每进行 5 个循环后,评估一次患儿大动脉搏动,触摸其颈动脉。

心肺复苏成功的标志是触摸到患儿大动脉搏动,患儿有自主呼吸,口唇、甲床转红。

二、意外窒息紧急处理

意外窒息指由各种意外因素引起呼吸道部分或完全堵塞,影响人体正常的气体交换,导致小儿缺氧,严重者或致死亡。意外窒息多见于婴幼儿。

意外窒息的主要原因是异物吸入气管,多见于小儿,如他们在玩耍或哭闹、大笑时进食等将异物吸入咽喉、气管或鼻腔等呼吸道。这些异物包括饭菜、吐奶、果冻、糖果、豆粒、花生、硬币、纽扣、瓶盖等。异物吸入咽喉和气管非常危险,易导致小儿窒息死亡。

如小儿突然发生呛咳、嘴唇发紫、呼吸困难等,则提示有异物吸入咽喉、气管等呼吸道。此时应立即让患儿侧卧,检查患儿口腔及咽喉部,如发现有异物阻塞气道,则立即进行抢救,将异物排出。

1.3 岁以下婴幼儿的急救处理

（1）拍背法 施救者用一手托住患儿的颧骨两侧,手臂托在幼儿的胸前;另一手扶住患儿的后颈部,让患儿的脸朝下,呈头低脚高位（见图 7）。在患儿背部和两肩胛骨之间用掌根稍用力拍击 4~5 次,拍击时观察患儿是否有异物吐出。若听到患儿能正常说话或哭喊声,则说明异物已经完全排出,此时可将患儿摆正。

（2）胸压法 若使用上述方法未能将异物排出,则可采用胸压法排出异物。操作方法如下:让患儿躺在施救者的大腿部,面朝上,呈头低脚高位（见图 8）。施救者用两手的中指或食指放在患儿的胸廓下和肚脐上面的腹部处,快速向上压迫,重复此动作直至异物排出。切记动作力度适中。

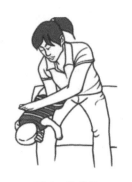 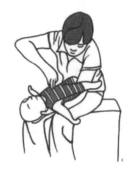

图 7　拍背法　　　　　　　　图 8　胸压法

2.较大儿童的急救处理

对于年龄较大的儿童,施救者可站在患儿背后用两手臂抱住他,一只手握拳,大拇指朝内,放在患儿的肚脐与剑突之间;另一只手的手掌压在拳头上,有节奏地使劲向内、上方推压 6～10 次(见图 9)。其目的是使横膈抬起,压迫肺底,使肺内产生一股强大的气流,以便将异物冲到口腔,从而解除堵塞。

如患儿已经昏迷而躺倒在地,则可将其放平、仰卧,施救者分开两腿跪下,将患儿夹在中间,按上法用双手推压患儿的肚脐与剑突之间(见图 10)。在按压过程中应经常检查患儿口腔,查看异物是否已经排出,若异物已经排出,则应及时取出,否则异物可能被再次吸入。

注意:当发生意外窒息时,及时抢救非常重要,特别是在气道完全堵塞时,若窒息时间超过 5 分钟,就会造成脑缺氧,导致脑细胞坏死。

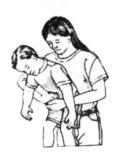 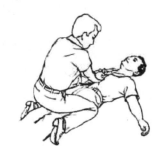

图 9　推腹法　　　　　　　图 10　施救昏迷患儿

三、烧烫伤紧急处理

小儿的好奇心强,喜欢动手动脚、跑来跑去,故易发生烧烫伤事故。常见的烫伤是热液烫伤。

1.热液烫伤的处理

(1)首先脱离热源 如果小儿身上的衣服已被开水浸透,那么应立即脱去其衣服,有些紧身衣服一时不能脱下,可用剪刀剪开。

(2)用冷水浸泡或冲 小儿发生烫伤后,应立即将烫伤部位浸入干净的冷水中,或打开水龙头,用冷水浸泡或冲,且时间越早,效果越好;此外,水温越低,效果越好,但不能低于一6℃。用冷水冲、浸泡一般持续半小时以上。水流不要太急,并严禁揉搓烫伤处。这样处理可及时散热,从而减轻疼痛,降低烫伤程度。

(3)涂抹烫伤药膏 对于烫伤不严重(指烫伤表皮发红但未起泡的烫伤)者,一般可在家、幼儿园先进行处理,如用冷水冲洗、清洁创面,然后涂抹烫伤药膏即可,一般不需要包扎。

对于水泡破裂者,需用清洁纱布覆盖烫伤处,并及时送医院处理。对于重度烫伤患者,应立即送医院处理。

2.其他烧烫伤的处理

对于生石灰烧伤者,应先用软布擦去生石灰,然后用大量冷水冲洗。对于化学品烧伤者,必须用大量冷水冲洗。对于电击烧伤者,应使其尽快脱离电源,并送医院治疗。

3.烧烫伤自救的注意事项

发生烧烫伤后,不宜自行涂抹某些药物或食品,如麻油、酱油、护肤膏等,否则轻则污染创面,重则引起化学反应,导致伤情加重。

严重烧伤、烫伤者不得饮水。这是因为伤情严重,饮水会导致水肿,引发胃肠道应激反应,加重病情。

不得自行将水泡挑破,这是因为短时间内水泡可以起到保护创面的作用。

当手臂发生烧烫伤时,应及时摘掉手镯等物品,防止伤处肿胀,影响血液循环而导致组织坏死。

四、溺水紧急处理

溺水者的主要生理损害是脑缺氧,帮助其快速逆转是溺水复苏的主要目标。一旦发生溺水,应分秒必争地进行抢救。在呼救的同时,一定要注意进行现场抢救或者边抢救边转送,切勿只注重送往医院,从而贻误抢救的关键时机。

1.疏通呼吸道,打开气道

应立即撬开溺水者的口腔,清除其口鼻部的淤泥、水草、呕吐物等,然后将溺水者的舌头拉出,以保持呼吸道通畅。

2.呼吸通气

给予 5 次通气,每次吹气 1 秒左右,并且要看到有效的胸部起伏。

3.心肺复苏(见上文)

4.急送医院继续抢救

溺水者经以上处理,在呼吸、心跳恢复后,还会出现肺部、心脏及脑的并发症,故必须迅速将其护送到就近的医院继续进行抢救治疗。

五、骨折与脱臼紧急处理

儿童易跌倒或被物体碰撞而发生骨折。在儿童骨折发生后,除拨打 120 电话外,还应迅速进行自我急救,以减轻疼痛,减少并发症的发生。

最常见的骨折是四肢某一部位的骨折。如果儿童摔倒或受其他外伤后,四肢的某个部位疼痛剧烈、发生畸形或活动受限,就应怀疑发生骨折。

1.骨折的处理

(1)骨折固定　及时固定肢体,切勿活动已发生骨折的肢体。在骨折发生后,应迅速使用夹板固定患处。如果不固定患处,使骨折部位乱动,就有可能损伤神经、血管,造成神经麻痹和大出血。但是,在骨折发生时,由于局部有内出血而不断肿胀,因此此时不应固定过紧,否则压迫血管会引起淤血。

固定材料:就地取材(如木板、木棍、树枝、硬纸板等)。

固定方法:可以将木板附在患肢一侧,在木板和肢体之间垫上棉花或毛巾等松软物品,然后用带子绑好,松紧要适度。木板长要超出骨折部位上下两个关节,进行超关节固定,这样才能彻底固定患肢(见图 11 至图 13)。

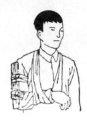

图 11 上臂骨折固定

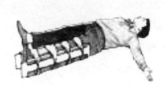

图 12 下肢骨折固定

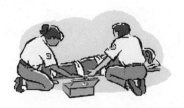

图 13 脊椎骨折固定

(2)出血处理 皮肤有破口的开放性骨折往往出血严重,此时可用干净的消毒纱布压迫出血处,再在纱布外面用夹板固定。当压迫止不住血时,可用止血带止血。包扎固定过紧可能引起神经麻痹、组织坏死,故用夹板、绷带固定后,应每隔 30 分钟用手指插进去查看,确认是否包扎松紧适当。

(3)骨折患者的搬运 在患者肢体固定后,应使用木板搬运,切勿采用一人抬头一人抬脚的方法搬运,否则会加重骨折处的损伤,尤其是脊髓的损伤。脊髓损伤是截瘫的主要原因。

2.脱臼的处理

幼儿韧带松弛,故牵拉、摔跤等易使其发生脱臼,而曾发生脱臼的儿童易再次发生脱臼。脱臼常表现为关节局部疼痛、肿胀、功能丧失(如肘关节脱臼表现为手不能举起取东西)。如儿童在活动手臂时有疼痛感,或手臂无力垂下,则可怀疑脱臼,此时应使用三角巾或布将脱臼部位稍行固定,并立刻送医院处理。注意:切勿随意移动儿童患肢,避免患部发生二次伤害。

六、动物致伤紧急处理

儿童天生喜欢小动物,爱与小动物一起玩耍。儿童一旦被猫、狗等动物抓伤、咬伤,应立即对伤口进行紧急处理,此时不仅仅是止血、止痛,最重要的是避免儿童感染狂犬病病毒。

动物致伤处理方法如下:

(1)清洁、暴露创口 儿童被动物抓伤、咬伤后,切勿直接送医院,而应就地彻底冲洗伤口。水量越大、水流越急,效果越好。此外,也可用大量肥皂水反复冲洗伤口。如果伤口较深,那么应深入伤口内部进行灌洗(如用注射器注水冲洗),以减少病毒的侵入。伤口越早处理,效果越好。注意:不要包扎伤口,尽量让伤口暴露。在对伤口进行初步处理后,家长应立即带儿童去医院治疗。

(2)接种狂犬病疫苗 在对伤口进行初步处理后,家长应在24小时内带儿童至当地疾病预防控制中心接种狂犬病疫苗。狂犬病的致死率极高,狂犬病病毒有一定的潜伏期,人在被动物咬伤、抓伤后不会立即发病,故一定要及时处理,积极治疗。

七、异物紧急处理

1.鼻腔异物的处理

幼儿常将纽扣、豆子、珠子等小物品塞入鼻孔,有时会取不出来。鼻腔异物常表现为鼻塞、打喷嚏,时间一久,还会出现鼻臭、流脓等情况。对于年龄较大的儿童,如异物较小、光滑,则家长可用手按紧小儿无异物的一侧鼻孔,嘱其做擤鼻动作,以便将异物擤出;或用棉花或纸捻刺激鼻腔,使小儿打喷嚏而将异物喷出。若上述方法处理无效,则应立即将小儿送到医院耳鼻咽喉科进行处理,家长切勿用手指抠,这可能将异物推到鼻腔更深部或被吸入气管,从而引发危险。

2.消化道异物的处理

如果儿童将纽扣、硬币、珠子等小物品(无棱角、体积不大且外形光滑的物品)吞到胃里,那么这些物品一般会随着食物进入肠内,最后随大便排出。此时,可给予儿童一些富含纤维的食物,如杂粮、蔬菜(韭菜、芹菜等),一段时间后,让儿童排便,以检查异物是否排出。多数异物在胃肠道停留的时间不超过两三天,也有少数异物三四周后才会排出。

如果儿童吞下带有尖锐棱角的物品(如大头针、纪念章等),就必须去医院诊治,这是因为这些物品会损伤消化道和周围器官,从而引发致命性的大出血。体积较大(边长5cm以上)或带有棱角的异物可能无法通过幽门,从而引起幽门梗阻或刺入肠壁,使肠梗阻、肠穿孔的发生风险大大增加,故家长应及时将儿童送医院处理。

注意:每次儿童排便时,家长都应仔细检查,直至确认异物已经排出为止。在此期间,儿童一旦出现呕血、腹痛、发热或排黑色稀便,即说明存在严重的消化道损伤,必须立即送医院治疗。若经三四周仍未发现异物排出,则家长应将儿童送医院处理。

3.咽喉部异物的处理

鱼骨刺卡喉,常会嵌入扁桃体及其附近,引起咽部异物感、刺痛,吞咽困难。如儿童发生鱼骨刺卡喉,则家长应立即将儿童送医院行咽部及喉镜检查,查明异物,并用镊子取出。家长切勿让儿童用咽下饭团的方式来处理鱼骨刺,这样做往往无法获得预期效果,反而会导致局部和周围器官发生损伤。

体积较小、尖锐的异物嵌顿于喉头,常会引起呛咳、喘鸣、声音嘶哑或失声、呼吸困难、发绀。若异物体积过大,声门发生梗塞,则会导致儿童窒息死亡,其紧急处理同意外窒息抢救。

4.外耳道异物的处理

儿童在玩耍时会将异物如沙砾、石子、草棍等塞入耳内,或有小昆虫爬入儿童耳内。

对于细小的异物,可用 2‰～3‰ 过氧化氢溶液冲出。冲洗时切勿正对着异物冲洗,以免将异物冲入耳深处。对于年龄较大、依从性好的儿童,可嘱其将头歪向异物侧,单脚跳,以使异物自行脱落。对于动物性异物(如小昆虫),可先滴入 75‰ 乙醇溶液、消毒的麻油等将虫子杀死,然后用 2‰～3‰ 过氧化氢溶液冲出或用器具钩出。如异物较大,使用上述方法不能取出的,则应将儿童送至医院耳鼻咽喉科处理;家长切勿用耳屎勺挖取,以免将异物推向儿童耳道更深部,损伤中耳。

5.眼睛异物的处理

当一些细小的异物,如灰尘、砂粒等进入眼结膜时,会引起局部刺激、流泪、不适等。此时应现场进行处理,立即滴眼药水,以将异物冲出;或翻开眼睑,用生理盐水冲洗,或用消毒棉球蘸生理盐水将异物拭出。注意:不能用水冲洗眼睛,特别是在眼睛有损伤时,以免引起感染。切勿用手揉擦晶状体,以免擦伤角膜而继发感染。如上述方法处理无效,则应立即送医院治疗。

如果有异物刺入儿童眼睛内,家长切勿自行拔取,而应用消毒纱布盖上异物并将其固定,然后立即送医院治疗。注意:送医途中要固定好异物,以免再次发生损伤。

八、外伤紧急处理

1.表皮外伤的处理

(1)表浅的划伤和擦伤　用 2‰～3‰ 过氧化氢溶液和生理盐水(或冷水)清洗伤口,然后涂聚维酮碘、云南白药等。小浅的创口可以暴露,创口处于经常摩擦的部位或稍大的创口,可以贴上创可贴或扎上绷带。绷带的压力通常能促使血液在伤口处凝固。

(2)刀割伤或深的裂伤　用无菌纱布、绷带或干净的毛巾牢牢地压迫伤口。伤口在腿上或手上的,要抬起受伤肢体,使伤口高于心脏。经 3～4 分钟的直接压迫后,检查血是否止住。创口小且不太深的,血止住后同擦伤处理;如血没有止住,则应采取指压动脉(或止血带)止血法,即压迫创口上部的动脉血管(压迫供血出血区域组织的动脉来达到止血的目的),并立即送医院处理。稍大的裂伤和刀割伤往往需要到医院缝合,愈合后瘢痕通常较小。由钉子等造成的深部刺伤,需送医院注射破伤风抗毒素。

2.鼻出血的处理

当发生鼻出血时,可将小儿置于半卧位,在其鼻根部及颈部进行冷敷(用毛巾包冰块或冷毛巾外敷),用手按压出血鼻腔,压迫鼻翼5～10分钟,如仍出血,则需送医院处理。

注意:禁止将小儿头后仰,这样易使血流进气管,引发危险。

3.扭伤的处理

扭伤常表现为扭伤部位疼痛或触痛,受损的关节肿胀、活动受限、肌肉痉挛(肌肉发紧),几天后伤处还会出现青肿。

扭伤的处理方法如下:

(1)冷敷 早期将扭伤处垫高,给予冷敷、施压处理,避免患处活动。在扭伤后的24小时内,不得对患部进行热敷,而冷敷可减轻肿胀。同时,用绷带包扎压迫扭伤部位,这样不仅可以保护和固定受伤关节,而且可以有助于减轻肿胀。注意:切勿立刻揉搓患部,否则更易引起出血肿胀。

(2)热敷、按摩 在受伤48小时后,可用热水或热毛巾热敷患处。同时,可按摩患处,促使血液循环加快、肿胀消退,有条件的还可进行理疗。

(3)活动 一般扭伤12天后,肿胀与疼痛开始减轻,此时患肢可以做一些轻微活动。

注意:由于扭伤常伴有骨折和关节脱位,尤其是幼儿易发生桡骨头半脱位,因此当患儿疼痛日渐加重时,应立即送医院诊治。

4.头部外伤的处理

儿童头部外伤常见为头皮损伤(如擦伤、裂伤、头皮血肿等)、颅骨骨折、脑震荡。头皮外伤易判断,如为单纯的头皮擦伤、血肿,则可以在家中、幼儿园对儿童进行处理;如为头皮裂伤,则需要立即将儿童送医院进行缝合处理。颅骨骨折、脑震荡会出现一些危险症状,严重的会引起后遗症,甚至导致儿童死亡。如小儿头部外伤后立即发生短暂性昏迷,时间在30分钟内,且清醒后常有近事遗忘、头痛头晕、恶心、厌食、呕吐、耳鸣、注意力不集中等症状,则可能是脑震荡,应立即送医院处理。

头部外伤的急救措施包括:

(1)冷敷　将毛巾等物品弄湿或用冰块冷敷淤血或肿胀处,这样可消除肿胀,减轻疼痛。大部分头部外伤是头皮淤血、血肿,只需冷敷即可。对于较大的头皮血肿,应立即送医院检查治疗。

(2)消毒　用2％～3％过氧化氢溶液消毒伤口,如有出血,则可覆盖干净的纱布,并加压止血。对于头皮裂伤者,需要送医院进行缝合处理。

(3)搬运　垫高患儿头部,使其平躺,尽量不要移动患儿。如需要移动,则可由2～3个人平稳地抬起患儿,轻轻搬运。

(4)观察　头部受伤的儿童初期虽无明显症状,但有时经一段时间后会发生恶化,故应嘱患儿安静休息,观察2天(48小时)左右。在观察期间,需特别注意儿童的意识状态。在儿童睡眠时应在其旁边,以便观察其呼吸及睡眠情况。夜间应唤醒患儿两次,一次可在半夜12:00,另一次在凌晨4:00。将患儿自睡梦中唤醒,直至其能清醒地讲话、平稳地走路。

(5)饮食　在患儿发生头部外伤的6小时内,应避免进食,可适量饮水。6小时后,如仍有恶心、呕吐症状,则亦应避免进食。

当发生严重情况时,如患儿哭闹、烦躁或太温顺且筋疲力尽、昏昏欲睡等,应立即送医院进行抢救。

九、意外中毒紧急处理

中毒原因的发生比例从高到低排列为:误服有毒物品、一氧化碳中毒、食物中毒。

1.食物中毒

食物中毒包括细菌性食物中毒(如大肠杆菌食物中毒)、化学性食物中毒(如农药中毒)、动植物性食物中毒(如河豚、扁豆中毒)和真菌性食物中毒(毒蘑菇中毒)。食物中毒来势凶猛,时间集中,无传染性,夏秋季多发。

(1)群体食物中毒的表现　在短时间内,食用这种食物的人单个或多个同时发病,以恶心、呕吐、腹痛、腹泻为主,往往伴有发热。呕吐、腹泻严重者还会出现脱水、酸中毒,甚至休克、昏迷等症状。

(2)食物中毒的处理 当出现上述症状时,首先应立即停止食用中毒食物,然后向120急救中心呼救,并将中毒者送医院进行洗胃、导泻、灌肠。

特别要注意保存导致中毒的食物,并提供给医院进行检疫。如果身边没有食物样本,那么也可保留患者的呕吐物和排泄物,确定中毒物质对正确治疗是非常重要的。越早送医院越有利于抢救,如果超过2小时,那么毒物进入血液,往往会危及生命。

当出现抽搐、痉挛症状时,应立即将中毒者移至周围无危险物品的地方,并取筷子,用纱布缠好后塞入患者口中,以防其咬破舌头。

一般说来,进食后短时间内即出现症状的,往往是重症中毒,须尽快送医院治疗。

注意:①为防止呕吐物堵塞气道而引起窒息,应让患者侧卧,便于吐出。②在呕吐时,不得让患者饮水或进食,但在呕吐停止后应立即补充水分。③留取呕吐物和大便样本,以便进行检查。④患者腹部盖毯子保暖,有助于血液循环。⑤当患者出现脸色发青、冒冷汗、脉搏虚弱时,应立即送医院治疗,以防发生休克。食物中毒会引起中毒性休克,危及生命。

2.误服药物

一旦发现儿童误服药物,应立即给予处理。正确的处理方法是及早发现,及早处理;迅速排出,减少吸收,及时解毒。

(1)及早发现 要尽早发现儿童误服药物后出现的反常行为,检查药物是否被儿童动过。

(2)尽早弄清误服的药物 要尽快弄清儿童误服的药物种类、服药时间和误服剂量,为医院制定治疗方案提供依据。

(3)催吐、解毒 现场立即催吐、解毒。催吐的目的是尽量排出胃内的毒物,减少其吸收。可先让患者饮下整杯清水,然后刺激咽部使其呕吐出来。必须及早进行催吐,若超过3小时,则毒物就会进入肠道,此时催吐也就失去意义了。

如果儿童误服的是一般性药物且剂量较少,如毒副作用很小的普通中成药或维生素等,那么可以让儿童多饮水,以便使药物稀释后及时随尿液排出。

(4)送医院处理　如果儿童误服的药物剂量大且有毒性,或副作用大,那么应及时送医院治疗,切勿延误时间。如果误服的是腐蚀性较强的药物,那么在将患者送往医院的这段时间内,应由具有医疗常识的人采取相应的急救措施进行处理。例如,误服强碱药物,应立即饮用食醋、柠檬汁、橘汁等;误服强酸,应饮用肥皂水、生蛋清,以保护胃黏膜;误服碘酒等,应饮用米汤、面汤等含淀粉的液体。

注意:在送医院治疗时,应携带误服的药物或其药瓶,以便医生了解情况,及时采取解毒措施。

十、火灾应急处理

1. 报　警

拨打119电话,告知火灾发生地点、街(路)、巷、弄、号、楼及附近明显标志。

2. 扑　救

应熟悉所住楼层内的消防设备并掌握其使用方法。可边报警边扑救,一般火灾可用水或棉被等浸湿后覆盖扑灭;油类及化学物品起火,可用干粉、砂、二氧化碳灭火器等扑灭;炒菜油锅起火,可将锅盖盖上或用灭火器灭火。

3. 逃　生

应熟悉逃生路线,随时做好迅速撤离的准备。撤离时应判断火势来源,选择与火源相反的方向逃生。切勿使用电梯逃生。切勿返回屋内取贵重物品,以免耽误时间。当夜间发生火灾时,应先唤醒熟睡的人,不要只顾自己逃生,并且尽量大声喊叫,以提醒其他人逃生。

逃生时要特别注意避免受到火、烟的伤害。如用湿毛巾掩住口鼻进行呼吸,降低姿势,以减少浓烟和有毒气体的吸入量。如果需要途经火焰区,那么应先弄湿衣物或用湿棉被、湿毛毯裹住身体,并迅速通过,以免身体着火。当烟雾弥漫时,一般离地面 30cm 仍有残存空气可以利用,此时可采取低姿势逃生。爬行时将手心、手肘、膝盖紧靠地面,并沿墙壁边沿逃生,以免迷失方向。在逃生过程中,要一路关闭我们身后所有的门,这样可以减慢火和浓烟的蔓延速度。

当发生火灾时,如果被困在室内,那么先要用胶布或弄湿的毛巾、床单、衣服等塞住门缝,防止烟流蹿进房间,然后移至易获救处等待救援(如靠近马路的窗口附近,或与入口较近的房间等),并设法告知外面的人(如用电话、手机拨打 119 告知受困的位置,或直接以衣物、灯光置于窗口呼救)。

第五章

"互联网＋"出生缺陷综合防治

出生缺陷是指由遗传因素或者环境因素导致正常的胚胎发育发生紊乱而出现的先天性畸形或生理功能障碍。早期发现,早期诊断,早期干预,对减少缺陷器官功能障碍、防止严重的残障发生具有重要的现实意义。因此,预防和减少出生缺陷,是提高出生人口素质、推进"健康中国"战略的一项重要举措。

第一节 出生缺陷的综合防治体系建设

一、出生缺陷的现状

出生缺陷,即先天缺陷,其病种繁多,病因复杂。目前已知的出生缺陷不少于7000种,是早期流产、死胎、围生儿死亡、婴幼儿死亡和先天残疾的主要原因。出生缺陷不仅会大大降低儿童生存和生活质量,影响家庭幸福和谐,而且会造成巨大的潜在寿命损失和社会经济负担。出生缺陷已成为影响人口素质和群体健康水平的一个公共卫生问题。我国是一个人口大国,也是出生缺陷的高发国家之一。根据世界卫生组织的相关数据分析可知,全球低收入国家的出生缺陷发生率为6.42％,中等收入国家为5.57％,高收入国家为4.72％。2012年卫生部发布的《中国出生缺陷防治报告》显示,我国的出生缺陷发生率为5.60％,与中等收入国家的平均水平接近,但由于我国的人口基数大,因此每年新增出生缺陷病例的总数十分大。据统计,我国每年新增出生缺陷病例数高达90万例,其中出生时临床明显可见的出生缺陷病例数约有25万例。出生缺陷是目前我国婴幼儿死亡的主要原因之一。

二、世界各国在出生缺陷综合防治方面的探索

国内外对出生缺陷的防治是从严重遗传病及染色体病开始的。早在20世纪90年代初期,世界各国就已开展遗传咨询。早期遗传咨询的主要内容

是生育遗传咨询,主要针对遗传病或出生缺陷。随着人类对遗传性疾病认识的深入以及现代检测技术的进步,虽然遗传咨询的基本原则未发生改变,但遗传咨询的内容在不断更新,遗传咨询在出生缺陷防治中起到的作用也越来越重要。自20世纪90年代以来,在各国医学遗传学学会的指导和要求下,欧美发达国家建立了相关规范化的常见出生缺陷产前诊断实验室。各国对出生缺陷的预防大同小异,如:孕前或产前发现夫妇双方或其中一方是某种遗传病的携带者;有些是在产前母亲血清筛查时发现胎儿染色体病或神经管缺陷的发生风险增高;有些是在妊娠期常规检查时发现胎儿超声异常;有些是夫妇不孕不育或习惯性流产,检查发现染色体异常等。这些夫妇都会进行遗传咨询,临床遗传咨询师结合病史及体检、辅助检查和遗传检验室检查结果作出诊断,并在自愿、平等、信任和保护隐私等原则的基础上对咨询者进行综合分析,提出重点问题,最后由咨询者作出是否进一步检查或治疗的决定。在美国等发达国家,遗传学已成为一门医学专科。随着出生缺陷产前诊断工作的广泛开展,其所带来的伦理道德问题也日益突出。国外学术界认为,胎儿在孕24周后离开母体也可以存活,应视为有生命儿,在作出决定时应充分考虑胎儿的利益。因此,许多国家要求出生缺陷产前诊断应在孕24周前完成。在孕24周后,除发现胎儿为无脑儿或胎儿有21-三体综合征、18-三体综合征、多脏器严重畸形等可以终止妊娠外,原则上不建议终止妊娠。

三、我国出生缺陷防治工作情况

降低出生缺陷发生率、提高人口素质是我国的基本国策,国家历来高度重视防治出生缺陷、提高出生人口素质工作。2009年,国家启动实施免费孕前优生健康检查、增补叶酸预防神经管缺陷、地中海贫血防控、贫困地区新生儿疾病筛查等重大公共卫生项目,广泛开展出生缺陷防治社会宣传和健康教育,逐步将儿童先天性心脏病等出生缺陷治疗纳入大病保障,着力推进出生缺陷综合防治,从而使神经管缺陷、重型地中海贫血等出生缺陷的发生率明显下降。

虽然我国的出生缺陷防治工作取得了很好的成效,但由于新增人口基数大,出生缺陷患儿的绝对数量较多,出生缺陷病种多、病因复杂等,因此目前出生缺陷防治工作仍面临巨大挑战。从科学研究来说,要把预防放在第一位,而如何预防出生缺陷已成为目前社会各界关注的热点。出生缺陷及遗传性疾病不仅是一个涉及个体、家庭的医学问题,而且是一个关系民族人口素质的社会问题,故建立一套符合我国国情的出生缺陷防治体系显得尤为重要。

目前我国出生缺陷防治工作具有以下几个特点。

(1)环境因素的恶化及妊娠年龄的增加与优生优育需求的不平衡 食品安全卫生情况不佳、环境污染恶化、高龄孕妇数量增加等不断对优生优育工作提出挑战。

(2)各个出生缺陷防治区域间的发展不平衡 经济发展和医疗水平发展的不平衡导致各区域出生缺陷防治工作发展的不均衡。

(3)出生缺陷预防管理流程不完善,未形成一个完整的体系 管理需要从孕前的优生优育咨询、孕期的营养和优生检查来尽早发现宫内胎儿缺陷,使孕产妇能得到有效的咨询与孕期指导,可以使一些已知宫内缺陷的胎儿在出生后尽早得到干预和治疗。但是,目前各个管理部门之间信息零散、应用单一,无法实现互通共享,可能出现重复检查、反复核对等情况,这样会增加工作人员不必要的重复劳动,而患者仍得不到系统的管理和指导,甚至可能出现漏诊现象。

(4)国家的出生缺陷防治网络尚不完善,缺乏特异性的预防和干预措施 分子诊断技术的发展与临床遗传咨询的能力不匹配;高精尖的诊断和干预技术与适宜技术的普及需求不匹配,存在检查、防治费用过高的问题;存在包括学科建设、职业体系、住院医师轮转、医学继续教育在内的专业人员队伍建设需要加强的问题。

(5)国内开展的有关出生缺陷干预的评价研究较局限 多数评价研究局限于对一级预防、二级预防的单独评价,没有三级预防的整体策略思想。而且研究内容单一,多为效果评价,而忽略对组织管理、项目开展等方面进行研究。评价内容多为出生缺陷发生率、已婚早孕人群出生缺陷预防的知识调查等,缺乏对出生缺陷三级预防的整体情况进行综合评价的指标体系。

据统计,我国每年新发出生缺陷病例数高达 90 万例,平均每 30 秒出生一例。其中,染色体病和遗传病是最为严重的一类出生缺陷,给家庭和社会带来巨大的危害及沉重的经济负担。根据国家卫生健康委员会的数据测算,我国每年因神经管缺陷造成的直接经济损失超过 2 亿元,每年新出生的唐氏综合征患儿生命周期的总经济负担超过 500 亿元,新发先天性心脏病患儿生命周期的总经济负担超过 800 亿元。在社会保障水平总体偏低的情况下,出生缺陷导致的因病返贫、因病致贫现象在我国中西部贫困地区尤为突出。出生缺陷不但严重影响儿童的生命和生活质量,给家庭带来沉重的精神和经济负担,而且是导致我国人口潜在寿命损失的重要因素之一。

四、建立一个完善的出生缺陷综合防治体系

出生缺陷防治应采取包括孕前、产前、新生儿阶段的三级预防策略。一级预防是孕前及孕早期(又称围孕期)阶段的综合干预,通过健康教育、选择最佳生育年龄、遗传咨询、孕前保健、孕期合理营养、避免接触放射线和有毒有害物质、预防感染、谨慎用药、戒烟、戒酒等,减少出生缺陷的发生;二级预防是通过孕期筛查和产前诊断来识别胎儿的严重先天缺陷,早期发现,早期干预,减少出生缺陷患儿的出生;三级预防是对新生儿疾病进行早期筛查,早期诊断,及时治疗,避免发生致残或减轻致残症状,提高患儿的生活质量。

有效的出生缺陷三级防治体系的建立需要由国家组织财政、妇儿工委、残联等部门密切合作,建立以基层医疗卫生机构为基础,以妇幼健康服务机构、妇女儿童专科医院为主体,以相关第三方检测机构或相关科研院所为支撑的出生缺陷防治服务体系,并将服务资源进一步下沉。国家出生缺陷综合干预中心依托各省(区、市)妇幼保健机构和卫生行政部门,对口承担各地出生缺陷筛查或诊断技术的业务指导和质量控制。地市级出生缺陷综合干预中心依托地市级妇幼健康服务机构,负责本地市出生缺陷的筛查和诊断工作,并对辖区内承担产前诊断、产前筛查、新生儿遗传代谢病实验室检测、新生儿听力障碍检测等工作的机构进行业务指导和质量控制。县级出生缺

陷综合干预中心依托县级妇幼健康服务机构,承担对辖区内婚检机构、孕前优生健康检查机构、助产技术服务机构、医疗卫生机构的骨干进行培训,对开展的出生缺陷初筛情况进行信息统计、报告和分析,并做好出生缺陷筛查阳性孕妇与新生儿的转诊和随访工作。综上形成一套以出生缺陷三级预防工作开展现况为基础,综合评价干预工作的组织管理、开展情况和干预效果的综合指标体系,从而规范指导我国出生缺陷干预工作的全面开展。

我国是一个出生缺陷高发国,故应该具备在出生缺陷防治领域和前沿学科(包括产前诊断、遗传性疾病基因诊断等)开展研究的能力。由于我国人口基数大,出生缺陷患儿绝对数量较多,且人口分布不均,因此出生缺陷防治工作任务重,各地区不平衡,急需建立一个有效的互通可控的互联网十出生缺陷综合防治体系来管理我国的出生缺陷。该体系应由政府主导,整合科研机构、医学院校、医疗机构等各方的研究成果,集中优势资源,以有效解决和控制出生缺陷发生、发展、管理、决策等各个环节的问题。

五、"互联网十"在出生缺陷综合防治体系建设中的应用

一系列来自信息技术及生命科学研究的突破正在引领医疗行业及生物医学产业进行重大的变革,这些变革使患者、医务人员和生物制药从业者等相关个体之间的关系更为紧密。大数据存储与分析技术的应用正是推动这些变革的主要因素之一。大数据分析使相关研究者能充分获取患者的基因组信息及相关医疗信息,并通过互联网信息装置实现储存、转移、读取、分析和再利用。

(一)大数据分析与医学知识整合

大数据分析采用新一代信息学技术和架构,通过高速捕捉数据,从中发现和分析得到有用信息。目前,大数据分析需要在传统计算架构上进行转变,以满足研究人员能够同时储存并处理海量数据的要求,并保证这些数据取用的方便性与安全性。由于激增的大数据信息绝大部分为非结构化信息,存储条件灵活多变,因此使研究者不得不放弃传统格式化的数据库。尽

管大数据分析面临着诸多挑战,但伴随着数据生成、采集、存储、传输和信息安全等方面取得革命性的突破,使大数据分析的成本更加低廉、使用更加便捷。此外,生物学和医学数据比任何其他学科的信息更加多样化,这使大数据分析更加注重资源的整合性。与生物学相关的大数据分析的基础是基因或者氨基酸等测序技术,通过大样本测序分析可以充分掌握特定生物体的生物学信息。

目前,医疗领域的信息系统大多还是离散的,多数仍是垂直的业务和单一的应用。通过云计算可以搭建一个扁平化的信息云平台,在此基础上可以把原来离散的信息系统整合起来,从而促进业务的有效协同,即可以把离散在各个机构、各个系统中的孕妇信息提取出来,形成完整的孕妇诊疗信息,再形成完整的孕妇档案。而移动互联网和物联网的结合会提供更多的以孕妇为中心的适时健康信息和应用服务。这就是大数据的思维,即将更多类型、更快变化、更大数量的数据进行实时采集、处理与分析,并通过移动互联网渠道将个性化服务提供给个体。通过应用新技术构建一个全新的集医疗系统平台、应用和服务的生态圈,将医院、健康管理机构和个人通过移动互联网和 Web 客户端链接起来,形成全链接的健康云服务平台。

(二)利用大数据分析及网络化预防出生缺陷

出生缺陷预防工作的重点在预防层次上。实施三级预防综合干预,重点是一级预防和二级预防,即孕前和孕期干预。在地域上,要以中西部地区和贫困地区为重点;在干预出生缺陷的种类上,要以高危(致残、致畸、致愚)高发并且能够被经济、有效干预的出生缺陷为重点。

基于大数据整合的出生缺陷三级防治体系优化方案一般包含以下几个方面。

(1)数据的生成　包括孕前的优生优育检查、孕期的优生检查等产生的数据,宫内胎儿检查、对宫内胎儿检查异常进行宫内诊断,以及胎儿出生后体检所产生的一系列数据(包含如 DNA 测序及氨基酸测序等基因组学信息,以及来自于孕妇及胎儿的生物样本与相关临床记录、健康记录等信息)。

(2)数据的移动、加密和储存　在数据产生之后,通过网络或移动存储技术将原始数据转移至可靠的存储设备中。随着互联网技术的快速发展，大数据存储已经不再局限于传统的"房间内"存储设备，"云端"存储已成为未来的发展趋势，这一改变将使大数据的转移更为快捷。在存储过程中，我们需要对原始数据进行加密。面对多样性极其丰富的医学大数据，数据加密将是未来医学大数据存储所面临的关键问题。在完成存储之后，大数据还需要能够被随时调取。现行的诊疗与研究模式已经跨越传统的数据读取的界限，移动设备开始逐步渗透到研究的各个领域，这就要求大数据存储设备不仅需要满足"云端"储存，而且需要支持移动设备的调取。

（3）完成大数据分析、可视化和转化　大数据的最终目的之一是促进出生缺陷的研究，以优化相关诊疗模式。通过对收集的大数据进行分析，然后与所需临床资料、暴露因素及社会因素进行交互分析，可以得出清晰、准确且易读的可视化分析报告，从而使临床医生及相关研究人员能够快速、便捷地识别结果同时给出合适的解读，并应用于临床终端；再与个体化患者的基因组学信息及暴露因素匹配，得出准确的疾病诊断，最终给予个体化诊疗。这便是大数据整合与分析对医学知识的优化，其可以将群体性的医疗方案或经验转变为个体化的医疗决策。

（三）建立有效的出生缺陷三级防治体系

有效的出生缺陷三级防治体系的建立需要由政府主导，以信息管理网络和质量控制为抓手，升级和拓展现有的产前筛查、新生儿疾病筛查技术，培养和提高产前诊断、宫内治疗以及新生儿疾病诊断和治疗能力，建立具有多技术平台的综合性实验室，从而形成"婚前医学检查—产前筛查—产前诊断—新生儿疾病筛查—新生儿疾病诊断—干预治疗—社会救助"的一体化出生缺陷干预体系和干预中心，为患者提供全方位的筛查和一站式的服务，减少出生缺陷的发生，提高人口素质。

有效的出生缺陷三级防治体系的建立需要有健全的医疗信息网络，完善的转诊制度、随访及信息管理制度，还需要有规范的出生缺陷防治工作的质量控制与考核标准。具体需要通过以下几个方面来完成。

（1）依托产前筛查信息管理系统，完善信息共享机制，加强信息平台管理。进一步加强管理软件研发,应用短信、电话、电子邮件、微信、信件等联系方法,加强各级妇幼保健机构与上级产前诊断中心、专业技术人员与家长的信息交互,从而达到个体/群体管理的目的。

(2)充分利用医疗信息网络平台,做好遗传病登记工作。及时与患者或其家属、当地基层妇幼保健部门取得联系,提高相关部门的沟通和管理效率,有效地提高召回率,保证对患者的后续诊断和治疗,避免失访和漏诊。

(3)充分利用医疗信息网络平台,建立自己的生物样本数据库、基因数据库、分子遗传数据库以及样本信息库,以提高临床医生或医学研究者的诊断能力,优化遗传咨询服务等。鼓励出生缺陷防治基础研究和科技创新,如药物研发、筛查诊断试剂研发等,促进科研成果的推广应用和临床转化,从而提高医疗卫生机构的科研能力,并提升其业务水平。

临床医生或医学研究者通过应用大数据分析并服务于个体化医疗,可以在有限时间内作出准确的诊断,提高医疗水平和治疗效果。随着各种基因组学测序信息和医疗信息的不断积累及对其的深入理解,临床医生越来越多地掌握遗传致病因素和相关暴露因素,这将有助于优化治疗方案。依托全民健康信息平台,出生缺陷三级防治体系可以完善出生缺陷防治全程服务信息,推动数据互联、共享,充分收集和整合基因组学数据、出生信息、临床信息、医疗数据、社会信息和保险资料,使其成为一个开放且安全的数据库,易于二次分析。健全国家和省级出生缺陷监测网络,优化监测方案,加强信息统计和分析,动态掌握出生缺陷发生现状和发展趋势。与此同时,还需要加强数据和样本管理,保护公民隐私,保障国家信息安全和人类遗传资源安全。借力"互联网+"医疗健康,出生缺陷三级防治体系可以为群众提供与出生缺陷防治相关的咨询、指导、检查提醒、预约就诊、检查检验结果查询等便民服务。因此,建立有效的出生缺陷三级防治体系,最终将实现减少出生缺陷发生、提高人口素质的目标。

(胡文胜　张艳珍)

【参考文献】

Xie D，Yang T，Liu Z，et al. Epidemiology of Birth Defects Based on a Birth Defect Surveillance System from 2005 to 2014 in Hunan Province，China. Plos One，2016，11(1)：e0147280.

边旭明，蒋宇林.任重而道远：我国产前筛查和产前诊断的发展历程.中华围产医学杂志，2018，21(4)：224-227.

何剑虎，周庆利，林俊.区域产前筛查网络病例数据汇集与管理.中国数字医学，2011，6(1)：23-25.

李一飞，周开宇，华益民，等.大数据时代的儿科学研究——整合、优化、挑战与机遇.中国循证儿科杂志，2014，9(4)：246-251.

林惠芳，林嘉玲，姚振江.孕妇年龄与围产期胎儿出生缺陷关联的回顾性队列研究.国际医药卫生导报，2017，23(2)：162-165.

吴怡，程蔚蔚.出生缺陷概况及产前筛查.中国计划生育和妇产科，2016，8(1)：29-33.

谢霏，钟引，钟朝晖.中国出生缺陷三级干预综合评价指标体系的构建.重庆医科大学学报，2017，42(8)：986-989.

杨柳，冉隆蓉，赵顺霞，等.成都市出生缺陷二级干预模式研究.中国妇幼保健，2011，26(11)：1610-1612.

中华人民共和国卫生部.《中国出生缺陷防治报告(2012)》问答.中国实用乡村医生杂志，2012，19(20)：3-5.

朱娟，李玉萍，赵庆国，等.基于社区-医院连续性出生缺陷产前干预管理模式的临床应用研究.中国优生与遗传杂志，2018，26(3)：90-93.

第二节 "互联网＋"国家免费孕前优生健康检查

一、国家免费孕前优生健康检查概述

国家免费孕前优生健康检查项目(简称国免)是经国务院批准实施的重大民生项目,主要是为计划妊娠的夫妇在受孕之前提供一系列优生健康检查服务。国免的主要内容包括:优生健康教育、病史询问、体格检查、临床实验室检查、影像学检查、风险评估、咨询指导等,以降低出生缺陷发生率,提高出生人口素质。WHO 提出的出生缺陷"三级预防"策略,其中最有效、最经济和无痛苦的预防策略是一级预防,其重点是婚前和孕前的综合干预。但是,目前婚前医学检查的项目涉及出生缺陷防治的较少,婚前医学检查对出生缺陷的预防效果十分有限。因此,孕前优生健康检查作为预防出生缺陷的关口前移,将承担预防出生缺陷的重任。

二、国内外孕前优生健康检查的发展历史

(一)国外孕前优生健康检查的发展概况

20 世纪 80 年代初,欧洲学者张伯伦(Chamberlain)首次提出了"孕前保健"的概念。孕前保健概念一经提出,便得到了国际上许多围生保健专家的肯定。他们对孕前保健服务的相关概念、内涵和服务模式等内容进行了多次探讨,并预测孕前保健作为初级卫生保健不可或缺的一部分,将发挥积极的作用。目前,世界上许多国家和地区对开展孕前保健服务进行了有益的探索。2006 年,美国疾病控制与预防中心组织专家对孕前保健服务的实践内容进行了系统规范,其中指出孕前保健服务的内容涵盖孕前疾病治疗(包

括传染性疾病、慢性疾病、精神疾病、遗传性疾病）、既往生育史、孕前疫苗接种、孕前营养、孕前烟酒摄入、孕前环境暴露、孕前社会心理、孕前用药、男性孕前保健和特殊人群的孕前保健等 14 个孕前风险评估领域。

经过多年的实践和探索，国外对通过孕前保健改善妊娠结局和提高育龄妇女健康状况的重要性已达成共识，在孕前保健服务开展方面也相对成熟，并积累了一定的经验。但是，国外孕前保健专家指出，孕前保健服务在实施过程中仍面临七大难题，即：①最需要孕前保健的人群往往是最难获得相应服务的人群，为社会的弱势群体；②服务机构提供的服务往往不规范；③对很多高危行为缺乏有效的干预措施；④孕前检查和咨询经费不足；⑤健康促进效果不明显，除非计划妊娠的夫妇对此感兴趣；⑥孕前干预的有效性缺乏证据；⑦大部分医护人员缺乏孕前保健方面的培训。

（二）我国孕前优生健康检查的发展概况

我国高度重视优生优育和出生缺陷预防工作。早在 20 世纪 90 年代，我国就出台了《中华人民共和国母婴保健法》及其配套法规和规范，规定男女双方在结婚登记时，应当持有婚前医学检查证明或者医学鉴定证明。2006年，我国将 9 月 12 日定为"中国预防出生缺陷日"，以引导居民关注出生缺陷防治工作。2009 年新医改实施后，国家将孕前优生健康检查工作纳入公共卫生范畴，并启动了一系列重大出生缺陷防控专项。2010 年，国家人口和计划生育委员会下发《关于开展国家免费孕前优生健康检查项目试点工作的通知》，在河北、吉林、江苏、浙江、安徽、山东、河南、湖北、湖南、广东、广西、重庆、四川、贵州、云南、陕西、甘肃、新疆 18 个省（区、市）选择 100 个县（市、区）开展试点工作，出生缺陷防治的社会保障系统得以逐步完善。同年，我国推动 WHO 通过出生缺陷防治议案。2012 年，我国正式发布《中国出生缺陷防治报告（2012）》。2013 年，国家在试点工作的基础上全面实施孕前优生健康检查项目。2016 年，中共中央、国务院印发《"健康中国 2030"规划纲要》，其中指出：加强出生缺陷综合防治，构建覆盖城乡居民，涵盖孕前、孕期、新生儿各阶段的出生缺陷防治体系。经过多年的努力，我国已建立起一个较为完善的出生缺陷综合防治体系，将预防出生缺陷、提高出生人口素质列为中国经济社会发展的重大战略需求和重点工作任务，并将孕前优生健康检查工作列为妇幼保健服务的重要内容。

三、孕前优生健康检查的基本内容

孕前优生健康检查的基本内容包括为计划妊娠的夫妇提供优生健康教育、病史询问、体格检查、临床实验室检查、影像学检查、风险评估、咨询指导、早孕及妊娠结局追踪随访等。

1. 优生健康教育

通过多种方式向计划妊娠的夫妇宣传优生科学知识，提高其出生缺陷预防意识，树立"健康饮食、健康行为、健康环境、健康父母、健康婴儿"的预防观念。与计划妊娠的夫妇充分沟通，了解其需求，建立良好的人际关系。积极引导夫妇学习知识、转变态度、改变行为，使他们共同接受孕前优生健康检查，做好孕前准备，建立健康的生活方式，提高风险防范意识和参与自觉性。

2. 病史询问

通过询问病史了解计划妊娠夫妇和双方家庭成员的健康状况，识别影响生育的风险因素。重点询问与优生有关的孕育史、疾病史、家族史、用药情况、生活习惯、饮食营养、职业状况及工作环境、社会心理和人际关系等，评估是否存在相关的风险因素，以降低不良妊娠的风险。

3. 体格检查

按常规操作完成男女双方体格检查，具体包括：常规体检（如身高、体重、血压、心率等的测量）、甲状腺触诊、心肺听诊、肝脾触诊、四肢脊柱检查等；男、女生殖系统专科检查，检查双方有无生殖系统疾病，评估双方的健康状况，查找影响优生的相关因素。

4. 临床实验室检查

临床实验室检查包括血常规、尿常规、阴道分泌物检查（包含白带常规、淋球菌和沙眼衣原体检测）、血型（含 ABO、Rh）、血糖、肝功能（谷丙转氨酶）、乙型肝炎血清学五项检测、肾功能（肌酐）、甲状腺功能（促甲状腺激素）等。实验室筛查包括风疹病毒、巨细胞病毒、弓形体、人类免疫缺陷病毒

（human immunodeficiency virus，HIV）、梅毒螺旋体等感染检查，查找影响优生的相关因素，消除影响受孕及导致不良妊娠的因素。

5.影像学检查

妇科超声常规检查主要观测子宫和附件的形态、大小、内部回声、位置及毗邻关系、活动程度等。胸部 X 线检查筛查子宫、卵巢、肺部异常，减少不孕、流产及早产等不良妊娠结局。

6.风险评估

对所获得的计划妊娠夫妇双方的病史及体格检查、临床实验室检查、影像学检查等结果进行综合分析，识别和评估受检夫妇存在的可能导致出生缺陷等不良妊娠结局的遗传、环境、心理和行为等方面的风险因素，并形成评估建议。依据检查结果将受检夫妇区分为一般人群和高风险人群。针对检查结果，指导落实个性化的预防措施和健康促进措施，以便消除影响受孕及导致不良妊娠结局的因素。

7.咨询指导

将检查结果及评估建议告知受检夫妇，并递交《孕前优生健康检查结果及评估建议告知书》。遵循普遍性指导和个性化指导相结合的原则，为夫妇提供有针对性的孕前优生咨询和健康指导，告知其存在的风险因素，并提出进一步诊断、治疗或转诊的建议和干预措施。

8.早孕及妊娠结局追踪随访

对于所有接受孕前优生健康检查的妇女，应及时、准确地了解其妊娠情况，在孕 12 周内进行早孕随访，并做好相应记录。所有接受孕前优生健康检查并妊娠的妇女，在分娩后 6 周内或其他妊娠结局结束后 2 周内，由专人负责随访，并记录妊娠结局。指导夫妇落实避孕措施，告知产后保健和新生儿保健的注意事项。及时了解妊娠生育信息，收集出生缺陷等不良妊娠结局的相关信息，为评估服务效果、提高服务质量提供基础资料。

以往手工录入的模式存在效率低、出错率高、保存查询统计不便等问题，为此 2012 年国家专门开发了"国家免费孕前优生健康检查项目信息系统"。从检查到随访，该系统覆盖了孕前优生健康检查的所有内容。但是，封闭的、单一的条线系统又产生了新的问题。

四、当前孕前优生健康检查模式存在的问题

孕前优生健康检查从孕前检查开始,一直追踪到妊娠结束,周期在几个月到几年不等,涉及孕前优生健康检查机构、产前检查机构、分娩机构等多个机构,而单一的条线系统存在信息不共享、重复劳动、追踪随访难度大等问题,具体表现如下。

1.信息不共享,导致重复劳动

目前,国家免费孕前优生健康检查项目信息系统是一个从国家直通到检查机构的单一的、封闭的条线系统。该系统与各地区的个人健康档案系统、妇幼管理系统、各医疗卫生机构自身的体检系统及检验检查系统等都不互通,所有信息都需要手工录入。对一个体检机构来说,同一数据可能既要录入单位的体检系统,又要录入国家免费孕前优生健康检查项目信息系统,从而导致重复劳动。此外,国家免费孕前优生健康检查项目信息系统只提供录入界面,没有流程的转化,检查流程流转还停留在纸质层面,故工作效率低,出错率高。

2.普通体检流程不能满足孕前优生健康检查的需求

普通的体检流程需在所有阶段的检查完成后才能形成完整的体检档案,然后打印留档。而国家免费孕前优生健康检查项目信息系统要求在全流程中分阶段形成档案,并分别打印留档。在档案编号上,体检系统只需男女一方有数据即可形成体检档案,但国家免费孕前优生健康检查项目信息系统需要按照国家统一标准生成唯一编号,最后才能形成档案以及相关证明。因此,原有的体检流程与孕前优生健康检查存在差距。

3.受检者获得检查档案不及时

受检者检查结束后形成的评估书、报告等资料需要基层工作人员通过电话或上门等方式通知受检者前来领取,但受检者往往因工作繁忙或交通不便等而没有及时领取,无法获知检查结果。同时,这种方式也会耗费基层工作人员大量的时间和精力。

4.孕前优生指导和随访困难

由于国家免费孕前优生健康检查项目信息系统和妇幼健康信息系统不能互联互通,因此基层工作人员无法及时掌握服务对象的妊娠情况和分娩结局,难以开展检后的告知、随访等工作,也就难以对检后服务对象开展个性化的卫生指导和咨询解答工作。

五、"互联网十"孕前优生健康检查的初步探索

综上可知,只有通过互联网技术才能解决以上问题。首先,国家免费孕前优生健康检查项目信息系统要在各省(区、市)、各地市落地,变封闭系统为开放系统。其次,各省(区、市)、各地市要搭建自己的妇幼健康信息系统,整合孕前优生健康检查内容,并与各体检单位的体检系统、检验检查系统进行有机整合。再次,各体检单位按照孕前优生健康检查的要求改造自己的体检系统,使之符合国家孕前优生健康检查要求的边检查边报告流程,然后将这些数据整理成孕前优生健康检查的体检表并上传到当地的妇幼数据中心。各地妇幼数据中心一方面将孕前优生健康检查数据逐层上传至国家免费孕前优生健康检查项目信息系统;另一方面在本地将此数据与各地的孕产妇保健信息相关联,以身份证号作为唯一识别码进入孕产妇档案中,关联后续的随访和分娩结局。最后,孕前优生健康检查的信息还要通过移动客户端(如"母子健康手册"APP等)向服务对象开放,以提高服务对象的体验度。由于受到一些系统的限制,因此目前尚无地区真正实现信息的互联互通。个别地区就某些方面进行了局部探索,如杭州市下城区利用"互联网十"模式实现了体检系统改造、检查信息向居民开放的目标。

杭州市下城区从2017年开始建设覆盖全区的孕前优生健康检查项目信息系统,从而实现了数据的实时采集和互通共享;同时,对孕前优生健康检查的服务全过程进行信息化管理,从而大大提高了妇幼健康管理工作水平。

1. 信息系统建设的内容

依托全区区域卫生信息平台,杭州市下城区实现了孕前优生健康检查项目信息系统的互联互通和业务协同;面向孕前优生健康检查对象,该系统提供连续的检测及干预指导服务、专业的检后随访服务、便捷的信息交流平台、优质的科学知识推送服务等。该系统由国免管理、随访管理、咨询信息管理、满意度追溯、统计报告、系统管理六大部分组成,并全面接入微信服务端,提供 H5(HTML5 的简称,一种超文本标记语言)微信服务。

(1)国免管理功能 受检者可在卫生信息平台预约登记孕前优生健康检查。该平台与区域体检系统对接,最终形成男女双方的国免检查档案。孕前优生健康检查项目信息系统可以实现预约登记管理、孕前优生健康检查档案管理两个一级功能。街道、社区工作人员通过系统可以查看并查询本辖区内的预约登记记录,同时新增预约登记;而国免检查点医生通过系统可以查看并查询全部预约登记记录。同时,配合短信提醒服务,系统可以提高用户的好感度。

国免管理功能设计有孕前优生健康检查档案的检索条件、报告列表信息以及报告详情,可以按照权限查看并查询档案记录,并以 Excel 或 PDF 格式导出文件;同时,可以对服务对象的电子签名进行采集。用户在完成总检后,系统会自动发送报告完成通知,此时用户可登录微信服务端查看个人检查评估报告。

(2)随访管理功能 随访人员可以通过移动客户端对服务对象进行随访,同时系统可以对随访人员进行随访记录登记。街道、社区工作人员通过系统可以查看本辖区内体检评估为正常、一般高危的待随访人员列表,同时可以对该待随访人员进行随访记录登记。主检医生可以查看所有体检评估为重度高危的待随访人员列表,同时可以对该待随访人员进行随访记录登记。系统会将随访信息推送至服务对象移动客户端或以短信方式发送至服务对象手机。随访信息包括随访类型(男方姓名、女方姓名)、随访类型单选(国免报告随访、早孕随访、妊娠随访)、随访方式单选(电话随访、上门随访、社区随访)、随访意见、生育情况单选(已怀孕、未怀孕)、下次随访时间、继续随访单选(是、否)、随访日期、随访登记人等。随访信息获取后将统一导入数据库。系统提供查询功能,随访工作人员可以清晰地查看已随访对象和未随访对象,且系统可以自动提醒未随访对象及时接受随访。

(3)咨询信息管理功能 该功能可以对受检者在微信服务端的在线咨询进行回复与管理。工作人员或医生可以查看并查询咨询列表,对咨询类别(政策、医学)进行筛选,根据权限对该次咨询进行回复,同时可以标注该次咨询为精华咨询。咨询对象可以在微信服务端查看回复并与工作人员或医生进行沟通互动,这样既提高了受检者自我获取信息的主观能动性,也为受检者的诉求提供了更加便捷的解决途径。

(4)满意度追溯功能 该功能可以统计工作人员的随访率,对满意度评价进行记录,并且能对该满意度进行回复。系统设置有1—5星级满意度,并开通有留言功能,工作人员或医生可以根据管理权限回复咨询对象的留言内容。

(5)统计报告功能 该功能改变了以往手工填报报表的形式,集录入、查询、汇总于一体。国免统计管理人员可以查看并导出孕前优生健康检查人数及列表,可以按照时间区间、辖区进行检索。系统提供国免检查统计、随访统计、满意度调查统计功能,可以直观、清晰地分析检查的质量情况。该功能降低了手工统计的错误率,减少了基层工作量,实现了报表的动态变化管理和多项指标的统计汇总,为决策提供了数据支持。

(6)系统管理功能 系统设置有医生管理、工作人员管理、角色管理、辖区管理、预约类型管理、健康宣教管理等模块,主要功能是对用户日常信息进行维护。此外,系统还设置有高级检索功能。

2.移动服务端功能

利用微信H5技术,在微信公众号"下城卫生"中开设孕前优生健康检查栏目,具体包括以下模块。

(1)健康宣教 通过该模块受检者可以随时查看健康检查的宣教信息,而管理员可以定期更新宣教内容,并对咨询的问题进行在线答复。该模块为广大育龄妇女提供了妇幼保健、计划生育、政策法规、优生知识等内容。

(2)检查报告　受检者可以在移动服务端查看或下载自己的孕前优生健康检查档案及评估报告和告知书,同时评论本次检查服务的质量。检查结果一目了然,从而避免风险评估中人工操作漏项等错误的发生。

(3)随访记录　受检者通过该模块可以查看自己的随访记录以及详细信息,并可配合完成早孕、妊娠随访,以及评论对应的随访服务。此外,受检者通过该模块还可以更加直观地了解潜在的出生缺陷风险。

(4)在线咨询　受检者通过该模块可以查看精华咨询记录以及详细信息。该模块新增有个人咨询功能,咨询的内容可包含图片和文字。而开发的咨询交流平台实现了服务人员之间、服务人员和专家之间、服务人员和受检者之间信息的有效沟通。

3.移动工作端功能

该功能主要为街道、社区工作人员及医生提供相关服务。工作人员及医生可以在移动工作端根据用户权限查看孕前优生健康检查记录,系统可以向工作人员及医生发送通知或短信。工作人员及医生可以查看预约登记情况和状态,并向受检者发送通知或短信进行提醒。该功能不仅方便了工作人员及医生的日常管理工作,提高了工作效率,保留了工作痕迹,而且提升了受检者的满意度。

4.达到的效果

(1)提升了整体服务质量　该系统对孕前优生健康检查的业务流程进行了数字化。计算机系统可以辅助医生及相关工作人员的工作,提供电子签名、建立孕前优生健康检查档案、发送电子版告知书等服务。系统支持基层工作者工作,帮助基层工作者完成随访工作。同时,移动服务端满足了用户线上查询完整的国免档案、健康宣教、在线咨询、自主随访的需求。通过数字化改造,固化服务的流程、标准及要求,对服务质量进行量化统计,大大提升了孕前优生健康检查整体的服务质量。

(2)规范了档案信息管理　档案信息化、标准化实现了整个服务流程的信息化、标准化。传统的纸质档案存在查询不便、检索统计功能弱等不足。而数字化档案极大地方便了后续的查询、统计等工作,可以方便地调取相关档案信息。在改造之前,受检者或医生查阅档案只能通过手工查找,查找一份档案需要花很多时间;而开展数字化档案工作以后,通过计算机检索查找历年数据只需几秒,极大地提高了工作效率。借助信息系统,我们将孕前优生健康检查的各个服务环节有效地串联起来,不符合标准的档案则无法进入下一环节,这就保障了检查的质量。

(3)填补了社区综合管理的空白 "互联网+"孕前优生健康检查为人们提供了一个全新的平台。该平台设置有健康教育、随访管理提醒、互动交流等功能,为医生、受检者、基层工作人员搭建了一座沟通的桥梁,是面对面服务的补充及延伸,体现了孕前优生健康检查的精细化管理服务水平,塑造了良好的妇幼健康的行业形象。

六、展　望

"互联网+"孕前优生健康检查将会处于一个长期发展的过程,其最终目标是实现信息资源开发利用的最优化和数据的互联互通。在目前整体性规划的前提下,我们将继续探索"互联网+"孕前优生健康检查的开放性和可扩展性,进一步融合健康大数据,全面加强信息系统的标准化体系建设。

(陆志瑛)

【参考文献】

Chamberlain G. The prepregnancy clinic. British Medical Journal,1980,281(6232):29-30.
Jack B W,Culpepper L. Preconceptioncare:risk reduction and health promotion in preparation
　　for pregnancy. JAMA,1990,264(9):1147-1149.

第三节 "互联网＋"产前筛查

产前筛查和诊断是出生缺陷检查的重要手段之一,且已成为当前我国围生医学领域的焦点问题。降低出生缺陷发生率、提高出生人口素质是我国的一项基本国策。出生缺陷防治体系建设的重点在预防层次上。实施出生缺陷三级预防综合干预,重点是一级预防和二级预防,即孕前和孕期干预。产前筛查是二级预防的重要内容之一。自 2010 年以来,防治出生缺陷的社会宣教深入人心,广大孕产妇的医疗保健需求快速增加,这对当前我国医疗机构产前筛查和诊断的服务能力及服务质量提出了巨大挑战。孕期及时筛查并诊断胎儿异常、适时终止妊娠、防止畸形儿出生,是减少出生缺陷的重要手段。因此,如果能先进行有效的筛查检出高危孕妇,再进行有创性产前诊断,那么将获得事半功倍的效果。

一、产前筛查的发展历史

产前筛查指通过抽取孕妇外周血来检测血清标志物并进行统计学分析,以从孕妇群体中发现怀有某些先天缺陷胎儿的高风险孕妇。其目标疾病是唐氏综合征(Down's syndrome,DS)、18-三体综合征等常见染色体疾病和神经管缺陷。产前筛查的重要意义是从普通孕妇人群中筛查出高危者,告知高危风险,在其知情同意的基础上进行产前诊断。产前筛查的不足之处是假阳性和假阴性发生率高,这会增加不必要的产前诊断人群数量,或者遗漏个别出生缺陷患儿。但是,不进行筛查将会造成更多异常胎儿的漏检。

所谓疾病筛查,是指通过对特定或普通人群开展一些简便、经济、无创性的检查,以便识别出某一特定疾病的高危人群,然后对高危人群进行诊断,使患有这一疾病的人群得到诊断和治疗,并最终获益的过程。21-三体综合征,又称唐氏综合征,是人类最早发现的染色体病,也是最常见的由单个病因引起的智力障碍,其发病率在活婴中为 1/800~1/600。产前筛查主要是对唐氏综合征进行筛查。唐氏综合征的产前筛查指通过经济、简便、无创性的检查方法,从普通孕妇人群中筛查出高危者,并进行产前诊断,从而最大限度减少唐氏综合征患儿的出生。

有关唐氏综合征产前筛查与诊断的研究经历了一个漫长的发展历程。早在 1933 年,Penrose 等最先报道了孕妇年龄与唐氏综合征发生之间的关系,即妊娠时孕妇年龄越大,其胎儿患唐氏综合征的概率就越高。1959 年,人们首次确认唐氏综合征患者有第 3 条 21 号染色体。在 20 世纪 70 年代前,年龄是产前筛查唐氏综合征的第一个指标,人们把孕妇年龄 35 岁作为产前诊断的风险切割值。但是,仅以年龄作为标准进行产前诊断会导致大部分唐氏综合征患儿漏诊。1977 年,英国一项多中心研究证实了母亲血液中甲胎蛋白(alpha fetoprotein,AFP)水平升高与胎儿先天性神经管缺陷的发生存在相关性,从而正式揭开了血清学产前筛查的帷幕。后来,有研究显示,人绒毛膜促性腺激素(human chorionic gonadotrophin,HCG)、血清游离雌三醇与 AFP 的水平变化与唐氏综合征的发生有关。在孕 15~22 周实施唐氏综合征筛查,可以在 5%假阳性率水平下实现 60%的检出率。1991 年,有研究显示,可以将血清妊娠相关血浆蛋白 A(pregnancy associated plasma protein A,PAPP-A)的低水平作为孕 15 周前唐氏综合征的筛查指标。后期研究发现,血清游离 β-HCG 水平在唐氏综合征妊娠早期(孕 11~14 周)会显著上升。结合上述两个检测指标和孕妇年龄,在孕 15 周前的筛查中唐氏综合征的检出率可以达到 62%(在 5%假阳性率水平下)。以上研究发现揭开了唐氏综合征孕早期筛查研究的序幕,唐氏综合征的筛查正从孕中期逐步向孕早期发展。孕早期筛查具有早期确诊早期干预、中止妊娠风险及成本较低等优点。自 21 世纪初以来,国外完成了一系列多中心、大样本的前瞻性研究,完整地评价了各种不同的筛查模式,从而为临床医生及孕妇选择筛查模式提供了依据。其中,最重要的验证研究包括 SURUSS(The Serum,Urine and Ultrasound Screening Study)、FASTER(The First and Second Trimester Evaluation of Risks)以及 BUN(Serum Biochemistry and Fetal Nuchal Translucency Screening)。SURUSS 在 25 个筛查中心开展前瞻性研究,最终入组 47053 例筛查病例,其中包括 101 例唐氏综合征患儿。FASTER 在美国 15 个筛查中心开展研究,最终入组 38033 例筛查病例,其中包括 117 例唐氏综合征患儿。上述研究均得出,孕早、中期血清学联合筛查的唐氏综合征假阳性率约为 5％,检出率可达 88％。

我国的产前筛查开展较晚。直至 1998 年,我国才引进国外数据库及风险值计算软件开始进行唐氏综合征产前筛查。2002 年,我国正式制定《产前诊断技术管理办法》,之后各地陆续批准成立了产前诊断机构。这些机构开展了以唐氏综合征为主要目标疾病的血清学筛查,继以孕中期羊水细胞染色体核型分析为主的产前诊断,由此基本建立了较为规范的产前筛查-诊断体系。中国出生缺陷监测中心的实际数据显示,2009 年全国行产前筛查的孕妇仅占应行产前筛查人数的 13.8％,行产前诊断的孕妇(包括高龄孕妇)仅占应行产前诊断人数的 4.9％。因此,提高产前筛查的效率、降低假阳性率、大力发展快速产前诊断技术及其他新技术,成为解决我国产前筛查与产前诊断"瓶颈"问题的关键。通过国家"十五""十一五"科技支撑项目,我国已建立基于汉族人群的孕中期唐氏综合征产前筛查、单胎妊娠孕妇血清标志物的参考数据,并在国内一些权威筛查中心进行了验证,证明基于上述指标的筛查能有效降低筛查的假阳性率,并能提高检出率。2010 年,卫生部颁布了相关工作的行业标准——《胎儿常见染色体异常与开放性神经管缺陷的产前筛查与诊断技术标准》,其对产前筛查工作流程中的各个环节应当符合的标准和要求都作出了具体的规定。该技术标准的颁布实施对规范全国唐氏综合征产前筛查工作和提高检出率起到了很好的推动作用,从整体层面上提升了国内产前筛查工作的水平。

经过 20 多年的发展,产前筛查模式也发生了日新月异的变化,从孕中期产前筛查发展为孕早期及孕早、中期联合筛查,而筛查指标也由单纯的血清学指标发展为血清学指标联合超声指标。随着产前筛查的发展,唐氏综合征超声筛查也被逐步引入孕早期筛查的研究中,并发挥着越来越重要的作用。目前,超声筛查应用最广泛、检出效果最确切的指标是胎儿颈后透明层(nuchal translucency,NT)。1992 年,Nicolaides 等人的研究显示,NT 可以作为一个潜在的孕早期唐氏综合征超声筛查指标。2002 年,世界各国广泛开展 NT 检测。人们将 NT 的厚度换算成中位数倍数(multiple of medium, MOM),再结合孕妇年龄,可达到 77% 的检出率,假阳性率为 4%。目前,NT 已成为染色体异常产前超声筛查中一个被广泛认可的筛查指标。对多年的统计资料进行分析发现,50%~77% 的唐氏综合征胎儿存在解剖结构异常。除孕早期的 NT 外,还有许多新的唐氏综合征超声筛查指标不断出现,如胎儿鼻骨的缺如、胎儿静脉导管的多普勒检测以及胎儿心脏三尖瓣反流等,而有些指标的筛查效率还需要做进一步的评估。针对我国孕妇群体,还需通过互联网技术逐步完善大数据的整合,以形成适合我国孕妇群体的筛查模式,提高产前筛查的检出率。

目前,产前筛查工作已经成为我国围生期保健工作的重要组成部分。全国妇幼卫生监测办公室的调查数据显示,2013 年我国产前筛查机构有近800 家,全国产前筛查量 300 余万例。2016 年 9 月,第七届中国出生缺陷防控论坛数据统计显示,全国产前筛查机构有 1160 多家,产前筛查检出率达61.1%。经过 20 多年的研究和临床实践,我国产前筛查得到了大幅发展,其间各种检查研究相互印证、相互启示。其中,孕妇血清学筛查对减少我国唐氏综合征患儿的出生、控制我国出生缺陷发挥了显著作用。此外,目前产前筛查已不再局限于唐氏综合征筛查,一些单基因疾病的筛查(如广东、广西地区的地中海贫血筛查)也被纳入产前筛查。另外,超声检查也被纳入产前筛查内容。而随着超声检查技术的不断提高,更多的缺陷儿在宫内被发现,从而极大地降低了出生缺陷率。然而,由于我国人口基数大,出生人口绝对数量多,因此目前出生缺陷筛查的效果尚不尽如人意。

二、孕妇外周血胎儿游离 DNA 用于胎儿非整倍体筛查的发展

1997 年,香港中文大学卢煜明教授首次从妊娠妇女外周血中分离得到胎儿游离 DNA 片段,这些 DNA 来自胎盘的凋亡细胞。通过对胎儿游离DNA 进行测序和生物信息学分析,从而实现了无创检测胎儿非整倍体的目标。2010 年,随着二代测序技术的出现和成熟,通过检测母体外周血胎儿游离 DNA 来预测胎儿常见染色体病成为可能,该方法也迅速发展成为国际上

新的产前筛查前沿技术。虽然该方法对胎儿常见染色体异常的风险提示准确度高,但仍然存在假阳性和假阴性的可能,故临床将其应用定位为产前筛查,而非产前诊断。2015 年 10 月,国家卫生计生委在总结以往产前诊断机构开展高通量基因测序产前筛查与诊断临床应用试点工作经验的基础上,组织制定了《孕妇外周血胎儿游离 DNA 产前筛查与诊断技术规范》,并于 2016 年 11 月将该项技术的产前筛查临床工作纳入常态化管理。该规范的发布实施标志着高通量测序技术作为产前筛查技术正式进入临床应用阶段。

基于二代测序的胎儿游离 DNA 检测技术在现阶段被应用于 21、18、13 号染色体异常的产前筛查领域,称之为"近似于诊断的筛查"。该检测技术对目标疾病假阳性率低、检出率高,且筛查孕周范围大。目前规定该检测技术适用于孕 12～22 周的孕妇,检测周期短至 10 个工作日,从而可以有效地减少后续侵入性产前诊断的数量,解决产前诊断技术力量不足等问题。另外,无创产前检测(non-invasive prenatal testing,NIPT)还受到很多技术因素和生物因素的影响,存在一定的假阳性率与假阴性率。同时,NIPT 的发展也带来了临床遗传咨询的种种问题,故在检测前后必须进行详细的遗传咨询,告知 NIPT 的目标、意义及局限性。由此,对于 NIPT 流程、检测质量控制、检测后随访,检测方及临床方需共同构建一个无创产前检测个案登录及追踪系统。借助该系统,对于 NIPT 阴性个案,则根据临床医生提供的资料及出生记录查询结果,比对 NIPT 结果与临床结果是否一致,以便及时发现 NIPT 假阴性的病例。对于 NIPT 阳性个案,比对无创产前检测结果与染色体核型结果是否一致。对于确定 NIPT 假阳性个案,需做进一步的检测;同时,通过检测单位分析数据、孕妇外周血中细胞游离 DNA 片段的胎儿比值、孕产新生儿资料的收集来进一步探讨 NIPT 假阳性的真正原因,从而改善 NIPT 的灵敏度及特异度。而 NIPT 流程、检测质量控制、检测后随访的系统管理还需要借助互联网构建的产前血清学筛查系统来实现。

血清学筛查具有设备成本较低、检出率较高、假阳性率较低、实施简单等优点,故在国内外得到了广泛应用,目前仍显示出很强的生命力。而母体外周血胎儿游离 DNA 用于胎儿非整倍体筛查则成为传统筛查模式的补充。

随着新的筛查模式不断被提出,筛查的检出率不断得到提高,产前筛查的准确率也不断升高,这将使更多的孕妇和家庭获益。而随着科研工作的不断发展,会有更多高效、便捷的产前筛查技术和合理的产前筛查模式出现。

三、产前筛查管理的信息管理模式

产前筛查的具体实施分为筛查前咨询、采血、超声筛查及实验室检测,筛查后咨询和妊娠结局随访三部分。产前筛查涉及妇产科医生、实验室工作人员、护士及标本转运人员等。产前筛查的质量控制有 7 个环节,包括:①临床咨询、筛查申请;②标本采集与储运;③实验室检测;④风险计算;⑤筛查报告的发放;⑥高风险孕妇的召回和产前诊断;⑦妊娠结局的随访和系统管理。因此,产前筛查的质量控制是一个多环节的系统工程,仅靠实验室对标本进行检测是远远不够的,还需要建立一整套覆盖筛查全流程、简单易行、科学有效的网络体系,以便有效地监管产前筛查,促进流程的完善与改进,不断提高产前筛查的质量。

在产前筛查开展初始,由于信息化程度不够,人们主要依靠手工方法进行信息管理,因此常会造成病例资料丢失,这给数据积累、统计评估、产前筛查体系的优化带来了一定的困难。因此,建立区域性产前筛查网络的重要性日渐突出。依托计算机和信息技术,将产前筛查及相关数据进行共享,统一质量控制和系统管理。产前诊断中心的网络化管理以分中心为单位进行信息系统互联,从实验室分析系统获取血清学筛查数据,促进信息共享,提高工作效率,从而实现产前诊断病例数据的汇集,促进产前筛查质量的提高。以 Excel 文档为媒介,通过电子邮件共享文档,具有可视性强、简单、安全性高的特点;可具体掌握各地区的信息化程度,在有限的条件下实现多种信息共享,在数据采集的区域内实现产前诊断质量监测,这种管理网络体系已经成为目前产前筛查质量控制管理的模式之一。产前筛查的效果在很大程度上取决于这个综合体系的运转情况和工作质量,故在开展产前筛查工作时,一定要重视各个环节的质量控制,避免出现失误,以提高工作水平。

英国实施的唐氏综合征筛查质量控制服务(Down's Syndrome Screening

Quality Assurance Support Service,DQASS)项目给我们提供了一定的参考价值。DQASS 由英国国家健康部资助、国家筛查中心执行。自 2006 年 4 月 1 日起,要求所有的唐氏综合征筛查实验室都必须注册加入 DQASS,并按照 DQASS 的要求,每 6 个月提交一次数据。DQASS 帮助唐氏综合征筛查实验室以及 NT 检测机构审查中位值、风险评估参数以及群体测量值,并给予改进的建议,以提高计算患者特异风险值的一致性与可靠性。DQASS 根据体重、种族、孕周、是否吸烟进行单因素回归分析,或者对以上所有因素进行多因素回归分析,分析 MOM 值对数是否满足正态分布。比较实验室之间回归关系的变异程度,可以发现不恰当的中位值、参数设置,并对检测性能进行长期监测。DQASS 不是一个监管机构,它更像是一个独立(外部)的审计机构,其仅为唐氏综合征筛查实验室提供统计分析服务,以使筛查质量持续提高,从而保证产前筛查的质量及质量控制。我国的产前筛查机构数量多,故无法简单照搬国外的信息管理相关模式。因此,我们需要广泛吸取先进经验,结合自主的技术创新和模式创新,依托现有的质量管理和信息监控网络,建立适合我国国情的产前筛查工作质量监控及评价体系。

目前,我国将与产前筛查和诊断服务有关的机构分为以下三个层级。

(1)基层筛查机构　其工作大部分由基层孕产妇保健服务机构承担,主要包括出生缺陷宣教、产前筛查知情告知、产前筛查样本采集递送、识别高危孕妇并进行转诊。

(2)筛查管理机构　其工作大部分由妇幼保健机构承担,辅助上级部门对基层孕产妇保健服务机构进行产前筛查质量控制管理及监督,并对基层产前筛查的流程进行管理。

(3)产前筛查与产前诊断中心　其工作主要是对所管辖的孕妇进行产前筛查或产前诊断样本检测,建立有效的转诊体系及质量管理和信息管理体系,指导和管理下属各级机构,对所管辖的每一位孕妇进行孕期筛查与诊断管理,对基层机构进行培训、指导。产前筛查工作流程见图 5-1。

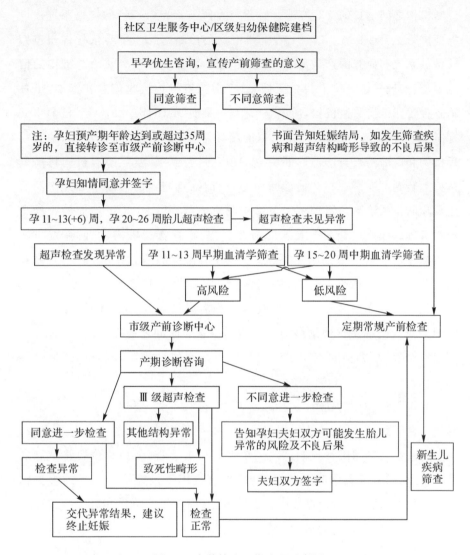

图 5-1　产前筛查工作流程示意图

　　由于产前筛查(诊断)涉及的机构多,不同机构承担的职责不同,机构之间的关联度差,因此实行产前筛查统一信息化管理,形成一套较完善的宣教、采样、实验室检测、质量控制、高危咨询、产前诊断与干预的群体网络信息化至关重要。目前,我国各地区的产前筛查服务机构大多存在信息零散、反复核对、重复筛查、漏筛等现象,尚未实现在一定区域内各个采血、筛查、诊断机构之间信息的互联互通。杭州市在产前筛查（诊断）的信息系统建设方面进行了一些探索。2012 年，杭州市产前诊断（筛查）中心依托杭州市妇幼保健系统和原有的产前筛查系统，打通了采血单位和产前筛查机构的信息渠道，实现采血单位上传个案信息，产前筛查机构接收信息和标准，出具筛查报告回传给采血机构，形成了"筛查—采血"的闭环。2017 年，杭州市又探索"采血—筛查—诊断"三个流程的闭环管理，即将基层筛查机构、筛查管理机构和产前筛查与产前诊断中心的信息进行互通，基层筛查机构将高危孕妇上转到产前筛查与产前诊断中心，产前筛查与产前诊断中心经诊断后出具诊断报告给筛查管理机构及基层筛查机构，从而实现了产前筛查的全流程管理。该流程管理涉及基层筛查机构、筛查管理机构、产前筛查与产前诊断中心各自内部的信息系统，连接各级机构的信息系统，而产前筛查与产前诊断中心内部又分出筛查信息系统、诊断信息系统。因此，这种管理流程环节仍十分复杂，每次更改信息都需要打通各个环节，而各个环节之间的对接问题又常使细微的改动也需要很长时间才能完成。因此，我们需要一个有效、完整的流程来达到各环节之间信息的互联互通，简化对接的程序。

有效、完整的流程应该包括以下几个方面：首先，要建立一个统一的信息化平台，筛查（诊断）涉及的相关机构都必须将系统接入这个信息化平台，以实现数据共享和质量控制；其次，要完善服务流程，采血单位要将孕妇的基本信息、采血信息即时导入系统，并能直接用于最终筛查结果的报告输出，以减少信息重复抄录过程中错误的发生；筛查机构可以实时接收采血机构导入的信息，可以准确核对并接收筛查样本，同时对样本进行检测，及时出具报告，并将筛查结果上传至信息化平台；最后，要完善管理和智能提醒功能，如将辖区内相应孕周未行产前筛查的孕妇列入提醒管理中，方便工作人员通知其及时行产前筛查，并及时提醒工作人员在第一时间查询筛查结果并通知高危孕妇。对于所有妊娠妇女，从就诊建档到妊娠终止，在系统中实行全程追踪管理。

四、产前筛查存在的问题

产前筛查除筛查、诊断等环节外,还涉及实验室检测、咨询追踪、随访反馈等环节。因此,"互联网十"产前筛查工作是一项系统工程,目前其还存在以下一些问题。

1.各级医务人员产前筛查知识水平有待提高

一方面,基层医生是妊娠妇女首次就诊时面对和作出产前判断的医生,故需提高基层医生对出生缺陷的认识,使孕妇在首次就诊时就能得到各级医生的优生咨询服务与有关产前筛查和产前诊断的宣传教育。另一方面,必须不断提高产科医生对产前筛查与诊断工作的认识,使其能够识别每一位就诊的高危孕妇,并掌握基本的临床遗传学专业知识和技能,从而降低漏诊率,提高诊断率。因此,针对基层各级医生对产前筛查与产前诊断的意义认识不足的问题,通过专项培训,使其能够在孕早期对孕妇履行告知义务,并在发现或者怀疑胎儿存在异常时,能够及时以书面形式如实告知孕妇或其家属,同时建议孕妇进行产前诊断;此外,将患有遗传代谢性疾病等需进行遗传咨询者转至遗传科,遇到疑难问题和受本单位条件限制而难以解决的问题,可以转请上级医院会诊解决。对于产前诊断结果,专科医生应本着科学、负责的态度,向孕妇或其家属履行告知义务,并合理告知胎儿预后,杜绝盲目诊断、盲目流产。基层医生、产科医生、产前诊断专科医生、遗传学医生的培养和成长是一个漫长和循序渐进的过程,遗传学医生参与咨询对提高遗传性疾病的诊断水平是十分必要的。此外,建立优势互补的咨询机构,使产科医生和遗传学医生相互协作、相互支持,可以有效提高咨询的质量。

2.产前筛查的实验室检测质量有待进一步标准化、统一化、可控化

实验室检测的准确性是产前筛查工作的核心。实验误差的来源主要包括:①孕妇信息数据的准确性;②血清标本采集、运输、保存的可靠性;③实验室操作的规范性;④数据处理的准确性;⑤仪器测量误差等。

良好的实验室检测质量需要有一个基于大样本回归建立的数学模型,该模型可以提高所采集信息的准确性,控制影响因素;同时,通过室内质控

和室间质控来完成实验室质控,建立产前筛查室间质控评价体系,加强实验室人员、设备、试剂、操作程序等的管理,以提高产前筛查质量。编制实验室产前筛查标准操作规程(standard operation procedure,SOP)来规范实验室检测流程,监控产前筛查质量,以保证每位孕妇标本检测结果的稳定性、可靠性。另外,该模型还可以进一步研究扩展筛查的目标疾病。

3. 胎儿超声检查水平有待进一步提高

孕期胎儿超声检查是产前筛查的重要内容之一,故需要不断提高超声医生的专业技术水平,并在各级基层医院普及胎儿畸形超声筛查技术。在产前筛查的基础上,结合孕中期超声检查结果,可以进一步提高胎儿异常的检出率。为解决基层医院超声医生对胎儿常见畸形认识不足、缺乏基本识别能力等问题,应充分利用各种培训机会,加强超声医生识别胎儿发育异常的基本功训练,使其逐步达到应有的鉴别常见的严重体表畸形和内脏畸形的水平。同时,将可能存在胎儿发育异常的孕妇转诊至产前筛查与产前诊断中心做进一步的超声诊断检查,既不遗漏任何可疑点,也不轻易作出胎儿畸形的诊断。在确保超声诊断结果准确无误后,将孕妇转至胎儿医学科做进一步的咨询和临床诊断。此外,将超声筛查的质控、转诊、检测结果与预后随访整合到产前筛查网络体系中,有利于产前筛查超声检查技术的发展。而如何将产前筛查超声检查整合到现有的产前筛查网络体系中,还有待网络信息的进一步研究、开发。

五、展　望

目前,各地区产前筛查与产前诊断中心所在医院的配置、管理和工作流程存在着很大差异。例如,其病例资料管理没有统一模式,需要通过专网或公共网将各地区产前筛查与产前诊断中心的计算机组成一个网络,通过字段对接到一个公共信息平台,产前诊断管理机构通过公共信息平台来管理、监督各中心,并进行质控管理。而这种管理模式尚在建设中。通过后续的研究、开发工作,我们可以建立一个实时在线的产前筛查与产前诊断管理网络,从而实现更高效率的产前筛查与产前诊断质量管理。

未来的"互联网+"产前筛查,将是在一个区域内建立一个统一的筛查(诊断)平台并与各产前筛查与产前诊断中心相连,实现一个区域内所有产前筛查与产前诊断中心联机,自动将质控数据、妊娠结局上传到质量控制系统,从而可以实时查看各产前筛查与产前诊断中心的质控数据。同时,可以定期总结平台上产前筛查的质控数据,如阳性率、MOM 值、随访率等。通过该平台,所有个案的基本信息、筛查结果、高危咨询、产前诊断、妊娠结局等数据都可以以表格的形式呈现出来,方便工作人员按照所需条件查询相应辖区的筛查人数、高风险人数、高风险咨询人数及产前诊断人数等,为产前筛查的上报管理提供信息依据。工作人员可以根据孕妇姓名、采血时间、身份证号等条件查询个案信息,以便及时、有针对性地了解未筛查或高危孕妇的真实信息,督促其进行产前筛查或给予指导,并将筛查人数作为考核评价的依据或质控目标之一。将产前筛查超声检查整合到现有的产前筛查体系中,包括超声检查的质控、转诊、检测结果与预后随访,这有利于产前筛查超声检查技术的发展,并能提高产前筛查的检出率,降低出生缺陷发生率。

随着管理网络体系的不断更新、完善,信息数据中心获取高危人群及确诊人群数据的时间大大缩短,减轻了筛查人员和医务人员的工作负担,大大提高了工作效率及诊断的准确性。同时,基层机构可以快速获取胎儿的信息,尽早展开有针对性的随访工作。此外,该网络体系还建立了有效的网络协同服务机制,从而有力推动双向转诊、分级诊疗的发展。

(胡文胜　张艳珍)

【参考文献】

Malone F D, Canick J A, Ball R H, et al. First-trimester or second-trimester screening, or both, for Down's syndrome. N Engl J Med, 2005, 353(19): 2001-2011.

Nicolaides K H, Azar G, Byrne D, et al. Fetal nuchal translucency: ultrasound screening for chromosomal defects in first trimester of pregnancy. BMJ, 1992, 304(6831): 867-869.

Reynolds T M, Aldis J. Median parameters for Down's syndrome screening should be calculated using a moving time-window method. Ann Clin Biochem,2008,45(6):567-570.

Taylor-Phillips S,Freeman K,Geppert J,et al. Accuracy of non-invasive prenatal testing using cell-free DNA for detection of Down, Edwards and Patau syndromes: a systematic review and meta-analysis. BMJ Open,2016,6(1):e010002.

边旭明.实用产前诊断学.北京:人民军医出版社,2008.

边旭明,刘俊涛,戚庆炜,等.对孕中期妇女行血清学二联指标筛查胎儿唐氏综合征的多中心前瞻性研究.中华妇产科杂志,2008,43(11):805-809.

边旭明,蒋宇林.重视唐氏综合征产前筛查的质量控制和评价.实用妇产科杂志,2014,30(2):81-83.

边旭明,蒋宇林.任重而道远:我国产前筛查和产前诊断的发展历程.中华围产医学杂志,2018,21(4):224-227.

吕时铭.选择适合我国现状的唐氏综合征产前筛查和诊断模式.诊断学理论与实践,2010,9(5):413-417.

唐少华,刘晓丹,杨雪梅,等.基于WEB建立温州地区产前筛查管理系统.中国优生与遗传杂志,2010,18(6):87-89.

第四节 "互联网＋"新生儿疾病筛查

新生儿疾病筛查指在新生儿群体中,用快速、简便、灵敏的检验方法,对一些危害儿童生命,导致儿童体格及智能发育障碍的先天性、遗传性疾病进行筛查,作出早期诊断,在患儿临床症状出现之前及时给予治疗,避免患儿机体各器官受到不可逆的损害;此外,新生儿疾病筛查还可有针对性地指导下一胎的正常生育,有利于提高人口出生质量。

目前国际上一致认为需要筛查的疾病应符合以下几个标准:①疾病危害严重,可导致残疾或死亡,已构成公共卫生问题;②有一定发病率,筛查的疾病在人群中是相对常见或流行的疾病;③疾病早期无特殊症状,但有实验室指标显示阳性;④有可靠的、适于大规模筛查的方法,假阳性率和假阴性率均较低,并易为监护人所接受;⑤筛查的疾病可以治疗,特别是通过早期治疗,能逆转或减缓疾病进展,或者改善其预后;⑥筛查费用低,筛查、诊断和治疗所需的费用应低于发病后的诊断、治疗的支出费用。近几年来,随着人们对疾病认识程度的增加,对早期治疗效果好,但晚期无法治疗或治疗效果不佳的疾病,通过新生儿疾病筛查早期诊断,有针对性地进行产前诊断,对减少下一胎出生缺陷的发生也有重大意义。

一、新生儿遗传代谢病筛查

1961 年,美国 Guthrie 医生在干燥滤纸血片中采用细菌抑制法对血中苯丙氨酸进行半定量测定,开创了新生儿苯丙酮尿症(phenylketonuria,PKU)的筛查。随后,先天性甲状腺功能减退症(congenital hypothyroidism,CH)、葡萄糖-6-磷酸脱氢酶(glucose-6-phosphate dehydrogenase,G-6-PD)缺乏症及先天性肾上腺皮质增生症(congenital adrenal hyperplasia,CAH)等疾病的筛查在世界范围内广泛展开。不同国家和地区根据不同疾病发生情况选择不同病种来进行新生儿疾病筛查。近年来,串联质谱筛查发现的遗传代谢病,如先天性肌萎缩、溶酶体病及进行性肌营养不良等疾病也逐渐被纳入新生儿疾病筛查谱。随着筛查、诊断及干预技术的不断提高,我们相信会有越来越多的疾病被列入新生儿疾病筛查行列。

(一)标本采集

筛查前应将新生儿疾病筛查的项目、条件、方式、费用、意义及局限性等情况如实告知新生儿的监护人,并遵循自愿和知情选择的原则。填写采血卡片,内容包括采血单位、母亲姓名、居住地址、联系电话、新生儿性别、孕周、出生体重、出生日期、采血日期等。标本采集应重点注意以下几个方面。

(1)采血时间　出生 72 小时后,并充分哺乳;对于各种因素(早产儿、低体重儿、提前出院者等)导致未采血者,最迟不宜超过出生后 20 天。

(2)采血部位　足跟内或外侧,针刺采血部位,然后将血滴于滤纸片上,使血自然渗透至滤纸背面。至少采集 3 个血斑,每个血斑直径大于 8mm。

（3）标本保存　避免阳光直射血片，自然晾干，封存，并保存在 $2\sim8℃$ 的冰箱中。

（4）标本递送　采集后及时将标本递送，在 5 个工作日内必须送达筛查检测机构。以冷链递送为最佳方法，以免高温引起新生儿疾病筛查指标出现假阳性及假阴性。

（二）筛查指标

PKU 筛查指标为苯丙氨酸（phenylalanine，Phe）；CH 筛查指标为促甲状腺素（thyroid stimulating hormone，TSH）；CAH 筛查指标为 17α-羟孕酮（17α-hydoxy progesterone，17α-OHP）；G-6-PD 缺乏症筛查指标为 G-6-PD。串联质谱包括 40 多个氨基酸及酰基肉碱（疾病对应性特征性指标），用于筛查 40 多种氨基酸、有机酸、脂肪酸代谢障碍性疾病。

（三）召　回

对于筛查试验结果超出切值的可疑阳性新生儿，应立即通过固定电话、手机、短信、电子邮件或书信等方式通知监护人，将疑似患儿召回到筛查中心进行复查，待确诊后尽早给予治疗及干预。

对于串联质谱筛查阳性新生儿的召回：串联质谱新生儿疾病筛查一次检测可能出现多个指标异常，对于原标本复查后仍有异常者，需要召回复查；对于大部分疾病，氨基酸或酰基肉碱的绝对值和参数比值两者均有异常，才能判断为初筛阳性；对于部分疾病，如在甲基丙二酸血症的诊断中，C_3/C_2 比值比 C_3 绝对值更有意义，若 C_3 正常，C_3/C_2 增高，则也判断为初筛阳性，需要召回新生儿进行复查；对于召回检测结果仍异常者，需要进入相关疾病的诊断程序。

（四）诊　断

1. PKU

通过尿蝶呤谱分析及血红细胞二氢蝶啶还原酶（dihyaropteridine

reductase,DHPR)活性测定,可以初步鉴别苯丙氨酸羟化酶(phenylalanine hydroxylase,PAH)缺乏症(phenylalanine hydroxylase deficiency,PAHD)和 PAH 辅酶四氢生物蝶呤缺乏症(tetrahydrobiopterin deficiency,BH_4D);结合 BH_4 负荷试验,有助于诊断 BH_4 反应性 PAHD,为制定针对性治疗方案提供依据。基因测序是诊断的"金指标"。

2. CH

通过甲状腺功能测定、甲状腺 B 超检查,可以将甲状腺功能异常分为 CH 与高 TSH 血症两种类型。对于有明确家族史及甲状腺发育不良或肿大者,可进行相关基因(包括与甲状腺发育及甲状腺激素合成有关的基因)测序,以明确致病基因,并指导再生育。

3. CAH

结合电解质、皮质醇、17α-OHP、脱氢异雄酮(dehydroepiandrosterone,DHEA)、雄烯二酮等指标进行诊断。

4. G-6-PD 缺乏症

结合 G-6-PD 活性及其与 6-磷酸葡萄糖酸脱氢酶(6-phosphogluconate dehydrogenase,6-PGD)比值进行诊断。

5. 串联质谱筛查疾病的诊断原则

(1)在串联质谱筛查的新生儿疾病中,部分疾病在新生儿出生后即可发生,甚至病情较危重,需要尽快确诊并进行治疗。在召回时,若发现新生儿已经处于发病状态,或串联质谱筛查指标显著异常,则需要在采血复查的同时直接进入确诊程序,并进行相关实验室检测及治疗。对于未发病的新生儿,可以只采血复查,若复查结果仍异常,则再进入确诊程序。

(2)对于新生儿串联质谱筛查阳性者,根据不同疾病选择相关的生化检测,包括尿液气相色谱-质谱检测、血尿常规、血气分析、电解质、肝肾功能、血糖、血氨、乳酸、肌酸激酶、同型半胱氨酸、甲胎蛋白等。

(3)筛查阳性的新生儿经检测提示患有相应遗传代谢病的,均需要进行鉴别诊断和基因诊断,以明确致病基因突变位点,以及对父母突变基因进行验证。

(4)若特异性生化指标显著异常,则即使没有基因检测结果,或基因检测未明确致病基因突变位点,仍可作出诊断。

(五)治疗和随访

1.PKU

根据 PKU 的类型及对 BH$_4$ 的反应程度,可选择针对性方案进行治疗:单纯饮食治疗(低蛋白饮食及无苯丙氨酸或低苯丙氨酸饮食);BH$_4$ 联合神经递质治疗;BH$_4$ 联合神经递质与饮食治疗;神经递质与饮食治疗。监测苯丙氨酸水平变化及体格和智力发育水平,按照不同疾病类型及年龄将血苯丙氨酸浓度控制在合理范围。

2.CH

采用左甲状腺素钠替代治疗,监测甲状腺功能及体格发育情况,并将左甲状腺素钠调整到合适剂量。对于甲状腺移位、缺如、发育不良或甲状腺肿(多与甲状腺素合成障碍有关),一般需终身治疗。部分患儿试停药后甲状腺功能仍然正常,这种情况可能是暂时性甲状腺功能低下所致。

3.CAH

根据病情选择单纯糖皮质激素或盐皮质激素和糖皮质激素联合治疗。监测血 17α-OHP、促肾上腺皮质激素(adrenocorticotropic hormone,ACTH)、皮质醇、DHEA 及雄烯二酮等相关指标变化,调整两类激素的剂量,原则是以最低剂量,维持患者的血液监测指标及体格发育接近正常范围。

4.G-6-PD 缺乏症

本病无须进行特殊治疗。确诊后对家长进行疾病预防知识宣教,并给予患儿 G-6-PD 缺乏携带卡(内容包括禁用和慎用的氧化作用药物,避免食用蚕豆及其制品等),指导患儿饮食及用药。若患儿发生急性溶血,则立即进行对症治疗。

5.串联质谱筛查疾病的治疗原则

(1)筛查结果阳性的新生儿一旦确诊,必须尽快给予治疗,治疗越早,效果越好。

(2)降低体内与疾病相关的不同代谢途径的前体物质及其旁路代谢产物,补充缺乏的产物,以减轻上述病理生理改变对机体造成的损害。

（3）治疗方法依据疾病种类及疾病的严重程度而调整，包括饮食治疗、药物治疗、透析治疗、器官及细胞移植治疗、康复治疗等。

（4）疾病特异性指标显著异常的枫糖尿病、甲基丙二酸血症、丙酸血症、异戊酸血症及极长链酰基辅酶 A 脱氢酶缺乏症等疾病，病情发展往往较快，在进行相关实验室检测的同时要立即进行治疗。

（5）对于需要饮食治疗的代谢病，在治疗过程中，要根据疾病特点定期监测血氨基酸（包括苯丙氨酸、亮氨酸、缬氨酸、蛋氨酸等）、肉碱水平，以免这些物质浓度过低或过高而对机体造成损害。

二、新生儿听力筛查

听力障碍是常见的出生缺陷之一。新生儿双侧听力障碍的发生率为 1‰～4‰，其中重度和极重度听力障碍的发生率约为 1‰。拥有正常的听力是儿童语言学习的前提。儿童听力的最关键期为 0～3 岁，而通过一般体检和父母识别，几乎不能在第 1 年内发现患儿听力障碍，使很多儿童失去及时治疗的时机，而成为听力残疾儿童。

听力筛查是早期发现新生儿听力障碍，并开展早期诊断和早期干预的一项有效措施。应减少听力障碍对儿童语言发育和其他神经精神发育的影响，无论听力损害的程度如何，若能在 6 个月前发现，并给予适当的干预，则患儿的语言发育基本不会受影响。因此，听力筛查是促进儿童健康发展的有力保障。

（一）筛查方法

1.耳声发射法

耳声发射法的原理是将产生于耳蜗的声能，经中耳结构传过鼓膜，由外耳道记录得到。因此，耳声发射与内耳功能有关，任何因素损伤耳蜗功能，都可能引起耳声发射减弱或消失。耳声发射法是一项无创性的检查方法，操作简单、快速，近年来多被用于临床的新生儿听力筛查。

2.听觉诱发电位

听觉诱发电位(auditory evoked potential,AEP)的原理是通过头皮上的电极所记录到的儿童对声音刺激所产生的电位活动来分析脑干的功能,获得儿童听觉传导通路有无损伤及听力损伤的程度。听觉诱发电位操作烦琐,但与耳声发射法相比,不仅能测查听力是否受损,而且可反映听力受损的程度。听觉诱发电位在临床上多被用于听力异常儿童的诊断性测查。

(二)筛查流程

1.对于正常出生的新生儿,可实行两阶段筛查。在出生后48小时至出院前完成初筛,未通过者及漏筛者于42天内均需进行双耳复筛。对于复筛仍未通过者,应在出生后3个月龄内转诊至省级卫生行政部门指定的听力障碍诊治机构做进一步诊断。

2.对于新生儿重症监护病房(neonatal intensive care unit,NICU)婴儿,在出院前进行自动听性脑干反应(automated auditory brainstem response,AABR)筛查,将未通过者直接转诊至听力障碍诊治机构做进一步诊断。

3.对于具有听力损失高危因素的新生儿,即使其通过听力筛查,仍应在筛查后3年内每年至少随访1次。在随访过程中,若怀疑儿童存在听力损失,则应嘱家长及时将患儿送到听力障碍诊治机构就诊。新生儿听力损失的高危因素包括:①在NICU住院超过5天;②有儿童期永久性听力障碍家族史;③巨细胞病毒、风疹病毒、疱疹病毒、梅毒或毒浆体原虫(弓形体)等引起的宫内感染;④颅面形态畸形,包括耳廓和耳道畸形等;⑤出生体重低于1500g;⑥高胆红素血症达到换血要求;⑦病毒性或细菌性脑膜炎;⑧新生儿窒息(Apgar评分1分钟0～4分或5分钟0～6分);⑨新生儿呼吸窘迫综合征;⑩体外膜肺氧合;⑪机械通气超过48小时;⑫母亲在妊娠期曾使用耳毒性药物或祥利尿剂,或滥用药物和乙醇;⑬临床上存在或怀疑有与听力障碍有关的综合征或遗传病。

4.尚不具备条件开展新生儿听力筛查的医疗机构应告知新生儿监护人在3个月龄内将新生儿转诊至有条件的听力筛查机构完成听力筛查。

听力筛查操作步骤:清洁外耳道;使受检儿处于安静状态;采用筛查型

耳声发射仪或自动听性脑干反应仪,严格按技术操作要求进行测试。

(三)诊断流程

1.病史采集。

2.耳鼻咽喉科检查。

3.听力测试和诊断。听力测试应包括电生理检查和行为听力测试的内容,主要有声导抗(含 1000Hz 探测音)、耳声发射、听性脑干反应和行为测听等基本测试;听力诊断应根据测试结果进行交叉印证,以确定听力障碍的程度和性质。对于疑有其他缺陷或全身疾病的患儿,指导其到相关科室就诊;对于疑有遗传因素致听力障碍的患儿,应进行相应基因诊断。

4.辅助检查,必要时进行相关影像学检查和实验室检查。

(四)干　预

对于确诊为永久性听力障碍的患儿,应在出生后 6 个月内进行相应的临床医学和听力学干预。

(五)随　访

1.筛查机构负责初筛未通过者的随访和复筛,对于复筛仍未通过者,要及时转诊至听力障碍诊治机构做进一步诊断。

2.听力障碍诊治机构负责可疑患儿的随访,对于确诊为听力障碍的患儿,每半年至少复诊 1 次。

3.各地应当制定追踪随访工作的要求和流程,并纳入妇幼保健工作常规。妇幼保健机构应协助听力障碍诊治机构共同完成确诊患儿的随访,并做好各项资料的登记、保存工作。同时,指导基层医疗卫生机构做好辖区内儿童的听力监测及保健工作。

(六)康　复

1.对使用人工听觉装置的儿童进行专业的听觉及言语康复训练,定期复查并调试装置。

2.指导听力障碍儿童的家长或监护人到所在地有关部门和残疾人联合会备案,以接受家庭康复指导。

（黄新文）

【参考文献】

Baumgartner M R,Hörster F,Dionisi-Vici C,et al. Proposed guidelines for the diagnosis and management of methylmalonic and propionic acidemia. Orphanet J Rare Dis,2014(9):130.

Chace D H,Kalas T A,Naylor EW,et al. The application of tandem mass spectrometry to neonatal screening for inherited disorders of intermediary metabolism. AnnuRev Genomics & Hum Genet,2002(3):17-45.

Fernández-Lainez C,Aguilar-Lemus J J,Vela-Amieva M,et al. Tandem mass spectrometry newborn screening for inborn errors of intermediary metabolism:abnormal profile interpretation. Current Medicinal Chemistry,2012,19(26):4511-4522.

Grünert S C,Wendel U,Lindner M,et al. Clinical and neurocognitive outcome in symptomatic isovaleric acidemia. Orphanet J Rare Dis,2012(7):9-17.

Huang X W,Yang L L,Tong F,et al. Screening for inborn errors of metabolism in high-risk children:a 3-year pilot study in Zhejiang Province,China. BMC Pediatrics,2012(12):18.

Lindner M,Hoffmann G F,Matern D. Newborn screening for disorders of fatty-acid oxidation:experience and recommendations for man expert meeting. J Inherit Metab Dis,2010(33):521-526.

Magoulas P L,El-Hattab A W. Systemic primary carnitine deficiency:an overview of clinical manifestations,diagnosis,and management. Orphanet J Rare Dis,2012(7):68.

Nyhan W L,Barshop B A,Al-Aqeel A I. Atlas of Inherited Metabolic Diseases. 3th. London:Hodder Arnold,2012.

Therrell B L,Lloyd-Puryear M A,Camp K M,et al. Inborn errors of metabolism identified via newborn screening:ten-year incidence data and costs of nutritional interventions for research agenda planning. Mol Genet Metab,2014,113(1-2):14-26.

Wilcken B,Wiley V,Hammond J,et al. Screening newborns for inborn errors of metabolism by tandem mass spectrometry. N Engl J Med,2003,348(23):2304-2312.

顾学范. 临床遗传代谢病. 北京:人民卫生出版社,2015.

韩连书.遗传代谢病检测技术的应用及其结果的临床判读.中国实用儿科杂志,2014,29(8):569-574.

刘怡,刘玉鹏,张尧,等.中国大陆1003例甲基丙二酸血症的复杂临床表型、基因型及防治情况分析.中华儿科杂志,2018,56(6):414-420.

卫生部.新生儿疾病筛查技术规范(2010年版).

赵正言,顾学范.新生儿遗传代谢病筛查.2版.北京:人民卫生出版社,2015.

第五节 "互联网+"疑似残疾筛查

残疾儿童是指在精神、生理、人体结构上,某种组织、功能丧失或发生障碍,全部或部分丧失从事某种活动的能力,以致影响其日常生活和社会参与的儿童。依据《第二次全国残疾人抽样调查残疾标准》,我国残疾儿童的标准是年龄界定在18周岁以内,经专业人员检查鉴定,符合某类残疾最低标准者,可确定其为某类残疾儿童。疑似残疾儿童指有类似某种残疾的相应异常改变,但未确诊者。

一、概 述

相关统计数据显示,我国每年有20万～30万名肉眼可见的先天畸形儿出生,加上出生后数月和数年才显示缺陷的残疾儿童,先天性残疾儿童的总数为80万～120万人,占每年出生人口总数的4%～6%。第二次全国残疾人抽样调查资料显示,我国0～6岁残疾儿童有167.8万人。但是,比较全国各地的调查资料可以发现,各地儿童残疾的发生率相差较大。2007年,扬州市对7203名0～6岁残疾儿童进行调查,结果显示残疾患病率为4.30‰。在儿童残疾中,言语、肢体、智力残疾分别占43.2%、41.9%、42.9%。2008—

2009 年,白银市对 33.38 万名 0～14 岁儿童进行调查,结果显示残疾儿童占 5.8‰。2006 年,北京市残疾人抽样调查结果显示,7715 名 0～14 岁儿童的残疾发病率为 12.4‰。2001—2002 年,常州市对 5102 名 0～6 岁儿童进行流行病学调查,结果显示残疾发生率为 8.62‰。2006 年,海南省对 4064 名 0～6 岁儿童进行调查,结果显示各种残疾的发生率为 25.8‰。

目前,出生缺陷和残疾儿童已成为影响我国人口素质的重要问题。同时,残疾也给儿童及其家庭和社会带来了沉重的经济和精神负担,儿童残疾已成为各级政府、有关部门及全社会共同面临的问题和挑战。儿童残疾的主要原因有智力发育障碍、先天性肢体和躯干畸形、脑瘫、孤独症、听力语言障碍等。第二次全国残疾人抽样调查资料显示,儿童残疾发生率前四位顺位为智力残疾、多重残疾、肢体残疾、言语残疾。

0～6 岁残疾儿童抢救性康复工程就要从儿童抓起,早发现、早干预、早康复,从源头抑制、减少残疾的发生,从根本上改善残疾儿童未来生存与发展状况,这对降低残疾发生率、提高国民人口素质、促进社会和谐发展具有十分重要的意义。因此,该工程是一项功在当代、利在千秋的民生工程。

二、疑似残疾儿童筛查

(一)政策依据

我国高度重视儿童残疾的筛查和康复工作。1995 年,《中华人民共和国母婴保健法实施办法》颁布实施,规定保健机构应当按照国家有关规定开展新生儿先天性、遗传性代谢病筛查、诊断、治疗和监测工作。这为部分先天性疾病的筛查提供了法律依据,是疑似残疾儿童筛查的雏形。2010 年,卫生部下发《新生儿疾病筛查技术规范(2010 年版)》,规范了新生儿疾病筛查的技术标准。2008 年,《中共中央 国务院关于促进残疾人事业发展的意见》提出了"制定国家残疾标准,建立残疾报告制度,加强信息收集、监测和研究"。为此,2009 年 12 月 18 日,中国残疾人联合会康复部召开了"儿童残疾预防与康复工作研讨会"。与会专家一致认为,应进一步加强部门协调,实现资源共享,共同制订儿童残疾预防行动计划,开展儿童残疾预防与康复工作,探索建立卫生、计生、残联分工协作、共同推进的工作体系,形成早预防、早筛查、早转介、早治疗、早康复的工作机制。

杭州市积极响应国家号召,2009 年杭州市残疾人联合会、杭州市卫生局、杭州市财政局联合下发《杭州市 0～3 周岁新发疑似残疾儿童信息监测工作方案(试行)》,在全国率先开展 0～3 周岁新发疑似残疾儿童信息监测工作。2013 年,中国残联办公厅、国家卫生计生委办公厅联合下发《关于印发〈0～6 岁儿童残疾筛查工作规范(试行)〉的通知》,在全国范围内开展 0～6 岁儿童残疾筛查工作。之后,江苏、山西、四川等省相继开展 0～6 岁残疾儿童筛查工作。

残疾的起点在儿童,做好儿童残疾的监测工作,早期发现、早期干预,有助于减少残疾带来的经济、社会损失。由此各地纷纷探索疑似残疾儿童的筛查工作机制,有些地区利用互联网技术逐步开展筛查工作。

(二)利用互联网开展疑似残疾筛查

我国与一些发达国家均利用互联网、社区和妇幼保健网络对某些儿童残疾(如高危、发育性残疾、脑瘫、新生儿疾病和听力异常等)进行了筛查。

儿童发育迟缓是发育性残疾的一种。在发达国家或地区,发育监测多以政府项目的形式开展,并形成一个筛查识别、转介、评估诊断、早期干预、早期康复的网络系统。在该网络系统中,社区医院是开展基础发育筛查的机构。该网络系统采用的监测程序是:由父母应用标准化的家庭用筛查量表定期对儿童进行发育筛查,如未发现阳性,则继续进一步监测;如怀疑儿童存在发育问题,则及时将儿童送到医院,由医生做进一步的评估或筛查,并进行病因学检查,如不符合发育迟缓诊断,则在社区进一步监测,如确诊发育迟缓,则转诊到相关的干预机构进行评估和干预。纽约婴幼儿健康评估项目通过在社区使用各种筛查方法来提高 0～3 岁儿童发育监测的有效性,即提高对婴幼儿发育迟缓的鉴别能力,筛查出具有发育迟缓可能性的儿童,经儿科医生根据发育诊断量表的评估结果及相关病因学检查结果确诊,然后将发育迟缓儿童转介到早期干预项目中,通过后续实施相应的干预方法,促使这些儿童健康发展并获得良好的养育,康复已存在的残疾,缩小他们与正常儿童之间的发育差距,预防其功能退化,提高他们的适应能力,促进家庭功能的发展。对这些项目的效果进行评估,结果均显示,早期识别及干预具有促进发育迟缓儿童发育的作用。欧洲各国及澳大利亚等发达国家的城市监测形式与此基本类似。

脑瘫是0～3岁儿童残疾的主要疾病。一些发达国家,如美国、加拿大、澳大利亚等,在多年前就已建立起全国性的脑瘫或其他疾病的数据库。早在2000年,欧洲就开展了欧洲脑瘫监测项目。

为了更好地落实《中共中央　国务院关于促进残疾人事业发展的意见》提出的"制定国家残疾标准,建立残疾报告制度,加强信息收集、监测和研究"的目标,中国康复科学所承担了财政部"全国脑瘫高危儿童及脑瘫儿童监测网的建立"课题。全国脑瘫高危儿童监测网探索在现有妇幼保健工作的基础上,针对有脑损伤高危因素的儿童,进行规范登记、干预观察、记录转归等,为国家制定相关政策和今后的流行病学调查提供基础依据。加强对脑瘫高危儿童的随访监测,重点是加大对孕龄妇女、产妇及其家属的宣教力度,为其提供便利条件,规范干预方法,及时提供信息。促使有高危因素的小儿家长更加重视残疾监测,积极、主动参与随访,及早对小儿进行干预,以更好的方式促进小儿神经系统发育,减少残疾的发生。

广州的"面向社区、家庭的母婴健康监护系统"应用了多媒体和现代数字通信技术,为家庭医疗保健工程提供了坚实的技术基础。家庭远程母婴健康监护系统可以使孕妇在家中利用监护终端对胎儿心电进行监护,然后将监护结果通过互联网、电话线和全球移动通信系统(global system for mobile communications,GSM)等通信网络远程发送到医院的监护中心,再由专家对监护结果进行分析、诊断,并提出相应的预防措施,从而减少高危儿的出生。

一直以来,我国疑似残疾儿童筛查的重点是新生儿疾病筛查,较少涉及其他儿童残疾,也缺乏系统性的评估和防治体系。

(三)系统性的疑似残疾儿童筛查起源于杭州

从 2008 年开始,我国越来越重视残疾人信息报告和监测工作。《中共中央 国务院关于促进残疾人事业发展的意见》提出了"制定国家残疾标准,建立残疾报告制度,加强信息收集、监测和研究"和"建立健全残疾预防体系"。2008 年,杭州市残疾人联合会和杭州市卫生局在全国范围内率先启动了 0~3 岁疑似残疾儿童的筛查工作,内容包括信息收集、监测和研究。

2008 年,杭州市下发《关于促进残疾人事业发展 提升残疾人生活品质的暂行规定》,明确提出"有计划地开展残疾预防工作,制定和实施残疾预防行动计划,建立综合性、社会化的预防和控制网络,形成信息准确、方法科学、管理完善、监控有效的残疾预防机制"。此后,杭州市再次下发文件,明确提出"建立健全残疾预防体系,建立新生儿出生缺陷监测和 3 岁以下残疾儿童信息管理制度"。

2009 年 7 月,杭州市残疾人联合会、杭州市卫生局、杭州市财政局联合发文《关于下发〈杭州市 0~3 周岁新发疑似残疾儿童信息监测工作方案(试行)〉的通知》。2009 年 8 月正式启动该项目,对杭州市 7 个主城区 6 万余名 0~3 周岁儿童进行监测,优先开展残疾儿童抢救性治疗和康复。同年,浙江省在杭州市试点基础上下发《关于加快推进残疾人事业发展的实施意见》,要求"建立健全全省出生缺陷与残疾的监测网络,进一步完善出生缺陷监测和 0~6 岁残疾儿童的监测方案"。

2010 年,杭州市继续深化疑似残疾儿童筛查工作。杭州市残疾人联合会、杭州市卫生局、杭州市财政局联合下发《关于全面开展 0 至 6 周岁新发疑似残疾儿童信息监测工作的通知》,在 0~3 岁筛查的基础上,将筛查人群拓展到 0~6 岁,在筛查 7 个主城区的基础上,将覆盖面扩展到 16 个县(市、区)。

2012 年,杭州市将疑似残疾儿童筛查和出生缺陷监测工作进行有机结合,以有序推进相关工作的开展。

目前,杭州市已将"0~3 岁疑似残疾监测"和"出生缺陷监测"列入儿童保健常规工作。

三、疑似残疾儿童的筛查方法

各地筛查方法大同小异,下面以杭州市为例作一简单阐述。

(一)确定监测对象

所有居住在辖地的0～3岁婴幼儿(2011年后为0～6岁儿童),包括本地和流动人口。

(二)明确筛查病种

筛查新发疑似残疾报告种类:视力残疾(含盲、低视力)、听力残疾、言语残疾、肢体残疾、智力残疾、多重残疾,以及唇腭裂、弱视、孤独症、脑瘫。

(三)工作流程

1.疑似残疾儿童报告程序

社区卫生服务中心儿保科(筛查、信息上报)—县(市、区)妇幼保健院(所)儿保科(汇总、上报)—市妇幼保健院儿保科(汇总、分析、上报)—市残疾人联合会康复部(组织鉴定、康复,业务培训,反馈信息等)—县(市、区)残疾人联合会康复部(组织本辖区的鉴定、康复,落实优惠补助,反馈鉴定诊断结果)—县(市、区)妇幼保健院(所)儿保科(将诊断结果反馈到社区卫生服务中心)—社区卫生服务中心儿保科(社区康复训练、管理)。

2.疑似残疾儿童残疾排除鉴定程序

县(市、区)残疾人联合会康复部—市残疾鉴定定点医院—县(市、区)残疾人联合会康复部。

3.确诊残疾儿童报告程序

县(市、区)残疾人联合会康复部—县(市、区)妇幼保健院(所)儿保科—社区卫生服务中心儿保科;各县(市、区)妇幼保健院(所)儿保科同时将确诊残疾儿童的信息报市残疾人联合会康复部、市妇幼保健院儿保科。

4.治疗、康复、追踪观察程序

在每次体检时,社区卫生服务中心儿保科重点对筛查出的疑似残疾儿童和确诊残疾儿童进行观察;询问家长诊断、治疗、康复情况;将治疗、康复情况上报各县(市、区)妇幼保健院(所),并给予家长相应的康复、治疗指导。

2009—2017 年,杭州市共监测 0~3 岁儿童 199.53 万人,发现疑似残疾儿童 2029 人,发现率为 1.02‰。2012—2017 年,杭州市儿童疑似残疾的发生率基本维持在此水平。

2015—2017 年,杭州市对发现的 949 例疑似残疾儿童进行追踪,已确诊773 例,取得残疾证的有 218 例,取得残联补助的有 144 例,已在矫治康复的有 210 例。疑似残疾儿童监测工作使疑似残疾儿童得到了早期确诊、早期干预,给杭州市的残疾儿童带来了福音,轻者早期得到康复,严重者则减少了严重后果的发生。此外,还有许多残疾儿童家庭得到了各类补助,大大减轻了家庭负担。

四、互联网在疑似残疾筛查中的应用

(一)通过"互联网十"妇幼健康信息系统进行疑似残疾儿童筛查

1.母婴信息互通

借助"互联网十"妇幼健康信息系统,可以将社区卫生服务中心、市级和省级医疗机构的孕期、产时信息与儿童信息共享,这样就能够及时将孕产期的异常情况和新生儿出生的异常情况在儿童健康信息中反映出来,提醒儿童保健人员重点关注此类婴幼儿,及早发现异常,及时进行处置。例如,出生缺陷,新生儿窒息、低血糖,孕产期的某些感染、疾病等均会造成儿童发育异常或疾病,从而导致其成为残疾儿童。

2.利用儿童保健信息系统

利用儿童保健信息系统和儿童保健移动 APP 中设置的各类筛查量表进行疑似残疾儿童筛查,如心理行为发育筛查、脑瘫筛查、听力筛查等,并将这些量表作为体检筛查的必需项目。通过量表评定可以及时、早期发现异常

儿童,提示儿童保健人员对其进行重点观察,并建立疑似残疾儿童档案、疑似残疾儿童信息卡,以便进入残疾儿童管理程序。

(二)信息的录入、交换、分析

将儿童健康体检信息录入儿童保健信息系统,并实时录入异常情况的信息,系统会自动形成疑似残疾儿童报告卡,并按户籍所在地自动生成报表。各儿童保健机构只需输入儿童的身份证号即可查看该儿童的信息资料。

儿童保健信息系统可以将疑似残疾儿童报告卡的相关信息生成各类报表和分析表,如疑似残疾分类、病因分类、保健管理情况等,以便做进一步分析。上级业务部门、政府有关部门可以实时查看儿童保健信息系统,以便为政策制定、业务管理提供依据。

(三)利用移动互联网进行疑似残疾筛查的知识宣教

家长可以通过互联网自学相关知识,如视频、互动学习等,掌握疑似残疾早期识别方法、家庭早期干预方法等。

五、今后策略

(一)健全并充分利用妇幼健康信息系统

利用已经建立的妇幼健康信息系统,包括孕产期信息和0～3岁儿童保健信息,将产妇在医院的产时信息和新生儿疾病筛查信息导入儿童保健信息系统中,这样可以更加准确地记录出生缺陷的情况,加强出生缺陷、听力异常儿童的监测。儿童保健信息系统需要与多部门的系统相连,将胎儿期、新生儿期、婴幼儿期、学龄前期整个过程串联起来,能自动对每个阶段出现的异常建立相应的监测表单,并提示管理医生完善表单及进行管理指导。目前,儿童保健信息系统仍是一个薄弱环节,还需要进一步探索实践。

（二）依托妇幼保健网络建立多部门协作监测网络

依托妇幼保健网络，多部门协作建立"家庭—社区—社区卫生服务中心—市级和省级医疗机构"的疑似残疾监测康复网络。同时，多部门协作建立监测预防康复网络，各司其职，相互合作。

1.卫生计生部门

卫生计生部门包括社区卫生服务中心、市级和省级医疗机构。主要职责：负责孕产期的咨询、保健、筛查、康复；早期诊断、早期干预；优生优育宣传，减少出生缺陷和残疾的发生；0～36个月儿童健康管理和0～6岁儿童健康体检。

2.民政残联部门

民政部门的主要职责：贫困残疾儿童康复医疗救助；制定儿童福利政策，建立儿童福利机构。

残联部门的主要职责：制定标准，规范各类残疾儿童机构建设、转介服务；加强技术指导和人员培训，建立专家技术指导组，指导定点医疗机构业务；开展儿童残疾预防和早期康复宣教活动，不断提高儿童残疾预防与早期康复知识的知晓率；加强部门协作，建立儿童残疾预防的组织管理网络。

3.街道社区

收集、掌握社区孕妇、儿童信息，并将相关信息提供给社区卫生服务中心和民政部门。组织健康教育活动，进行早期识别疑似残疾儿童知识培训和残疾儿童家庭康复技能学习。宣传残疾人优惠政策。

4.各部门协作

目前各部门协作尚需进一步加强。需完善社区卫生服务中心的信息与市级和省级医疗机构的信息联网互通，建立卫生行政部门、医疗机构与民政残联部门的直报网络，街道、社区与卫生行政部门、民政残联共享信息，实现疑似残疾和确诊、康复信息互通。

(三)建立儿童残疾随报及早期康复工作制度

1.建立残疾儿童(疑似残疾儿童)填报康复流程

建议实施流程如下:家长早期发现—基层医疗卫生机构早期筛查、随报疑似残疾儿童—县级妇幼保健机构备案—市级定点医疗机构确诊、建立数据库、转介—医疗机构或残联—转介到康复机构,或给予康复安置。

2.加强康复与教育的衔接

儿童的成长不仅仅是体格的增长,也包括心理、社交、智力、语言和认知的发育,更重要的是考虑儿童的终身生涯。由于某些残疾的存在,残疾儿童与正常儿童有着不同之处,也使他们产生了特殊的需要。康复的目的是为残疾儿童提供各种机会,促进残疾儿童了解环境、提高社交能力、发展智力,为上学接受教育做准备。因此,要做好康复与教育的衔接,为残疾儿童接受教育提供适当的方式,如特殊教育、普通教育、全纳教育等。通过教育,使残疾儿童掌握各种知识和技能,为成年自立生活打下基础。随着社会的不断发展,我国残疾儿童的福利事业和康复事业取得了显著成就。然而,受多方面条件的制约,目前要实现残疾儿童"人人享有康复服务"仍面临着诸多困难和问题。为此,我们需要遵循国际社会的倡导,以"儿童优先"和"儿童最大利益"为指导思想,在立法、制定政策和规划工作时,要防止作为脆弱群体的儿童(尤其是残疾儿童)被"边缘化",应优先考虑儿童特别是残疾儿童的利益和需求,以确保我国残疾儿童的生存权、受保护权、发展权和参与权。

3.完善残疾儿童康复体系

建立以康复机构为骨干、以社区为基础、以家庭为依托的残疾儿童康复服务体系。社区卫生服务中心要积极开拓儿童残疾预防、康复领域。开展残疾儿童随报及早期康复工作,逐步建立早预防、早筛查、早转介、早治疗、早康复的机制。目前,儿童保健医生在儿童康复知识、技能方面还有所欠缺,所发现的患儿基本都被转至康复医院进行康复治疗。因此,残疾儿童的康复必须得到家长的配合与支持,并要充分调动社区力量。要加强对社区卫生服务中心儿童保健医生的业务培训,提高社区儿童保健人员的康复技能和家庭康复指导能力。

(四)开展社区儿童康复工作

我们应实施残疾儿童康复重点工程和抢救性工程,积极开展社区儿童康复工作。《社区康复指南》明确了社区康复涵盖健康、教育、生计、社会融入、赋权五大领域 25 个方面的具体内容,并归纳为社区康复矩阵图。康复工作包括:低视力儿童验配助视器及视功能训练、盲童定向行走训练;听力残疾儿童康复训练、人工耳蜗手术及训练;肢体残疾儿童矫治手术、康复训练、假肢矫形器及辅助器具适配;智力残疾儿童康复训练;孤独症儿童康复。同时,加强残疾儿童康复机构和区域中心建设、残疾儿童家长培训及贫困残疾儿童医疗和康复救助等。

儿童社区康复所采用的模式是以"个体—任务—环境"理论构建的"生物—心理—社会"残疾康复模式。在课程设计时,我们要考虑残疾儿童的不同病因、不同行为特点、不同环境、不同发展方向等对其机体功能的影响。儿童康复要注重儿童功能的培养,针对功能障碍建立适应性行为方式,并强调生活质量和综合干预方法;同时,强调家长参与,重视家庭—社区康复。

(徐　韦)

【参考文献】

国家统计局,第二次全国残疾人抽样调查领导小组.第二次全国残疾人抽样调查主要数据公报.

李玲,林春峦,孙华峦.海南省 0~6 岁残疾儿童现患率调查.中国妇幼保健,2010,25(5):671-372.

梁爱民.儿童发育迟缓监测研究进展.中国康复理论与实践,2011,17(12):1128.

刘民,栾承,沈励.2006 年北京市残疾人抽样调查流行病学特征分析.中国康复医学杂志,2009,24(6):550-552.

汪卫华,吴亚南,汪晓东,等.常州市 0~6 岁残疾儿童的流行病学调查.中国临床康复,2002,6(22):3330-3331.

王继军,张淑一,郑芬,等.白银市 0~14 岁残疾儿童现况调查与研究.中国妇幼保健,

2010,25(8):1106.

吴龙,徐长柏,陈惠川,等.0～14岁宁夏回族儿童残疾调查.中华儿童保健杂志,1998,6
    (4):226-227.

吴卫红,刘建军,张雁中.《全国脑瘫高危儿童监测网的建立》实施进展//中国残疾人康复
    协会.中国残疾人康复协会第五届学术报告会论文汇编.北京:中国残疾人康复协
    会,2011:374-377.

习海燕.面向社区家庭的母婴健康监护系统软件设计.广州:南方医科大学生物医学工程
    学院,2015.

张金明,赵悌尊.对我国残疾儿童康复的思考.中国康复理论与实践,2012,18(2):
    195-196.

张馨遥,王佩鑫,王永杰.2007年扬州市0～6岁残疾儿童现况调查.中国妇幼保健,2014,
    29(3):424-427.

中华人民共和国卫生部,中国残疾人联合会.关于印发《中国提高出生人口素质、减少出
    生缺陷和残疾行动计划(2002—2010)的通知》.

第六节　"互联网＋"遗传咨询

根据 2006 年美国国家遗传咨询师协会(National Society of Genetic Counselors,NSGC)对遗传咨询的重新定义可知,遗传咨询是指"一个帮助人们理解和适应遗传因素对疾病的作用及其对医学、心理学和家庭的影响的程序"。中国遗传学会遗传咨询分会将遗传咨询定义为"联合人类基因组技术和人类遗传学知识,为人们提供遗传咨询、基因诊断、遗传病治疗等相关医学服务和常规的健康服务"。

一般而言,遗传咨询包括获取信息、建立和证实诊断、风险评估、告知信息以及心理咨询等过程。遗传咨询的服务对象是遗传病患者或其家属,或有患某种遗传病风险的人群。咨询时间贯穿孕前、产前、产后以及个体生长发育的全过程。服务的主要内容包括:针对遗传病患者的检测前咨询、检测后报告解读、可行的治疗方案制定;针对有异常妊娠史或遗传病家族史夫妇

的生育咨询和产前诊断、植入前诊断咨询;孕期的妊娠、生产和婴儿保健的指导,以及近亲婚配咨询、亲子鉴定等。

一、遗传咨询的萌芽

虽然目前距孟德尔发现遗传规律仅 150 多年,但人类在数千年前就已模糊地认识到某些疾病的遗传特征,并对其加以概括、总结成文字记录下来。例如,痛风号称"王者之病",《出埃及记》记录"你要宰这羊,取点血抹在亚伦的右耳垂上和他儿子的右耳垂上,又抹在他们右手的大拇指上和右脚的大脚趾上,并要把其余的血洒在坛的周围",而大拇指及大脚趾均为痛风的好发部位,因此有学者据此推断亚伦及其子均患有痛风。又如,《历代志下》描述"亚撒作王的第三十九年,他因患了严重的脚病而瘸腿;即使在那时候,他也没有祈求上主的帮助,却去求问医生"。公元前 400 年左右,"医学之父"希波克拉底主要以体液学说来解释痛风,并认为其与男性沉溺性爱有关。但他也注意到父母若患有痛风,则其子女罹患痛风的概率也很高。因此,痛风可能是人类最早发现的具有家族遗传倾向的遗传病。

另一个历史悠久的遗传病是血友病,在公元 200 年左右才为人所知。在犹太典籍《塔木德》中已有规定,"如果(某位母亲的)第一个男胎在割礼时流血不止,第二个男胎也在割礼时流血不止,那么她的第三个男胎就不得再行割礼"。这显示当时的人们已经认识到该病具有家族遗传性,并且提出了正确的防范措施。这可能是人类有记录以来最早的遗传咨询。

总而言之,在古代和近代社会,由于人们未认识遗传规律,他们对遗传病的认识仅仅流于表面,因此只能通过日常生活的观察得出一些似是而非的结论,给出的建议也难言正确,但总归作出了有益的尝试。这一切只有在现代遗传学真正成为科学,临床遗传学在此基础上成为临床医学的一门学科之后才得到改观,而遗传咨询作为临床遗传学的服务内容之一,也才得到了真正的发展。

二、谢尔顿·里德(Sheldon Reed)与现代遗传咨询的诞生

现代意义的遗传咨询是随着遗传学的发展而兴起的。1900年,孟德尔的工作被荷兰人德弗里斯(Hugo de Vries)、德国人科林斯(Carl Correns)、奥地利人切尔马克(Erich von Tschermak)三位科学家各自独立重新发现,这标志着现代遗传学的诞生。1906年,英国生物学家贝特森(William Bateson)第一次公开建议人们把研究遗传和变异的生理学统称为"Genetics"(遗传学),现代遗传学就此萌芽。之后,随着细胞培养技术、染色体制备技术、DNA双螺旋结构等一系列重大发明和发现的不断面世,作为遗传学重要分支之一的医学遗传学在20世纪中叶获得了飞速的发展,使得各种各样的遗传病不断被发现。对于这些遗传病,患者和家属都有大量问题需要请教临床遗传学专家,由此遗传咨询应运而生。大批医学家、遗传学家投身于这一新兴学科,并作出了巨大的贡献。美国遗传学家谢尔顿·里德是其中的一位先驱人物,现今广泛使用的"遗传咨询"(genetic counseling)一词正是他提出的。也正是在他的引领下,遗传咨询获得了全面发展,并奠定了遗传咨询现在的基础。

根据美国国家遗传咨询师协会的统计,目前全美各地已经有4000多名经认证的遗传咨询师,分散于各州的医院、临床检测实验室,甚至政府部门、大学以及企业等。一般情况下,作为遗传诊断咨询团队的重要一员,遗传咨询师与遗传学医生、遗传护士、遗传学实验室主任等协同完成遗传病的诊断及咨询。

三、远程医疗与遗传咨询

美国是世界上最早开展遗传咨询专业培训的国家,第一批学生在1971年毕业,目前已经有4000多名遗传咨询师通过认证。而据欧洲人类遗传学协会(European Society of Human Genetics,ESHG)统计:至2011年,英国只有300名遗传咨询师,法国75名,荷兰65名,挪威17名,丹麦15名,瑞

典 10 名,爱尔兰、西班牙和瑞士的遗传咨询师人数不足 10 名,而德国、意大利和其他欧洲国家则没有遗传咨询师。每百万人口中遗传咨询师的数量以丹麦最高,但也不足 5 名,可见遗传咨询资源的稀缺。在我国,随着遗传学检测技术(如无创 DNA 技术)以及常见单基因遗传病筛查技术的开展,尤其是"全面两孩"政策的实施,人们对基因诊断、遗传咨询的需求猛增,遗传咨询发展迅速。但现实问题是权威遗传咨询机构稀缺,专业的遗传咨询师更是少之又少。中国科学院院士、中国遗传学会遗传咨询分会主任委员贺林教授推测"我国专业的遗传咨询师缺口预计在 2 万～10 万人,若将婚前婚后、孕前孕后等比较基础的遗传咨询计算在内,则需求量会非常大"。

虽然目前美国已经有 4000 多名遗传咨询师,但是在各州的分布极度不均衡,开设遗传咨询课程的大学仅有 30 余所,每年毕业学生 100 多人,且主要集中在东西海岸沿线州,只有少数分布在中部、东北部等自然条件相对较差的州。同时,即使在同一个州,由于美国地广人稀,因此也有相对偏远的地区,而这些地区的居民往往因为交通不便、漫长的冬季恶劣天气等而无法得到合适的医疗照护。为了向居住在偏远地区的居民提供服务,早在 2000 年,美国就已尝试开展远程遗传咨询。例如,缅因州远程医疗网络(The Maine Telehealth Network,MTN)是位于缅因州 Lubec 地区的"Health Ways"区域医疗中心的一个项目。该项目通过综合服务数字网络(integrated services digital network,ISDN)、电话线,运用交互式电视(interactive television,ITV)技术来促进缅因州各地的远程医疗保健、心理健康、社会服务和医学教育发展。远程遗传学临床咨询实行预约制,患者需要先与远程医疗站点的工作人员预约就诊咨询的时间,工作人员会为患者提供初步指导,并完成家族史和病史表格的填写。当患者到达远程医疗站点时,护士会再次介绍远程医疗咨询、患者保密、记录保存等事宜,并签署参与远程遗传咨询的知情同意书。在远程医疗站点,护士会现场对患者进行必要的体格检查。随后,在预约的时间段,遗传学医生或遗传咨询师会与患者进行交流,并根据患者的描述作出诊断。如果需要补充体格检查或其他实验室、影像学检查的资料,那么会根据当地站点的医疗服务情况,由站点驻点医生/护士进行现场检查,或通过驻点医生/护士预约相关检查。在完成最初的远程遗传咨询和相关检查后,工作人员会和患者一起确定是否需要进行面对面的随访。

在一项历时 3 年的研究中,科学家比较了远程遗传咨询和面对面遗传咨询的效果,发现两者并无明显差别。基于远程医疗网络的遗传咨询在取得患者自然病史和家族史、体格检查结果、外观畸形评估以及产前遗传咨询和肿瘤咨询方面具有明显优势,因为这些资料通过远程就诊就可以轻松获得。无论是患者还是医生,他们对这种新型的远程医疗方式都非常满意,因为双方都获得了极大的便利。此外,患者的满意度提升还体现在远程医疗可以有更多家庭成员一起参与到就诊过程中,以及可以同时面对多学科的团队(包括遗传学医生、遗传咨询师、遗传护士、遗传学实验室主任),获得更佳的就诊体验等。当然,也有少数患者对远程医疗方式不满意而选择面对面的交流。在一项评估中,满分 4 分的问卷患者给出了 3.56 的平均分,可见大部分患者对远程医疗还是满意的。

在国内,临床遗传学还没有作为一门单独的学科或一个单独的科室来设置,现有的遗传咨询和遗传诊断仍存在脱节现象,由此造成许多遗传病患者缺乏专业的指导,甚至出现无法就医的情况。目前,我国的遗传咨询师主要由医学遗传学工作者、检验科工作人员、实验室技术人员、妇产科医生、儿科医生或内科医生兼任。为了缓解临床遗传学资源相对匮乏的局面,2007年中国科学院遗传与发育生物学研究所开发了"中国遗传咨询网"。该网站除提供信息较全面的有关遗传病的科普资料外,还开设有遗传咨询门诊,免费解答咨询者的相关问题。另外,该网站还提供在线绘制家系图的工具(见图 5-2),患者可以在线描绘出所患遗传病在家族中的患病情况,并与其他资料(如图片、文档等)一起提交给网站,网站再遴选合适的遗传咨询专家与患者进行交流。

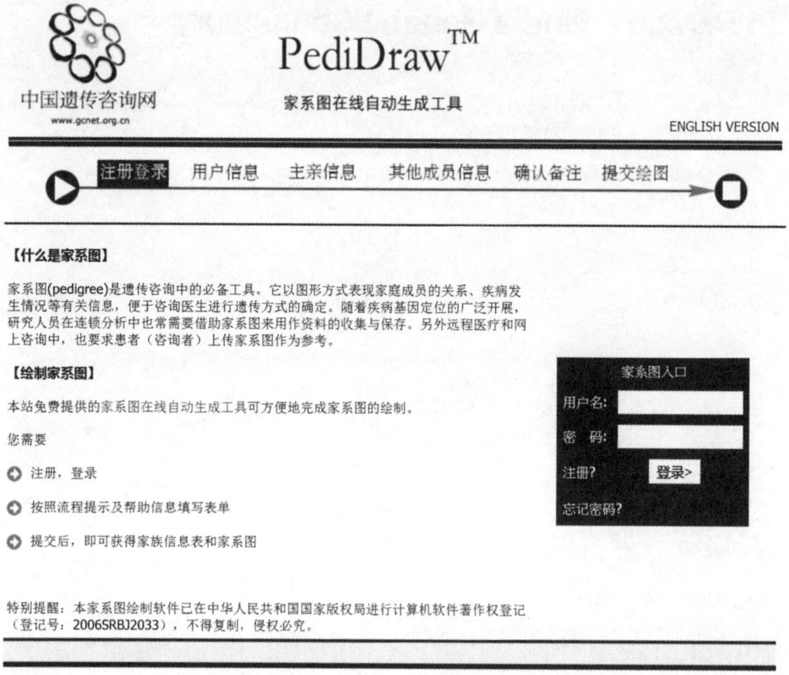

中国遗传咨询网
www.gcnet.org.cn
PediDraw™
家系图在线自动生成工具
ENGLISH VERSION
注册登录
用户信息
主亲信息
其他成员信息
确认备注
提交绘图
【什么是家系图】
家系图(pedigree)是遗传咨询中的必备工具。它以图形方式表现家庭成员的关系、疾病发生情况等有关信息，便于咨询医生进行遗传方式的确定。随着疾病基因定位的广泛开展，研究人员在连锁分析中也常需要借助家系图来用作资料的收集与保存。另外远程医疗和网上咨询中，也要求患者（咨询者）上传家系图作为参考。
【绘制家系图】
本站免费提供的家系图在线自动生成工具可方便地完成家系图的绘制。
您需要
注册，登录
按照流程提示及帮助信息填写表单
提交后，即可获得家族信息表和家系图
家系图入口
用户名:
密 码:
注册?
登录>
忘记密码?
特别提醒：本家系图绘制软件已在中华人民共和国国家版权局进行计算机软件著作权登记（登记号：2006SRBJ2033），不得复制，侵权必究。

图 5-2　中国遗传咨询网提供的家系图工具示意图

四、“互联网＋”与遗传咨询

近十几年来，基因组学的检测技术在医学中的应用越来越普遍，有越来越多的患者接触到基因检测、遗传咨询及相关服务。如何在现有遗传咨询师极度稀缺的情况下，向越来越多的人提供合格、可靠的遗传咨询则非常关键。一方面，需要开展各类遗传咨询培训，大力普及遗传咨询知识；另一方面，需要利用现有的互联网技术，克服地域、时间的限制，确保更多的人获得这些服务。

美国国家遗传咨询师协会在其网站上提供了遗传咨询师检索页面（见图 5-3），患者通过该页面输入自己所在地的邮政编码和需要咨询的大致专业方向，就可以检索到距离自己最近的、经认证的遗传咨询师的联系方式，并在检索时可以选择面对面咨询或电话咨询。

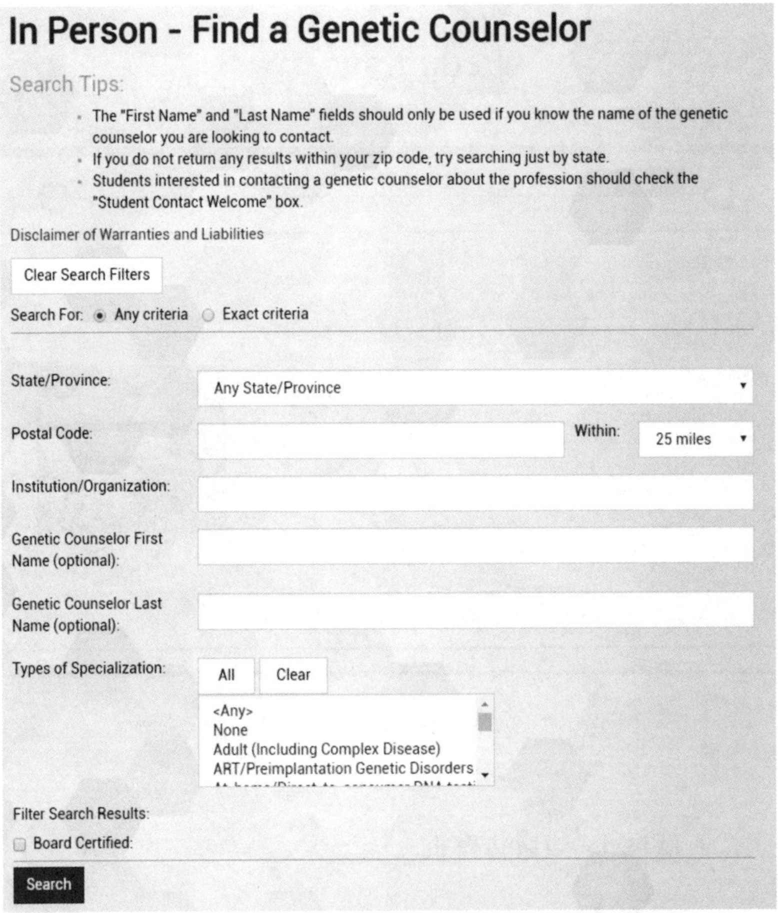

图 5-3　美国国家遗传咨询师协会网站提供的全美遗传咨询师检索页面示意图

　　作为国内知名的生命科学公司——华大基因旗下的华大医学,早在 2011 年就引进了诸多国内外知名的医学遗传学专家,建立了在线遗传咨询团队,开展在线遗传咨询业务(见图 5-4)。患者只需在线签署知情同意书,然后提交相关信息,即会有团队成员进行评估和回复。

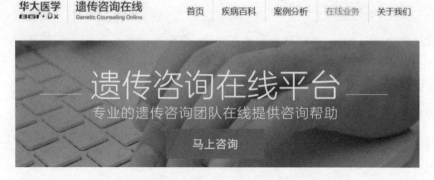

图 5-4 华大医学在线遗传咨询平台示意图

除了华大医学自组团队开展在线遗传咨询外,美国还有一些公司整合了全国的医院、个体诊所、医学实验室、学术中心等单位和部门的遗传咨询资源,作为中介向患者提供定制化的在线遗传咨询服务。GeneMatters 和 Genetic Counseling Services 就是其中的代表(见图 5-5),它们的服务方式主要是通过网络视频或电话进行远程就诊,必要时也通过其合作单位进行线下就诊和检查。患者具有完全自主权,可以预约遗传咨询服务的时间,或预约自己满意的遗传咨询师等。这种方式较 10 多年前的远程遗传咨询需要定时定点到远程医疗站点又有了新的进步,患者和医生有了更大的自由度。患者只需一部手机或一台笔记本电脑,就可以选择合适的时间和地点,通过公司网站的在线平台或公司的 APP 进行遗传咨询。

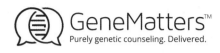 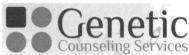

图 5-5 GeneMatters 和 Genetic Counseling Services 在线遗传咨询示意图

值得一提的是,随着移动互联网的不断发展,一些移动 APP 甚至微信小程序也可以提供遗传咨询服务。这些移动 APP 或微信小程序利用遗传学表型-基因型数据库和中文人类表型标准用语联盟(The Chinese Human Phenotype Ontology Consortium,CHPO)设定的标准,输入表型数据(患者的症状、体征等检查结果),借助大数据和人工智能,推测与之关联的基因型,即可能患有的遗传病。这实际上是初步代替了遗传学医生的诊断。例如,著名的表型识别软件 Face2Gene 正是基于遗传病的基因型-表型关联而设计的(见图 5-6)。其团队花费 3 年时间,与全球的遗传学家和诊所进行合作,以众包的方式收集图像和数据,同时建立了图像数据库和解读图像的神经网络。它可通过拍摄患者面部图片和简单填写特征性临床变化,然后上传至数据库,就可以与成千上万张遗传性疾病综合征患者的图片进行对比,筛选出患者最可能患的遗传性疾病。Face2Gene 可以帮助诊断约 4000 种已知的遗传综合征。业界预测 Face2Gene 可能成为一种临床评价标准,并很快成为实验室分析的依据和参考。

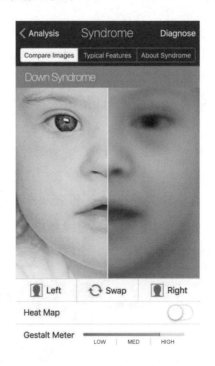

图 5-6　Face2Gene 移动 APP 应用界面示意图

目前,Face2Gene 已被临床遗传学家广泛应用。密西西比大学的遗传学医生 Omar Abdul-Rahman 在接诊一例罕见病儿童时,发现其有多个先天缺陷,包括语言障碍和癫痫发作,但是其多项遗传学检测结果均为阴性。他使用 Face2Gene 拍下了这位患儿的面部照片并上传至数据库进行分析,该软件在几秒内就生成了一份潜在的遗传性疾病列表。这证实了他的预感：该儿童可能是一名 Mowat-Wilson 综合征患者。这为下一步的实验室诊断指明了方向。在之后的几周内，该儿童的基因检测结果显示其 ZEB2 基因发生了突变，确认其患有 Mowat-Wilson 综合征。

"疾因搜"是基于华大基因构建的临床遗传病数据库开发的一款遗传病检索类应用软件（见图 5-7）。其主要功能包括临床症状、基因、病名及 OMIM（Online Mendelian Inheritance in Man，人类孟德尔遗传数据库）号的检索，即使是非专业人士，也可以通过简单的操作，筛选出与某一组症状相关联的遗传性疾病。

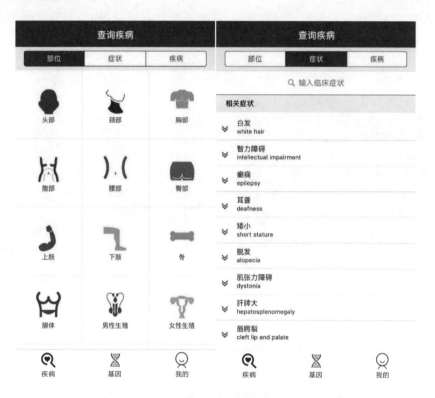

图 5-7　华大基因"疾因搜"应用软件查询界面示意图

随着互联网、物联网的进一步发展和深入妇幼保健、出生缺陷综合防治体系的方方面面,以及大数据的整合和人工智能、神经网络的不断发展、完善,人与人之间、人与人工智能之间只隔了一部手机、一个屏幕,人们通过互联网就可以获得海量的咨询内容和不亚于专家的诊断建议。传统的面对面遗传咨询方式受到了挑战,遗传病的诊断模式也将发生翻天覆地的变化。虽然"互联网＋"大大变革了遗传咨询的方式方法,并扮演了工具和媒介的角色,其可以提供疾病的信息,使患者初步了解遗传病知识,起到了部分的咨询作用,但是一个完整的遗传学诊断和遗传咨询仍需要患者、家属以及遗传学医生、遗传咨询师、实验室技术人员等专业人员的参与和合作。"互联网＋"不能代替医生的专业咨询意见和诊断,在整个遗传咨询过程中,主角永远是患方和医务人员。

(王 昊)

【参考文献】

Bateson W. An address on mendelian heredity and its application to man. delivered before the Neurological Society of London, on Thursday, February 1st, 1906. Br Med J, 1906,2(2376):61- 67.

Face2gene. https://www.face2gene.com/.

Harper P S. Practical Genetic Counselling. 7th. London:Hodder Arnold,2010.

Hilgart J S,Hayward J A,Coles B,et al. Telegenetics:a systematic review of telemedicine in genetics services. Genet Med,2012,14(9):765-776.

Lea D H,Johnson J L,Ellingwood S,et al. Telegenetics in Maine:successful clinical and educational service delivery model developed from a 3-year pilot project. Genet Med, 2005,7(1):21-27.

Resta R G. The historical perspective:sheldon reed and 50 years of genetic counseling. J Genet Couns,1997,6(4):375-377.

Resta R,Biesecker B B,Bennett R L, et al. A new definition of Genetic Counseling: National Society of Genetic Counselors' Task Force report. J Genet Couns,2006,15(2): 77-83.

Uhlmann W R,Schuette J L,Yashar B M. A Guide to Genetic Counseling. 2nd. Hoboken：
　　Wiley-Blackwell,2009.

华大医学遗传咨询在线. http：//yczx. bgidx. cn/.

疾因搜. http://jiyinsou. bgidx. cn:8000/mweb/index. php.

美国国家遗传咨询师协会. https://www. nsgc. org/.

塔木德. 赛妮亚,编译. 重庆:重庆出版社,2008.

中国遗传咨询网. http://www. gcnet. org. cn/.

中文人类表型标准用语联盟. http://www. chinahpo. org/.

第六章
"互联网＋"妇女健康管理

"预防为主,防治结合"是国家的医疗卫生总方针。"互联网＋医疗"所带来的真正变革,是将以医院为中心和以疾病治疗为主的传统医疗模式,向以患者为中心和以疾病预防为主的现代健康管理模式转变。通过云计算、物联网、大数据等信息技术,实现对健康数据的采集、计算、分析,从而为人们提供精细化医疗管理服务,达到防患于未然的目的。妇女在生命周期的不同阶段对健康的需求是不同的,故针对不同阶段健康的主要问题,需要采取相对应的防治措施来解决,如保持"两癌"筛查项目的可持续性、保障健康老龄化战略的全面实施等。当前,"互联网＋"已经开始全方位渗透入医疗领域,包括健康管理、卫生保健、慢性病管理等,但是在实践过程中也暴露出一些短期内不易解决的问题,还需要做进一步的研究和探索。本章就"互联网＋"分别在女性"两癌"筛查、绝经期妇女健康管理、女性盆底功能障碍性疾病防治及免费避孕药具公共卫生服务中的具体实践进行了系统而详细的介绍,以期与同道进行广泛的经验交流并督促改进。

第一节 "互联网＋"在女性"两癌"筛查
和管理中的应用

一、概　述

女性"两癌"即女性乳腺癌和宫颈癌。乳腺癌是 40～65 岁女性的高发肿瘤之一，发病率达 11.6％，居女性恶性肿瘤发病率的首位，且近年来发病人群呈年轻化趋势。有报道显示，在 15～45 岁女性新发癌症病例中，乳腺癌占比最高。而宫颈癌也是女性常见的恶性肿瘤之一。在发展中国家，女性宫颈癌的发病率仅次于乳腺癌。有报道显示，宫颈癌是 28 个国家女性的最常见癌症、42 个国家女性的主要癌症死因，也是仅次于乳腺癌的威胁女性健康的恶性肿瘤。我国是宫颈癌的高发地区，每年新发病例数约 13.15 万例，占全球宫颈癌新发病例总数的 28.8％。

在适龄妇女中广泛开展"两癌"筛查，通过早发现、早诊断、早治疗可以降低治疗费用，提高患病妇女的生存率。癌症筛查被认为是恶性肿瘤防治中最有效的措施之一。

二、国外"两癌"筛查情况

美国纽约在 20 世纪 60 年代实施了一项健康保险计划，对 60696 名年龄为 40～60 岁的女性进行乳腺癌普查。18 年的随访结果显示，对照人群中有 163 例女性死于乳腺癌，而普查组为 126 例，乳腺癌死亡率降低了 23％，提示乳腺癌普查是降低乳腺癌死亡率的一种十分有效的方法。更大的乳腺癌普查计划于 20 世纪 70 年代开始实施,美国国立癌症研究所(National Cancer Institute,NCI)和美国癌症协会(American Cancer Society,ACS)组织对 29 个肿瘤中心的 28 万名 35 岁以上女性实施乳腺癌检测示范工程,至 2005 年,筛查覆盖目标人群比例已达 68％。同时,美国从 1950 年开始采用宫颈巴氏涂片筛查宫颈癌,使宫颈癌的发病率和死亡率持续下降,并且发现超过 50％ 的宫颈癌发生于从未接受或近 5 年内未接受宫颈癌筛查的妇女。

自 1988 年开始,英国实施大规模的乳腺癌筛查计划,每年筛查 160 万名妇女,预计每年可避免 1400 例女性死于乳腺癌。同年,英国国家医疗服务体系(National Health Service,NHS)启动宫颈癌筛查项目,所有适龄女性均可免费筛查,使宫颈癌的发病率和死亡率明显下降。

1987—1990 年,澳大利亚在 11 个地区开展了乳腺癌筛查试点计划,适龄妇女参与率为 67％～89％。结果显示,试点地区乳腺癌死亡率降低了 30％。

在"两癌"筛查规范方面,2016 年 1 月 12 日美国《内科学年鉴》(*Annals of Internal Medicine*)杂志在线发表了美国预防服务工作组(The U. S. Preventive Services Task Force,USPSTF)颁布的最新版乳腺癌筛查指南。《美国医学会杂志》(*The Journal of the American Medical Association*, *JAMA*)和《新英格兰医学杂志》(*The New England Journal of Medicine*, *NEJM*)也分别发表了 ACS 关于一般风险女性的乳腺癌筛查指南和世界卫生组织(World Health Organization,WHO)国际癌症研究署(International Agency for Research on Cancer,IARC)关于开展乳腺癌筛查的指导性意见。2017 年,欧洲肿瘤内科学会(European Society for Medical Oncology,ESMO)发布了宫颈癌的诊断、治疗和随访指南。2018 年,美国国立综合癌症网络(National Comprehensive Cancer Network,NCCN)正式公布《2018 年子宫颈癌临床实践指南》等,为广大医务工作者开展"两癌"筛查和诊治工作提供了重要参考。

三、国内"两癌"筛查情况

在党中央和国务院的高度重视下,2009 年,"在农村妇女中开展妇科疾病定期检查"被首次写入政府工作报告。随后,国家将农村妇女"两癌"检查项目分别纳入国民经济和社会发展年度计划、国家新医改方案和国家重大公共卫生服务项目。卫生部和中华全国妇女联合会(简称全国妇联)印发了《农村妇女"两癌"检查项目管理方案》,在全国 31 个省(区、市)的 221 个县(市、区)开展宫颈癌检查,其中东部 30 个县(市、区),中部 78 个县(市、区),西部 113 个县(市、区);在全国 200 个县(市、区)开展乳腺癌检查,首轮农村妇女免费"两癌"检查项目就此推开。卫生部和全国妇联共同成立了农村妇女"两癌"检查工作领导小组和专家技术指导组,各地也积极建立由政府主导、多部门协作、全社会共同参与的"两癌"防治模式和协作机制。承担农村妇女"两癌"检查任务的医疗卫生机构定期向主管部门报送项目开展情况,经县级卫生、财政部门审核后,由财政部门将专项补助资金按工作量拨付给相应的医疗卫生机构。各省(区、市)均制定了项目实施方案,定期对项目管理、资金运转、实施情况、质量控制及效果进行督导和评估。

除免费检查外,为了使筛查出的"两癌"患者得到及时治疗,国家还积极推动在医疗保障体系中为"两癌"患者,特别是贫困患者提供救助。2011 年,新型农村合作医疗(简称新农合)将农村妇女"两癌"纳入重大疾病医疗保障范围,2012 年又纳入大病保险范畴。"两癌"患者在报销基本医疗保险后,自付费用超过一定标准的,可由新农合大病保险给予不低于 50% 的报销。2012 年,民政部开展特重大疾病医疗救助试点工作,帮助符合条件的贫困"两癌"患者解决经基本医疗保险和大病医疗保险报销后仍然难以负担的住院费用,有效减轻了贫困患者的医疗费用负担。

随着项目的深入开展,农村妇女对"两癌"检查重要性的认识也在逐步提高。2013 年,全国农村妇女"两癌"防治知识知晓率为 80.5%,比 2009 年提高 49.7%。评估结果显示,有 87.9% 的妇女知晓宫颈癌筛查相关知识,分别有 99.4%、98.1% 的妇女表示宫颈癌、乳腺癌检查很有必要,有 98.5% 的妇女对乳腺癌检查项目的实施效果表示满意。在项目的辐射带动下,部分非项目地区也纷纷开展"两癌"免费检查,省级或地市级财政支持开展妇女"两癌"筛查的县(市、区)比例也逐年升高。2015年,国家卫生计生委下发《农村妇女"两癌"检查项目管理方案(2015年版)》,项目工作实现了地区全覆盖,并试点开展了以人乳头状瘤病毒(human papilloma virus,HPV)检测为基础的宫颈癌筛查工作。

四、"两癌"筛查存在的问题及解决方法探索

在"两癌"筛查项目开展过程中,也发现了一些问题。

1. 项目人群主要局限于农村妇女,人群均等性不够

国家"两癌"筛查项目主要针对农村妇女,尚未对城市妇女全面开展。就恶性肿瘤发病率来说,2018年2月国家癌症中心发布的全国癌症统计数据显示,城市女性恶性肿瘤发病率为279.87/10万,高于农村女性近60个十万分点,其中城市女性乳腺癌的发病率、死亡率均高于农村女性。因此,同步关注城市女性健康、开展城乡统筹的"两癌"筛查是非常必要的。

2. 检查项目需要优化

目前比较普及的宫颈癌筛查方法有宫颈刮片检查、宫颈液基细胞学检查(thinprep cytologic test,TCT)、宫颈HPV检测等,这些方法各有利弊。宫颈刮片检查费用低、易操作,但是假阴性率高、易漏筛。TCT的检出率较宫颈刮片检查高,特异性好,但是费用高,需要病理专家肉眼诊断,大规模的筛查对病理等专业人员的要求高。HPV检测取材方便、敏感性好,但特异性低。而将不同的筛查方法进行组合,为优化检查项目、提高检出率提供了可能。

3. 筛查机构有待明确

"两癌"筛查不同于一般检查,需要建立一个集筛查、确诊、治疗、追踪于一体的综合防治体系。因此,在管理上需要建立"两癌"筛查服务网络,区分初筛机构、确诊机构、治疗机构和管理机构等不同层级,并实行技术准入制度,以确保项目质量。

值得一提的是,浙江省就"两癌"筛查的防治和管理体系率先进行了积极探索。从 2009 年由省财政投入 600 万元试点启动资金启动农村妇女"两癌"检查项目试点,到 2010 年将农村妇女"两癌"检查列入妇幼重大公共卫生服务项目并在全省推广,再到 2017 年印发《浙江省城乡妇女免费"两癌"检查项目实施方案》,在原先主要针对农村妇女筛查的基础上,全面实施城乡妇女免费"两癌"检查项目,并进一步优化了项目流程。浙江省经过多年的努力,已初步建立起一套检查项目统一、检查流程规范、机构职责明确、经费使用规范的全方位"两癌"检查体系。浙江省的"两癌"筛查模式主要具有以下特点。

(1)检查项目统一,检查流程规范 宫颈癌检查包括妇科检查、HPV 检测、宫颈液基细胞学检查、阴道镜检查和组织病理学检查。考虑到 HPV 检测的灵敏度高、操作简单等特点,经过专家的充分论证,浙江省采用 HPV 检测作为宫颈癌初筛的首选方法,规定 HPV 试剂所采用的技术平台及其产品至少要包含世界卫生组织确认的 13 种以上的高危型型别,并由省级机构集中采购,以确保试剂质量和检测质量。对 HPV 检测结果呈阳性或 HPV 高危分型检测结果为非 HPV16/18 阳性者进行宫颈液基细胞学检查,并采用巴氏系统(the Behesda system,TBS)细胞学分类法对宫颈细胞进行评价。对高危型 HPV 检测阳性合并宫颈细胞学检查结果分级为"无明确诊断意义的鳞状上皮细胞病变(atypical squamous cell of undertermind significant,ASCUS)"及以上,或 HPV 高危分型检测结果为 HPV16/18 阳性者或肉眼检查异常者进行阴道镜检查。对阴道镜检查结果异常/可疑者进行组织病理学检查。

乳腺癌检查包括乳腺体检、彩超检查和乳腺 X 线检查。对所有接受检查的妇女进行规范的乳腺体检(包括视诊、触诊)和乳腺彩超检查。乳腺彩超检查结果采用乳腺影像分级评估报告系统(以下简称 BI-RADS 分级评估报告系统)。对乳腺彩超检查 BI-RADS 分级为 0 级以及 3 级者进行乳腺 X 线检查,检查结果采用 BI-RADS 分级评估报告系统。对于乳腺 X 线检查为 0 级和 3 级者,由具有副高级职称以上的乳腺专科医生综合评估后进行随访或其他进一步检查。对于乳腺彩超检查和(或)X 线检查 BI-RADS 分级为 4

级和 5 级者,直接进行组织病理学检查。

(2)机构职责明确 "两癌"检查是一项系统工程,涉及的机构多,而不同机构的职责又不同,故需要协同合作。为此,浙江省按照职能将机构分为检查机构、管理机构和培训机构三类。

检查机构又分为初筛机构和进一步接诊机构。初筛机构负责开展辖区"两癌"检查项目宣传工作,开设"两癌"检查日常门诊,按照工作规范优化检查流程,方便群众检查;与进一步接诊机构建立联系,对检出的可疑或阳性病例做好召回、转诊和随访工作,定期开展质量控制;加强信息管理,确定专人负责"两癌"检查信息的收集和审核,按月汇总并反馈至当地县级妇幼保健机构。要求各县(市、区)确定至少 2 家医疗机构为常态化初筛机构。进一步接诊机构负责对检出的可疑或阳性病例做进一步检查,使可疑或阳性病例能够得到准确诊断和及时治疗;与初筛机构保持密切联系,及时将可疑或阳性病例的进一步诊断结果反馈给初筛机构。要求各县(市、区)确定至少 1 家医疗机构为进一步接诊机构。

管理机构主要由各级妇幼保健机构组成。省、各地市的妇幼保健院负责全省、全地市"两癌"检查项目的业务指导、人员培训、督导检查、质量控制和数据分析工作。县级妇幼保健机构负责制订"两癌"检查工作计划,提供健康教育和"两癌"检查技术服务,指导、加强辖区内异常病例的追踪随访工作。

培训机构主要承担"两癌"检查项目的知识培训。成立省级"两癌"检查培训指导中心,由该中心负责制定检查机构的技术标准、"两癌"检查规范和技术流程,如《宫颈癌检查技术手册》和《乳腺癌检查技术手册》,以进一步规范检查机构技术准入标准和项目操作指南。此外,省级培训机构还要组织师资对市、县级技术人员进行系统培训和考核。浙江省妇女宫颈癌检查培训指导中心负责开展宫颈癌相关专业知识(包括流行病学、临床检查方法和规范、宫颈癌前病变与宫颈癌规范诊治和相关报告信息填写等)、HPV 检测、宫颈液基细胞学检查(包括制片及染片方法和要点、TBS 分类报告方法)、阴道镜检查(包括操作方法、注意事项、诊断标准及相关报告、信息登记表册填写要求)等培训。浙江省妇女乳腺癌检查培训指导中心负责开展乳腺癌相关专业知识(包括流行病学、临床检查方法、组织病理学检查方法和标准,以及相关治疗知识等)、乳腺彩色超声和乳腺 X 线检查(包括操作方法、注意事项、BI-RADS 分级评估报告系统信息填写、质量控制等)等培训。

(3)经费使用规范 "两癌"检查费用包含按物价收费标准结算的检查项目费用、按省级集中招标采购价结算的 HPV 检测和宫颈液基细胞学检查试剂费用,以及检查机构质控费用等。上述费用由各级财政分级承担。省财政负责省级"两癌"检查培训指导中心承担的年度计划内培训的培训经费和中心运行经费。各市、县(市、区)财政负责当地"两癌"检查人员培训经费和必要的工作经费。各地规范项目经费管理和流程,加强项目经费使用监管。

五、"互联网十"在"两癌"筛查中的应用

在互联网没有介入前,传统的"两癌"筛查存在组织动员困难,登记、反馈、信息追踪不连续,阳性病例召回难,筛查实效评价难等问题,故建立一套区域内统一的"两癌"检查管理信息系统,利用信息技术提高工作效率,通过大数据分析为决策提供依据是非常有必要的。目前,国内尚无一个区域范围内专门的"两癌"检查信息系统。一般将"两癌"筛查(如 HPV 检测、宫颈液基细胞学检查、乳腺彩超检查等)与医院内部的体检系统相整合,并作为妇科体检的常规检查项目,而后续的阴道镜检查、组织病理学检查通常设置在医院的门诊系统中,这就造成初筛和进一步检查相对割裂,在一家医院内部尚未统一,就更难在不同医院之间实现资源共享。而国外也尚无此类完整的信息系统可供借鉴。浙江省以规范实施城乡妇女免费"两癌"检查项目为契机,在国内率先探索建立省级"两癌"检查项目管理信息系统——浙江省两癌检查项目管理系统,为互联网十"两癌"筛查提供了一条切实可行的道路。

该系统部署于各级检查机构和管理机构,兼顾各地信息化水平的差异性,支持与相应的区域信息平台进行对接,优化了项目流程,减轻了医务人员的工作量,提高了回访覆盖率,有利于临床长期追踪、大数据分析和管理决策。系统具体设计如下。

1.预期目标

利用信息技术对基层项目工作的开展进行全流程登记、监督、管理。对

受检妇女的个案数据进行收集、统计、分析,并汇总形成报表,定期上传至主管部门。对县(市、区)域内应检对象进行动态管理,与城乡居民基本医疗保险相关信息进行比对,减少重复检查,降低漏检率。通过信息系统定期对检查人员进行业务培训和考核;建设主题宣传子网站,在互联网上针对大众人群开展"妇女常见妇科病、乳腺疾病和'两癌'防治知识"普及工作;实现网上检查预约、检查结果网上查询、阳性结果系统通知的目标。

2.技术目标

根据项目内容对应论证说明为实现业务目标所要达到的技术目标,包括:软件功能、性能、易用性、兼容性、可靠性、精准性等目标;根据系统安全风险确定的网络与信息安全目标;建设中可以形成的信息资源、规范标准等目标;技术保障运行等方面的目标。

3.技术方案

(1)设计原则 系统整体设计要求必须从全网的角度出发,坚持高起点、高要求。

具备先进性:系统设计要面向对象,分层管理;系统的模型设计、软件结构以及软硬件平台都应采用当前主流的技术。

具备灵活性:系统应能迅速响应业务流程的变化,采用工作流的思想,实现可定制流程,使流程自动化、灵活化。

具备安全性:系统应具备统一且完善的多级安全机制,具有防止用户误操作的功能,能够防止"脏数据"(dirty read)的存在;能够防止非法用户访问、删除、修改数据,或泄密。

具备可扩充性:系统的软件设计采用模块化体系结构,新功能的引入不会影响原有的功能模块,具有良好的可扩展性。同时,系统的容量可随硬件的扩容和软件的升级而增加,从而满足更高的要求。

(2)技术架构 模块采用浏览器/服务器(browser/server,B/S)架构进行建设。采用目前经典、主流的 MVC 开发模式,基于 J2EE 技术规范,按照三层架构(表现层、业务逻辑层、数据访问层),利用 Java 技术实现基于 B/S架构的数据网络资源调度,使信息系统在 Windows、Linux、Solaris 系统上都能运行(见图 6-1)。

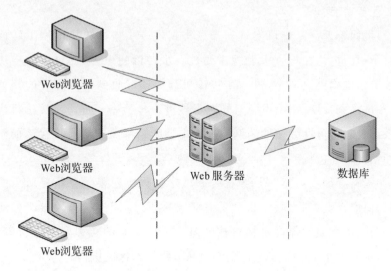

图 6-1 基于 B/S 的数据网络资源调度架构示意图

　　（3）应用分层　设计良好的 Web 应用可以按职责分为四层，依次是表现层、持久层、业务层和领域模型层。采用这样的层次结构可以实现层与层之间的松散耦合，增加代码重用率。各层分工明确，利于团队的明确分工，提高开发效率。成熟的开源产品可以实现各层功能，缩短开发周期，且架构所使用到的开源产品均具有很广泛的用户群，经受过实践的考验，其质量和性能也得到保障（见图 6-2）。

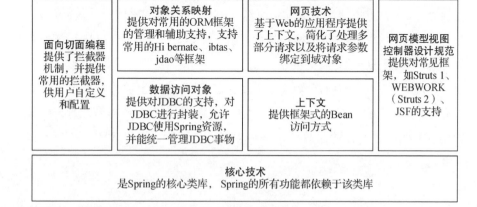

图 6-2 Spring 七大核心模块示意图

207

4.业务功能

(1)机构管理　系统可实现初筛机构到进一步接诊机构的网上转诊功能。对于初筛机构在检查中发现需要进一步转诊的患者,通过转诊模块向进一步接诊机构提出申请,进一步接诊机构能即时收到转诊患者的相关信息,在安排检查日期后,由系统通知患者做进一步检查。进一步接诊机构能通过系统及时将可疑或阳性病例的进一步诊断结果反馈给首次接诊的初筛机构和辖区管理机构。

(2)资料管理　承担"两癌"检查的医疗机构应妥善保存服务对象的检查资料,由专人负责收集、分析和汇总相关数据,定期报送当地县级妇幼保健机构;县、市级妇幼保健机构对辖区内"两癌"检查的相关数据进行审核、汇总后,定期报送至当地卫生行政部门和上级妇幼保健机构。

(3)查询统计　各县(市、区)、市可分时间、分地区、分年龄等进行多维度查询统计,内容包括:各县(市、区)、市"两癌"检查比例;可疑病例或阳性病例比例、确诊率以及及时反馈率等。

(4)培训模块　开展宫颈癌相关专业知识(包括流行病学、临床检查方法和规范、宫颈癌前病变与宫颈癌规范诊治和相关报告信息填写等)、HPV检测、宫颈液基细胞学检查(包括制片及染片的方法和要点、TBS分类报告方法)、阴道镜检查(包括操作方法、注意事项、诊断标准及相关报告、信息登记表册填写要求)等的培训。开展乳腺癌相关专业知识(包括流行病学、临床检查方法、组织病理学检查方法和标准,以及相关治疗知识等)、乳腺彩色超声和乳腺 X 线检查(包括操作方法、注意事项、BI-RADS 分级评估报告系统信息填写、质量控制等)等的培训。

(5)系统对接　与浙江省妇幼健康信息系统对接,生成接口参数。若地市有自行需求,则可通过自有系统将信息生成报表,然后定期向浙江省妇幼健康信息系统推送。与浙江政务服务网对接,与政务资源共享平台实现数据共享。

5.效益分析

(1)业务流程得到优化　拟将业务流程优化为宣传动员、现场检查和回访三个环节。

在宣传动员环节,向群众发放宣传资料和调查问卷,将受检人员基本信息录入这一步骤前置。设计一个基于 B/S 架构的、可交互的网站,并将调查问卷(包含个人基本信息、知识问卷)等电子化,使受检人员在家即可完成该步骤。调查问卷的数据提交后,通过网络将相应字段插入"两癌"检查项目信息系统中。受检人员按照约定时间来院检查时,仅需出示身份证进行身份核验,即可完成调查问卷这一环节,从而大大缩短了受检人员在院逗留的时间。

在现场检查环节,得益于上一环节的数据支持,工作人员无须像传统方式一样手工录入基本信息,只需在受检人员完成身份核验后再分配给相应的门诊号即可完成后续的一系列检查。同时,检查结果也将自动保存于系统,取代了手工操作,提高了工作效率。

在回访环节,传统的回访方式是通过翻阅大量的纸质文档来查找检查结果为阳性的受检人员,这种方式效率低,也很难保证没有遗漏。流程优化后的信息系统支持将检查结果通过自助查询、网上查询、系统通知等形式及时反馈给受检对象。若检查结果为阳性,则系统会提醒工作人员通知受检人员来院复检。优化后的回访环节相较于之前大大提高了回访效率和覆盖面。

(2)经济、社会效益显著增强 基层妇幼保健机构信息化人员不足,故以县(市、区)为单位部署系统不仅会造成设备成本支出增加,而且相应的维护成本也会成倍增长。以省为单位进行系统建设,可以将优势维护力量集中起来,在保证运行维护质量的前提下减少支出。同时,信息化管理可以方便政府全面、即时、准确掌握相关信息,为科学制定和调整卫生改革与发展政策提供客观依据,实现管理手段的现代化和规范化。优化后的"两癌"筛查管理模式对规范检查流程,提高目标人群覆盖率,促进妇女预防癌症、及早诊断、早期治疗,普及健康的生活方式等也具有重要的推进意义。

六、展　望

通过信息技术可以提高"两癌"检查项目的科学性、规范性和可持续性,且在提高服务对象的接受度、参与度和满意度方面效果明显。此外,信息化技术也为一定时期内大样本健康数据采集和绩效分析提供了有力支撑,为在更深层次调整优化公共卫生服务政策奠定了基础。由此可以预想,"互联网+"在服务于"两癌"检查等面向广大人群的公共卫生服务项目上优势明显,必将大有可为。

(徐 玮)

【参考文献】

Andersson I,Aspegren K,Janzon L,et al. Mammographic screening and mortality from breast cancer:the Malmo mammographic screening trial. BMJ,1988,297(6654):943-948.

Bray F,Ferlay J,Soerjomataram I,et al. Global cancer statistics 2018:GLOBOCAN estimates of incidence and mortality worldwide for 36 cancers in 185 countries. CA:A Cancer J Clin,2018,68(6):394-424.

Mayor S. Number of deaths from cancers falls after 20 years of screening in England. BMJ,2008,336(7643):527.

Olsen A H,Nijor S H,Vejborg I,et al. Breast cancer mortality in Copenhagen after introduction of mammography screening:cohort study. BMJ,2005,330(7485):220.

Sant M,Allemani C,Berrino F,et al. Breast cancer survival in Europe and the United States. Cancer,2004,100(8):715-722.

Siegel R L,Miller K D,Jemal A. Cancer statistics,2018. CA:A Cancer J Clin,2018,68(1):7-30.

陈万青,孙可欣,郑荣寿,等. 2014 年中国分地区恶性肿瘤发病和死亡分析. 中国肿瘤,2018,27(1):1-14.

马博文.子宫细胞病理学诊断图谱.北京:人民军医出版社,2008.

第二节 "互联网+"在绝经期妇女健康
管理中的应用

一、互联网思维下绝经期妇女健康管理模式的跨界融合

(一)人口老龄化现象日趋严重

根据第六次全国人口普查的数据统计可知,2010 年我国 60 岁及以上人口为 1.7764 亿人,占总人口的 13.26%;65 岁及以上人口为 1.1883 亿人,占总人口的 8.87%。按照联合国的标准,一个地区 60 岁及以上人口占总人口的比重超过 10%,或者 65 岁及以上人口占总人口的比重超过 7%,这个地区即进入老龄化社会。以上数据表明,我国在 2010 年就已经正式进入老龄化社会。并且,我国人口的老龄化程度正在加速加深,截至 2017 年年底,我国 60 岁及以上人口超过 2.4 亿人,占总人口的 17.3%;65 岁及以上人口超过 1.5 亿人,占总人口的 11.4%。预计到 2050 年,全世界老年人数将达到 20.2 亿人,其中我国老年人数将达到 4.8 亿人,约占亚洲老年人口的 2/5,几乎占全球老年人口的 1/4。人口老龄化已成为全球面临的重大公共卫生问题,而我国所面临的老龄化问题更为严峻。为了积极应对人口老龄化问题,世界卫生组织于 2015 年提出了"健康老龄化"策略,其核心目标是提高老年人的生命质量,缩短带病生存期,延长健康预期寿命。我国的人口老龄化具备自己独有的特点,如老龄化人口绝对数大、进展态势迅猛、分布区域不均衡、慢性病发生率高等。因此,如何依据上述特点制定适合我国国情的健康管理策略,是当前全社会深切关注的热点问题。

(二)新时代女性对身体健康和生活质量的需求日益增加

21世纪是人类追求健康的世纪。伴随着社会经济的发展、人口结构和疾病谱的改变、人们生活水平的提高,越来越多的人已经不再局限于被动地治疗疾病,而是更加重视身体的预防保健。女性是社会主体的一部分,撑起了人类经济社会发展的"半边天"。自尊、自信、自立、自强是21世纪新女性必备的"四自"精神,她们对自己的人生历程有着强烈的掌控意愿,包括自身的生命健康。她们会更加积极、主动地关注自身的健康状况和生命质量,时刻关注现代医学的发展和科学技术的创新对健康生命的积极作用,接受更多的健康理念和健康管理服务。

随着人口老龄化趋势日益加剧,我国的绝经期女性已经超过2.1亿人,约占总人口的1/7,而如此庞大的绝经期女性群体的身心健康问题也给医疗服务行业带来了巨大压力。当前,"全面健康老龄化"已上升为国家战略,同时我国也进入了大健康时代。大健康理念倡导健康的生活方式和自我健康管理,追求包含生理、精神、心理、社会、环境等全面的健康。这种完全的健康理念也恰恰满足了21世纪绝经期女性的健康保健需求。

(三)绝经期低雌激素水平与慢性病的关系

雌激素具有增加冠状动脉血流量、提高胰岛素敏感性、调节血压和血脂水平的作用。随着绝经时间的延长,女性体内雌激素分泌逐渐减少,雌激素的上述保护作用也逐渐减弱,相关心血管疾病及代谢紊乱(如冠心病、高血压、高血糖、高血脂等疾病)的发生率较绝经前上升。相关流行病学调查表明,绝经前女性的冠心病发病率约为同年龄男性的1/10,但在绝经后,女性的冠心病发病率大幅升高,与同年龄男性的冠心病发病率几乎持平。一项长期的临床研究发现,对绝经后女性而言,血浆雌酮<15pg/ml可作为心血管疾病的独立危险因素。代谢综合征(metabolic syndrome,MS)是一系列危险因素的综合,包括腹型肥胖,以及导致动脉粥样硬化的血脂异常、高血压及胰岛素抵抗。有研究发现,代谢综合征存在性别差异,尤其是中心或腹

型肥胖,且更多发生于女性。在美国,女性代谢综合征的发病率显著高于男性,且超过 50％的女性患者年龄在 60 岁以上。而在中国、印度、加拿大等国家,同样存在相似的性别差异。由此可知,绝经后女性代谢综合征的发病率会明显上升。一项对杭州地区 1425 名 40～70 岁女性的调查显示,围绝经期和绝经后女性是代谢综合征的高危人群,且代谢综合征的患病率随着年龄的增加呈显著上升趋势。此外,绝经后女性高血压的发病率也会明显升高,我国 50～79 岁绝经期女性高血压的患病率高达 36.5％。由此可见,慢性病是绝经期女性的主要健康问题,其健康管理的核心是慢性病的管理。

(四)绝经期的健康管理

1.健康管理的概念

"健康管理"(managed care)的概念最早于 20 世纪 50 年代末在美国提出,其最初的目的是美国医疗保险组织为减少医疗保险赔付损失,联合医疗机构对医疗保险客户进行系统的健康管理,以有效控制疾病的发生和发展,降低出险概率和实际医疗支出,从而使利益最大化。经过多年的持续发展,全球多个发达国家在健康管理领域积累了丰富的经验,取得了一定的成果,特别在健康信息管理方面成就显著。例如,1998 年,英国国家医疗服务体系(NHS)率先组建了全民电子病历系统,实现了居民病历的终身保存和实时读取。2010 年,美国将全国的电子病历系统进行汇集整合,构建了国家健康信息网络。日本则通过积累大量的医疗健康数据,实现了居民健康的实时追踪和健康干预,并且有针对性地开展了健康分类管理。我国的健康管理起步较晚,它是一个比较新兴的概念。目前,人们比较认同的健康管理的定义是:对个体或群体的健康进行全面监测、分析、评估,提供健康咨询和指导,以及对健康危险因素进行干预的全过程。当前,我国的健康管理主要采用体检中心健康管理服务的模式,且开展了很多健康服务,除健康体检外,还包括健康咨询、健康调查、健康干预、健康监测等服务。但是,由于长期缺乏规范的健康管理机制,缺少专业的健康管理人员,以及受到健康信息资源共享程度低等因素的影响,因此最终无法对个体的健康体检结果进行针对性的、追踪式的健康管理,个体的健康管理也就无法取得很好的效果。

2.当前绝经期女性对健康管理的认知及需求

女性从开始进入围绝经期就应该重视自身保健,并积极预防和处理围绝经期综合征。围绝经期是指妇女绝经前后的一段时间,包括从临床、内分泌及生物学等方面出现卵巢功能衰退的征兆至最后一次月经后1年的时期。根据女性生殖衰老分析系统(Stages of Reproductive Aging Workshop,STRAW),国内绝经学专家经讨论,就围绝经期的起始标志达成共识:40岁及以上的女性在10个月内发生2次相邻的月经周期长度的变化不少于7天。在此期间,女性卵巢功能减退,导致雌激素水平急剧波动性下降,从而出现月经紊乱、自主神经和血管舒缩功能紊乱等症状,称为"围绝经期综合征"。是否能平稳地度过围绝经期,直接关系到女性绝经后的健康。绝经期女性的远期健康风险大多与慢性疾病的发生有关,如骨质疏松、高血压、冠心病、糖尿病等。因此,提高女性对围绝经期健康重要性的认识,通过科学的围绝经期健康管理来帮助围绝经期女性顺利进入绝经期,减少近远期相关疾病的发生,就显得至关重要。

然而,国内多项研究显示,围绝经期女性对健康管理的知晓率仍普遍偏低。如无锡市一项对40～65岁女性的调查显示,该年龄段女性对围绝经期相关知识的知晓率为20.74%;哈尔滨市一项对围绝经期妇女的调查显示,知晓率约为62.30%;上海市社区40～55岁妇女的知晓率约为34.5%,青岛市区及城郊35～59岁妇女的知晓率仅为16.56%。而且,部分女性对围绝经期综合征常见症状的知晓率参差不齐,了解最多的症状是月经紊乱(81.7%),其次是潮热出汗(76.1%)。大部分围绝经期女性认为,围绝经期相关症状只是暂时的,不会对身体健康造成影响,往往忽略了围绝经期综合征对老年阶段健康的影响。而对女性来说,远期慢性疾病正是影响绝经后老年女性健康的主要因素,而健康问题是影响她们老年生活质量的根本因素。因此,在围绝经期就需要开展健康管理。

3.当前绝经期女性对激素补充治疗的认知及需求

绝经的本质是卵巢功能衰竭导致雌激素缺乏而引发一系列与绝经相关的问题或疾病。2011年国际绝经学会(International Menopause Society,IMS)发布的指南指出,"激素替代治疗是维持围绝经期和绝经后女性健康的全部策略(包括饮食、运动、戒烟和限酒)中的一部分"及"激素替代治疗可以减轻绝经症状和保持骨密度"。《绝经激素治疗全球共识》指出,绝经激素治疗(menopausal hormone therapy,MHT)可提高患者的生活质量,有效改善关节肌肉疼痛、情绪改变、失眠和性功能减退等更年期症状。MHT 如同饮食、运动、戒烟等生活方式的改善一样,是维持围绝经期和绝经后女性健康策略中的重要组成部分。只要掌握 MHT 的适应证、禁忌证,遵循个体化治疗原则,尽早从绝经早期开始用药,并采取多学科协作管理,就会使更多的女性获益。在美国和欧洲一些发达国家,MHT 已经被大众所接受。研究数据显示,一些发达国家 MHT 的应用率为 18%～50%。近年来,我国日益重视围绝经期女性的健康管理,广大医务工作者为此做了大量的科普宣教工作。然而,调查结果显示,我国妇女在对 MHT 的认识、接受、使用方面与发达国家仍存在差异,如北京地区的调查显示围绝经期妇女的 MHT 知晓率为19.1%,而使用过 MHT 的人群只占调查人数的 1.4%。由此可见,我国使用激素补充治疗的人依然较少,人们对此仍存在较多的顾虑和恐惧。因此,应该让更多的围绝经期女性了解激素补充治疗是缓解绝经相关症状的首选治疗方法,该疗法能满足广大围绝经期和绝经期女性的需求。

(五)"互联网＋"绝经期健康管理模式的兴起

1.政策推动"互联网＋医疗"健康产业发展

近年来,国家多层面的政策导向和扶持为"互联网＋医疗"健康产业带来了前所未有的发展契机。2015 年 7 月,国务院发布的《关于积极推进"互联网＋"行动的指导意见》文件对"互联网＋医疗"作出了详细说明,提出"推广在线医疗卫生新模式",并对移动医疗、互联网诊疗、互联网健康服务、医疗数据共享和医疗大数据平台等给出了具体指导意见。2016 年 10 月,国务院又发布了《"健康中国 2030"规划纲要》。该纲要确立了如下目标:到 2020年,健康服务业总规模超 8 万亿元,到 2030 年达 16 万亿元,将"保障全民健康"提升到了国家战略的高度。2018 年 4 月,国务院再一次审议通过《关于促进"互联网＋医疗健康"发展的意见》,确定了发展"互联网＋医疗健康"的措施,强调加快发展"互联网＋医疗健康",以缓解看病就医难题,提升人民的健康水平。中国共产党第十九次全国代表大会(简称党的十九大)更是明确提出"实施健康中国战略"号召,要求发展健康产业,推动健康中国建设。

2.新技术助力"互联网＋医疗"健康管理模式的形成

随着现代信息技术的不断发展和互联网的广泛普及,信息技术已被越来越多地应用到健康管理领域。"互联网＋"健康管理就是以互联网为载体、以信息技术为手段(包括移动互联网、云计算、物联网、大数据等),与传统医疗健康服务深度融合而形成的一种新型医疗健康管理模式。

大数据、移动互联网、物联网和云计算等新一代信息技术驱动着"互联网＋医疗"的高速发展。通过大数据、移动互联网的应用,新型医疗健康管理模式成功打破了传统医疗健康领域原有的边界,使患者成为医疗健康系统的中心,可进行广泛的医疗资源链接、信息共享,从而提高了服务效率,方便了患者就医。通过物联网数据采集平台,依靠精确的医疗器械和医疗型可穿戴设备,可全方位、自动化采集患者个人运动、生理等数据,实时补充患者个人电子健康档案。通过云计算可以解决国内医疗数据资源不足、分布不均及公共卫生资源利用率低等问题。在云端建立病例数据库,可实时监控患者的健康状况,再结合大数据分析,就可以为患者提供精准、个性化的健康指导。新型医疗健康管理模式不仅解决了传统医疗健康管理中信息片面化和医疗资源不可共享的问题,而且成功地将过去以医院为中心、以疾病治疗为主的传统医疗健康管理模式,向以患者为中心、以疾病预防为主的现代医疗健康管理模式转变。

3.需求促使"互联网＋"在绝经期门诊信息化中的应用

绝经期的健康问题涉及全身各大系统,包括心血管疾病、糖脂代谢异常、泌尿生殖道萎缩、骨质疏松、肌力减弱、认知功能下降等。传统的医疗健康管理模式由于存在诸如医疗碎片化、医疗信息采集落后、信息共享率低、管理缺乏连续性等缺点,因此无法真正获得满意的整体健康管理效果。随着现代互联网技术的不断发展,健康管理也变得越来越信息化。大多数医院在管理过程中已经实现管理的智能化、数字化与规范化。此外,医院也获得了良好的社会效应,患者的接受度较高。互联网技术在绝经期门诊信息化中的具体应用体现为建立绝经期女性电子健康病历。病历录入的信息数据包括以下五个方面：一是基本资料，包括患者年龄、绝经状态、现有症状、既往史、家族史、受教育程度、婚姻状况、经济状况、生育状况、居住地等；二是专项信息情况，包括专项检查、改良 Kupperman 评分及其他相关量表等；三是辅助检查情况；四是具体治疗方案；五是随访管理内容。绝经期门诊信息化在很大程度上提高了健康管理的便利性和有效性。信息技术的介入能够有效提高专科门诊建档的准确性和完整性，也为教学与科研提供了充足的信息资源。但是，随着社会经济的发展和科技的进步，单一的绝经期门诊信息化管理已经不能完全满足绝经期女性的保健需求。除激素补充治疗以外，还需要为她们提供多学科、多层次、多维度的绝经期保健措施以及全方位的生命周期管理。我们要充分利用"互联网＋"技术，进一步促进资源整合，完善健康管理模式，以便为广大女性提供优质、便民的保健服务。

二、基于"互联网＋"的绝经期妇女多学科健康管理模式的构建设想

(一)构建原则

基于"互联网＋"构建的绝经期妇女多学科健康管理模式将改变以医院为中心和以疾病治疗为主的传统医疗健康管理模式，向以患者为中心和以疾病预防为主的现代医疗健康管理模式转变。构建的新模式要为绝经期妇女提供连续的、综合的健康维护相关服务，以精准的个性化诊疗模式为患者提供专业、实时、人性化的闭环服务。

(二)构建目标

借助互联网技术，构建"线上和线下、医院和社区"相结合的、多学科共同参与的、协作式的绝经期妇女多学科健康管理新模式。

(三)基本框架

基于"互联网＋"构建的绝经期妇女多学科健康管理模式主要由绝经期妇女、多学科健康管理团队和"互联网＋"绝经期妇女健康管理系统协作运行(见图 6-3)。

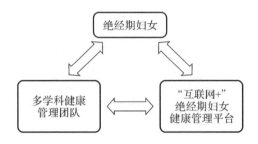

图 6-3　由绝经期妇女、多学科健康管理团队、"互联网＋"绝经期妇女健康管理系统三大要素形成的循环闭合式服务示意图

(四)设计和应用

1.绝经期妇女多学科健康管理团队的组成和功能

绝经期妇女多学科健康管理团队由不同学科的临床医生、临床药师、营养师、心理咨询师、康复师、护理人员等专业人员组成。多学科健康管理团队在实体医院对首次就诊的绝经期妇女进行传统的医疗诊治,经综合评估后,为她们提供个性化的健康管理方案。多学科健康管理团队由具有高级职称的妇产科专家负总责。主诊医生主要负责患者的妇科健康问题;次诊医生主要负责相关学科的健康问题;医学顾问、护理人员作为助理角色,主要负责病历录入、咨询、对患者进行宣教、处理医生下达的医嘱等;临床药师、营养师、心理咨询师、康复师则由主诊医生根据患者具体情况决定是否介入及何时介入。患者离开医院后,仍由同一个多学科健康管理团队通过健康管理系统进行实时追踪、讨论分析综合信息等。同时,健康管理团队联合社区家庭签约医生及时调整健康管理措施,并为患者提供持续的健康维护服务。

2."互联网+"绝经期妇女健康管理系统的架构和功能

"互联网+"绝经期妇女健康管理系统(见图 6-4)以实体医院为基础,以信息技术为手段,具有电子健康档案、健康数据监测、健康状况评估、干预指导、个性化诊疗、运动指导、心理咨询、用药管理、随访管理、健康宣教等主要功能,能有效帮助绝经期妇女与健康管理团队进行快速、有效的沟通。

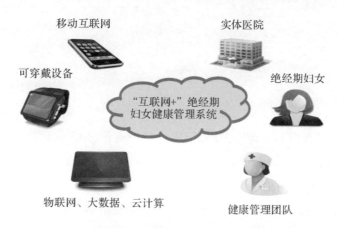

图 6-4 在移动互联网、物联网、大数据、云计算、可穿戴设备等
信息技术支撑下建立的"互联网+"绝经期妇女健康管理系统示意图

3."互联网+"绝经期妇女多学科健康管理模式的实现和流程

一是建立个人电子健康档案。每位患者首次在医院与医生面对面交流时,需提供全面、详尽的医疗信息,由医学顾问、护理人员将信息录入健康管理系统,建立个人电子健康档案。记录内容包括患者的主诉、疾病的诊断情况、既往史、家族史、健康体检情况、个人的生活习惯、合并其他专科疾病史、生命体征、辅助检查结果等。此外,也可以记录患者日常进行的涉及健康内容的行为和事件。

二是患者在实体医院获得诊治并离院后,多学科健康管理团队利用信息技术为患者提供综合医疗服务,即通过健康管理系统进行日常干预,包括线上诊疗、健康宣教、药物管理、营养管理、运动管理、心理咨询等,根据患者的健康状况调整计划方案,并及时对预警数据或其他异常情况进行处理。线下可联合社区家庭签约医生对患者进行具体的精细化指导,并监督患者定期返回医院做阶段性的健康复评。

基本的管理流程按照"建档→评估→制订计划→干预→调整计划→阶段性复评"步骤进行(见图 6-5)。

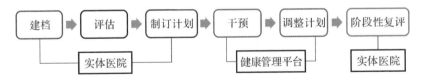

图 6-5 "互联网＋"绝经期妇女多学科健康管理模式简易流程示意图

三、结　语

WHO 曾发布一个健康公式:健康＝15％遗传＋17％环境＋8％医疗＋60％生活方式,也就是说,改善生活方式可以解决 60％的健康问题。由此可见,建立科学、合理的健康管理模式是提高人们生命质量的关键举措。对于绝经期的健康管理策略,WHO 正在积极倡导采用多层次干预的方法,包括激素补充治疗、营养定量分析与补充、环境因素控制、运动定量督导、生活习惯指导、精神心理辅导等综合措施,内容涉及妇科、内科、骨科、心理科、神经科、老年病科等多个学科。"互联网＋"绝经期妇女多学科健康管理模式是以互联网为依托,以信息技术为手段,包括移动互联网、物联网、大数据、云计算、可穿戴设备等,与传统医疗健康管理模式深度融合而形成的一种新型的、科学合理的医疗健康管理模式。这种新兴的医疗健康管理模式改变了原有的医疗健康管理方式,最大限度地实现了医院与互联网的交融服务,真正提高了患者健康管理的实效性。其具体优势体现在:①互联互通性。医生与患者之间互联互通,促进了医生与患者的信息交流和合作。②参与性。在管理过程中,患者可以随时上线咨询,积极反馈自身状况,从而可以极大地调动患者的积极性、主观能动性。③预知性。通过定期对患者健康信息数据进行整合分析,密切关注预警数据,可以迅速发现某些疾病的危险征兆并实施相应的干预措施,从而促进健康。④个性化。针对患者的具体情况制定个性化方案,包括诊疗方案、运动指导、药物管理、营养管理、心理指导等。⑤共享性。健康管理系统可以与基层医疗卫生机构进行信息互通共享,推进分级诊疗的广泛开展,从而有效维护广大妇女的健康。

但是,目前"互联网＋"绝经期妇女多学科健康管理模式仍处于探索试行阶段,整个模式的构思尚不完整和成熟,在实际应用中还面临着很多困难,如跨区域医疗机构的信息不能完全共享、信息数据安全受到威胁、国家监管政策缺乏、收益模式不清晰等,这都需要我们长期进行摸索、实践。

(张治芬 金雪静)

【参考文献】

Aguilar M,Bhuket T,Torres S,et al. Prevalence of the metabolic syndrome in the United States. JAMA,2015,313(4):1973-1974.

Hurst W. The Heart,Arteries and Veins. 10th. New York:Mc Graw-Hill,2002.

Sturdee D W,Pines A,Archer D F,et al. Updated IMS recommendations on postmenopausal hormone therapy and preventive strategies for midlife health. Climacteric,2011,14(3):302-320.

Villiers T J,Hall J E,Pinkerton J V,et al. Revised global consensus statement on menopausal hormone therapy. Climacteric,2016,19(4):313-315.

陈海兰,高宇.血脂异常与女性2型糖尿病心血管疾病的相关性研究.承德医学院学报,2015,32(1):65-67.

陈君石,黄建始.健康管理师.北京:中国协和医科大学出版社,2007.

顾燕芳,韦巧,孙丽华.无锡市40～65岁妇女围绝经期症状与保健需求分析.中国妇幼保健,2013,28(14):2230-2232.

黄奕祥.健康管理:概念界定与模型构建.武汉大学学报(哲学社会科学版),2011,64(6):66-74.

李凤云,谢希琴.绵阳科学城社区绝经期妇女高血压患病率、治疗和控制状况.中国老年学杂志,2005,25(7):847-848.

刘红雪,郑建华,郁巧.哈尔滨地区围绝经期女性健康现状及保健需求分析.现代生物医学进展,2012,12(21):4065-4068.

毛红芳,陈莉萍.上海农村围绝经期妇女健康症状及保健需求的分析.中国妇幼保健,2007,22(36):5135-5137.

盛祝梅,张治芬.杭州地区围绝经期及绝经后女性代谢综合征的调查研究.浙江医学,
    2016,38(7):451-454.
郁琦,尚梦远.绝经相关激素补充治疗的现状.实用妇产科杂志,2013,29(2):81-83.
袁丽,修新红,王晓明.青岛市围绝经期妇女保健需求情况调查.中国妇公共卫生,2008,
    24(2):159-160.

第三节 "互联网＋"在女性盆底功能障碍性疾病防治中的应用

一、女性盆底功能障碍性疾病的现状

女性盆底功能障碍性疾病(female pelvic floor dysfunction,FPFD)是指由盆底支持结构缺陷、损伤及衰老等因素导致的系列疾患,主要表现为尿失禁、盆腔脏器脱垂、女性性功能障碍、慢性盆腔痛、便秘及大便失禁等。国外有关流行病学调查发现,成年女性盆底功能障碍性疾病的发病率为20%～40%,而超过50%的65岁及以上女性存在不同形式的盆底功能障碍。因此,FPFD是困扰中老年妇女的常见病之一。随着人类寿命的延长,FPFD的患病率明显升高,60岁及以上的女性年龄每增加10岁,FPFD的发生风险约升高40%,而80岁及以上的女性患病率则高达70%。目前,FPFD的发病率很高,但就诊率却十分低。虽然FPFD不像恶性肿瘤危及女性的生命,但是会严重影响女性的生活质量及身心健康。FPFD已经成为影响女性健康及生活质量的五种最常见的慢性疾病之一,并且成为医学领域的又一个研究热点。据统计,美国每年为治疗FPFD所支付的费用高达500亿美元,已经超过心血管疾病、糖尿病等的治疗费用。而我国人口基数大,随着人口老龄化社会的到来,FPFD患者数也将越来越多。据预测,在未来30年,FPFD患者的增长率将是人口增长率的2倍;到2050年,我国患该类疾

病的人数将高达 2 亿人。总之,FPFD 防控不仅关乎女性的身心健康和生活质量,而且直接关系到我国的医疗资源和医疗费用,而如何构建一个科学、完善的防控体系则是卫生经济学面临的一个关键问题。

二、"互联网＋"在 FPFD 管理中的重要性

FPFD 是一种在多个因素共同作用下产生的慢性退化性疾病,与种族、年龄、家族遗传、妊娠分娩、便秘、肥胖、吸烟、慢性咳嗽等有关。健康的生活方式、围生期盆底保护、盆底肌训练等是预防 FPFD 的有效措施。妊娠、分娩过程中盆底组织损伤是 FPFD 发生的重要因素之一。产后是防治 FPFD 的重要阶段和理想时机,而盆底康复治疗是目前业内一致认为有效并且作为一线推荐的治疗方案,盆底修复及重建手术治疗则是部分重度患者的必要治疗手段。由于 FPFD 与人类的衰老退化和日常生活习惯有关,因此无论是进行康复治疗还是手术治疗,都需要进行长期的追踪随访和健康管理。近年来,随着人们生活水平的提高、健康意识的增强以及盆底学科的蓬勃发展,不少地区已经开展产后盆底功能筛查、康复及手术治疗,但大多缺乏系统的管理,预防保健与临床治疗脱节,各医疗部门各自为政,形成信息孤岛。此外,治疗也往往缺乏长期的追踪随访及必要的术后规范管理。对于放置植入物的患者,不可避免会出现一些疼痛及暴露现象,但缺乏原始数据的收集及系统的多中心回顾分析。对于盆底手术患者,后期的随访和管理是十分重要的。如果一位尿失禁患者术后长期存在便秘或慢性咳嗽,尽管当初手术是成功的,但后期没有定期进行随访和管理,没有及时对不良因素进行处理,那么远期效果仍会受到影响;同理,一位轻度尿失禁患者,给予仿生物电刺激、生物反馈治疗及盆底肌训练大多数是有效的,但如果病情稍一好转就放任自流,不进行随访,或者患者仅仅在医院接受被动的电刺激等治疗,且在疗程结束后不再进行持续的盆底肌主动收缩训练,那么随着时间的推移,疾病仍可能复发。从广度上来说,FPFD 防治关系到每一位妇女的健康;从长度上来说,FPFD 防治工作覆盖妇女的终身,无论是健康管理还是治疗后的追踪随访,都将延续到她们生命的终点。而只有依托互联网技术,才能

实现有效且高效的随访和管理。一方面，"互联网＋"可以实现数据共享，进行大数据收集；另一方面，"互联网＋"可以将预防、保健、康复及手术治疗连成一体，建立起全生命周期的盆底健康管理体系，这将是一个降低发病率、改善治疗预后及节约医疗资源的有效措施和值得推广的方案。并且，"互联网＋"也使得家庭化治疗成为可能。而提高系统管理，降低发病率，提高女性生活质量，减少医疗费用是目前急需解决的问题。

三、"互联网＋"在 FPFD 防治中的应用

目前，以"互联网＋"为主的健康管理模式已被应用于多种慢性病管理中。FPFD 是一种与衰老有关的慢性退化性疾病，贯穿人的整个生命周期，因此建立一个有效的网络体系对 FPFD 进行全程管理显得非常重要。

(一)健康宣教

以往广大女性对盆底功能障碍性疾病本身的认识不足，并且对其病因、发生发展、主要表现、治疗方法、预防等都不太了解。因此，对女性进行健康宣教十分重要。有效的健康宣教不仅可以使患者正确认识疾病，而且能告知患者如何正确预防疾病。健康宣教实质上贯穿于疾病的预防、治疗、护理等整个过程。传统的健康宣教倚重线下专有课程、纸质资料宣传，这种模式存在许多不足，如费时、费钱，且需要面对面交流。而进入"互联网＋"时代，面对面交流已不再是唯一的手段，人们还可以选择自由播看的互动学习方式。国外一项多中心调查研究表明，越来越多的年轻女性愿意使用互联网或访问相关医生的 Facebook 来获得关于盆底疾病的相关知识。在我国，随着互联网应用的推广，网站、移动 APP、微信公众号等都成为健康宣教的方式。例如，杭州市妇产科医院依托杭州市电子版"母子健康手册"及"杭州市盆底诊治中心"微信公众号，从妊娠期就开展健康宣教，发送有关 FPFD 的知识：FPFD 的发生原因及危害；盆底肌基础知识、锻炼须知及重要性；盆底肌定位的方法；如何锻炼盆底肌；凯格尔运动教程的文章及视频，以使患者了解相关知识。

(二)医疗大数据的收集

医疗数据是医生在对患者进行诊断和治疗的过程中产生的数据,包括患者基本数据、入出转数据、电子病历、诊疗数据、医学影像数据、医学管理及经济数据等。医疗数据以患者为中心,是医疗信息的主要来源。随着医疗卫生信息化建设进程的不断加快,规模巨大的临床试验数据、疾病诊治数据以及居民行为健康数据等汇聚在一起形成了医疗大数据。近年来,越来越多的国家开始关注医疗大数据的收集。全球知名的管理咨询公司麦肯锡在其报告中指出,在不考虑体制因素的前提下,美国的医疗服务业可以通过大数据分析获得 3000 亿美元的附加价值,大数据的分析和应用能够大幅提高医疗效率和医疗效果。目前,在盆底领域,盆底肌肌力检查和评估可以早期发现盆底组织损伤。通过对结果进行分析,临床医生可以了解盆底神经、肌肉的功能状态,对其进行分析和判断,并制定个性化的康复治疗方案,然后在康复过程中根据这些指标的变化来判断机体恢复的程度,以评价康复的效果。2008 年,中华预防医学会和中华医学会妇产科学分会妇科盆底学组创立了中国女性盆底康复模式,即以盆底疾病筛查中心、盆底疾病防治中心和盆底疾病诊治中心为基础的"中国妇女盆底功能障碍防治项目"盆底三级网络模式。该模式以各级盆底中心为基础,开展针对盆底疾病的预防和治疗工作。此外,在下一步计划中,将以统一的盆底病历收集系统来推进盆底疾病防治信息化建设,建立盆底疾病大数据平台,通过盆底疾病大数据平台来汇集整合各级盆底中心的医疗健康数据,然后对平台收集到的数据进行科学的分析,得出中国女性盆底各种指标的正常值和疾病诊断标准,这将大大推动我国盆底康复事业的发展。目前,杭州市妇产科医院盆底中心盆底健康档案系统与杭州市 15 家社区卫生服务中心实现信息互通,通过多源、异构医疗健康数据的实时交换、数据抽取、自动评估,实现了盆底康复流程的规范化。此外,该系统还与杭州市社区卫生服务信息系统、医院信息管理系统(HIS)、实验室信息管理系统(laboratory information management system,LIS)、医学影像信息处理系统(picture archiving and communication system,PACS)等系统实现了互联互通,大大提高了医疗大数据的收集效率;同时,对收集到的数据进行统计分析,从而为盆底疾病的预防诊治提供确切的临床数据。

(三)分级诊疗,双向转诊,三级网络管理

女性生育后,其盆底疾病的发生率会逐年升高,且一旦发病,往往会严重影响身心健康,而产后妇女接受专业指导的盆底康复训练是防治盆底功能障碍性疾病一个重要且关键的环节。因此,对患者进行分层管理非常重要:通过采集健康信息,建立盆底健康档案;进行盆底功能检查及盆底肌功能评估;对健康者进行居家健康维护,对早期患者进行非药物干预;及时将需手术治疗者转诊至上级医院,术后康复后再转回社区。闭环管理实现了"基层首诊、双向转诊、急慢分治、上下联动"的分级诊疗和居家健康管理,一则提高了基层医疗服务能力,二则有效整合了相对匮乏的医疗资源,规范了FPFD的防控流程,建立起有效的三级诊疗网络。例如,杭州市的三级诊疗网络包括:①以杭州市妇幼保健院为杭州市女性盆底功能障碍性疾病诊治中心,承担疑难病例诊治和产后盆底康复研究工作,对健康档案大数据进行分析,并持续改进和推广信息化产后盆底康复流程;②以县(市、区)妇幼保健机构为FPFD区域性质控单位,承担管辖区域内FPFD的防治工作;③以社区卫生服务中心为FPFD质控基层单位,承担面向广大妇女群体的健康宣教和盆底功能评估与康复的首诊工作。

(四)治疗后随访

FPFD的治疗包括非手术治疗和手术治疗。前者包括盆底肌训练、生物反馈、电刺激治疗、药物治疗等;后者包括阴道前壁修补术、耻骨后尿道固定悬吊术、针刺悬吊术、尿道下段悬吊术等。在女性一生中,有11%～19%的风险需要行盆底修复手术;传统的盆腔器官脱垂(pelvic organ prolapse,POP)修复手术是在已经薄弱和缺陷的筋膜、结缔组织及韧带上进行悬吊和修补,再次手术的风险为13%～56%;而阴道前壁是盆底疾病复发最常见的部位。60.0%的患者再次手术的部位与前次相同,32.5%的患者再次手术

的部位与前次不同。年龄增加、慢性便秘、术后恢复不佳均是术后复发的危险因素。

因此,FPFD治疗后的随访必不可少。但是,传统意义上的随访绝大多数只关注术后的随访。目前,公立医院尚存在以下问题:①绝大多数公立医院为患者提供的服务还停留在"医院内",而患者"医院外"的服务需求未引起足够重视;②缺少一套完整的有关随访服务的资源配备和管理模式;③缺少一套可以在医院外对患者进行互动管理及与患者保持联系的信息系统。这就需要我们将"为患者服务"的概念从院内延伸到院外:一方面,要借助信息系统来提高随访工作的效率,在资源有限的条件下,开展更深入的手术出院后患者随访及门诊康复治疗患者随访;另一方面,要为患者提供更多人性化随访服务及针对不同患者群体的差异化随访服务。因此,随访服务需要具有以下四个基本特性:①广域性。随访是"医院外"服务,不受地域限制。②互动性。随访服务的主要目的是促进患者互动,在获取患者反馈的同时给予患者关怀。③及时性。随访的一个重要质量指标是服务的及时性,即在第一时间联系患者。④便捷性。不同的患者差异很大,要做到所有患者都能方便地获得随访服务。这些特性决定了只有互联网才能给予随访服务以完整的支持和管理。因此,除以电话、短信为主的传统随访方式外,医院还可以通过互联网、移动APP、微信公众号等网络随访方式,以智能自主随访引擎和云随访在线知识库为依托,结合住院患者的出院康复指导、门诊患者康复治疗后的随诊指导、健康宣教、护理指导、定期复诊提醒等多种个性化功能,使随访更加方便、更加有效。

(五)家庭化治疗

在进行电刺激治疗和生物反馈等盆底康复治疗的同时,或在医院盆底康复治疗结束后,患者还需要居家进行盆底肌训练,并将其作为一种长期的康复手段。医院盆底康复治疗结束后,患者可通过互联网平台引入家用式盆底肌训练仪,应用相应的移动APP等来实时采集盆底肌训练所产生的数据,并同步上传至云端数据库,形成盆底健康档案。家用式盆底肌训练仪为广大妇女提供了一种居家锻炼的解决方案,也为移动互联网提供了物联网端数据采集层的补充,实现了"物联网硬件＋移动终端＋云端大数据"的一体化,巩固了干预治疗的效果。

四、目前存在的问题

(一)设备不统一

近年来,随着对盆底疾病认识水平的提高,人们对盆底康复治疗的需求也逐步上升,由此国内外各大厂家也陆续推出了自己的盆底康复治疗仪。而每个厂家生产的治疗仪其各项评估方法、参数、指标等均可能不一致,故不同的医疗机构选购不同的设备对患者进行评估、治疗,所获得的数据可能不统一,导致无法统一上传,也就不利于医疗大数据的收集。因此,在"互联网＋"盆底康复模式下,如能尽早统一盆底康复治疗设备的各项评估方法、参数、指标等,则可以大大方便数据的收集、整理。

(二)专业管理人员缺乏

目前,国内盆底康复治疗发展迅猛,不但各级医疗机构陆续开展盆底康复治疗,而且各种规模不一的产后康复机构,甚至某些美容机构都在开展盆底康复治疗。但是,某些机构缺乏专业的管理人员,或管理人员良莠不齐,往往导致康复治疗效果不佳。在"互联网＋"盆底康复时代,盆底康复专业管理人员需要具备以下条件:①规范、熟练掌握妇女盆底功能障碍防治技术、盆底康复治疗的适应证和禁忌证、盆底康复治疗设备的操作技术和方法等。②能正确使用盆底康复治疗设备,有切实可行的盆底防治措施,诊断盆底功能障碍的方法科学且符合要求。③在进行盆底康复治疗时,要做到随时记录,定期反馈诊治情况。④要掌握互联网、移动 APP、微信公众号等工具的使用,便于对治疗患者及随访患者进行管理。因此,如何对盆底康复专业管理人员进行统一、规范的培训是目前迫切需要解决的一个问题。

(三)缺乏统一的标准

盆底功能障碍性疾病是妇女的常见病之一,也是危害中老年妇女身心健康及影响其生活质量的一个重要的公共卫生问题。目前业界一致认为,盆底康复是防治盆底功能障碍性疾病的首选措施。但是,除 2015 年由国内多位专家撰写的《产后盆底康复流程》外,目前还缺乏一个包括盆底功能障碍性疾病康复治疗、术后康复治疗、产后盆底康复治疗的统一标准。没有统一的模式、统一的评估方式、统一的病历记录格式、统一的康复流程和干预方法,就无法制定统一标准的康复治疗流程,也就无法将这些康复治疗数据录入一个统一的科研合作平台。因此,在"互联网＋"时代,我们需要制定一套切实可行的盆底康复治疗规范,使这些盆底康复治疗数据统一标准,以利于积累原始数据资料,为科学研究打好基础;同时建立属于中国妇女的盆底资料数据库,以便更好地为广大女性服务,切实提高她们的生活质量。

五、展 望

在"互联网＋"盆底健康管理中,未来我们需要关注以下几点:①进一步优化就诊流程,提升患者的就医体验,而这需要贯穿医疗服务的全过程,包括医疗资源查找与匹配、网上挂号、在线问诊、远程诊疗、移动医疗、家庭化治疗等,这些都需要通过"互联网＋"来实现。②通过"互联网＋",实现各级医疗机构之间健康档案系统、HIS、LIS、PACS 等系统的互联互通。信息的共享促进了大数据健康档案的形成,为相关的学术研究工作提供了宝贵的数据资料,进而实现对妇女全生命周期的盆底健康管理。③盆底健康管理中的精准医疗。精准医疗强调以个体化医疗为基础,其实质包括精准诊断和精准治疗两个方面。通过"互联网＋",医疗服务逐步数字化,这将极大促进医生与患者相互了解。例如,通过盆底三维及盆底磁共振等影像学检查,利用盆底大数据分析技术,获得特定个人的病灶变化情况及与同类病例治疗的比较结果,就可以为盆底健康管理中的精准治疗提供决策依据。同时,将患者的医疗服务需求精准地推送给医生,将医疗服务项目精准地提供给患者,实现医疗沟通过程的双向精准化,这样才能真正实现精准治疗。④通过"互联网＋",依托妇幼保健体系以及基于医联体模式构建的分级诊疗体系,规范双向转诊流程,可以实现"基本康复在社区,疑难病例诊治在医院,随访在基层"的防治模式,使患者获得更便捷、更经济、更高效的诊治,且可以避免不必要的医疗资源浪费。⑤"上医治未病,中医治欲病,下医治已病"。"互联网＋盆底功能障碍性疾病诊治"即将带来的真正变革是从"治病"转变为"防病"的健康医学模式。通过云计算、互联网、大数据等先进技术,实现对盆底健康大数据的采集、计算、分析;通过公众号、短视频等多种互联网健康宣教手段,提供并定制个性化的盆底健康管理服务,这样才能防病于未然,实现妇女全生命周期的盆底健康管理,促进我国妇女盆底健康事业的蓬勃发展。

(李香娟　蒋秀婵　戴莺莺)

【参考文献】

Clark A L, Gregory T, Smith V J, et al. Epidemiologic evaluation of reoperation for surgically treated pelvic organ prolapse and urinary incontinence. American Journal of Obstetrics & Gynecology,2003,189(5):1261-1267.

Mazloomdoost D,Kanter G,Chan R C,et al. Social networking and internet use among pelvic floor patients:a multicenter survey. American Journal of Obstetrics & Gynecology,2016,215(5):654. e1-654. e10.

Wein A J. Biofeedback for the treatment of female pelvic floor muscle dysfunction:a systematic review and meta-analysis. Journal of Urology,2013,190(1):194.

李环,龙腾飞,李丹彦,等.产后盆底康复流程 第三部分:产后盆底康复措施及实施方案.中国实用妇科与产科杂志,2015,31(6):522-529.

王芳瞰,谢臻蔚,徐键,等.产后盆底康复流程的信息化应用.中国卫生信息管理杂志,2017,14(1):74-77.

王雪艳.关于大数据的文献综述.重庆:重庆大学光电工程学院,2016.

徐凯田.基于大数据的智慧移动医疗信息系统结构研究.青岛:青岛科技大学,2015.

朱兰.女性盆底电生理大数据对盆底康复的意义.中国实用妇科与产科杂志,2018,34(1):23-24.

第四节 "互联网十"免费避孕药具公共服务

人口是一个国家发展的基础性、全局性、长期性和战略性要素。药具工作作为人口和计划生育事业的重要组成部分,得到了国家的高度重视。自20世纪70年代起,我国根据国情将人口增长指标纳入国民经济计划,由此广泛开展计划生育工作,并施行避孕药具免费发放政策。经过几十年的努力,"控制人口数量、提高人口素质"目标得到了有效实现,我国的生殖健康事业获得了稳步发展。2017年,我国将免费提供避孕药具作为新增项目列入国家基本公共卫生服务项目。

一、定 义

在每个特定的历史时期,国家政策不同,避孕药具的名称也会随之发生变化,如避孕药具、计划生育药具和免费避孕药具,具体定义如下。

避孕药具是指育龄夫妇以和谐的性生活和身体健康为前提,所采用的控制或调节生育的各种避孕药物和器具的统称。

计划生育药具是指用国家财政计划生育专项经费采购的,由国家免费提供,用于保障避孕节育的药品、医疗器械等的统称。

免费避孕药具是指适应列入国家基本公共卫生服务项目的新要求,向育龄群众免费提供的安全、有效、适宜的避孕节育产品及其他相关服务的统称。

二、避孕药具公共服务国内外发展历程

避孕药具公共服务事关亿万群众的生殖健康与家庭幸福,事关人口与经济、社会、资源、环境的协调、均衡、可持续发展。世界各国根据人口生育

和增长的不同趋势,分别制定了相对应的人口及有关避孕和生殖健康公共服务方面的政策。

(一)发达国家的避孕药具公共服务

长期以来,欧美发达国家人口增长缓慢,人口老龄化明显,因此避孕药具公共服务的目的主要是维护生殖健康。在这些国家,政府主导制定政策,提供大部分经费保障,并以项目管理的形式,通过社会组织或社区医疗服务中心向人们提供减免或免费的生殖健康服务。

(二)发展中国家的避孕药具公共服务

发展中国家的情况则各不相同,但由于这些国家人口基数大,人口增长快,因此总体来说对生殖健康、避孕药具公共服务的需求也十分大。由于政府资金短缺、公共服务部门能力不足以及使用避孕药具需求大,因此大部分发展中国家难以保障避孕药具的供应,需要依赖国际组织的资金和技术支持。

(三)中国的避孕药具公共服务

我国避孕药具公共服务是落实计划生育基本国策、统筹解决人口问题的重要组成部分。自 1949 年以来,其发展经历了两大阶段六个时期。

第一阶段:避孕药具免费发放政策的实施

1.供应问题的提出(1949—1962 年)

在中华人民共和国成立之初,国家没有制定人口政策。卫生部规定了"三个严格限制":人工流产和绝育手术严格限制、进口和销售避孕药具严格限制、避孕药具生产严格限制。因此,当时国内基本没有避孕药具的生产和供应,国家客观上鼓励人口发展。1949—1953 年,全国人口自然增长率由 16‰增至 23‰。1953 年,第一次全国人口普查发现全国人口总数突破 6 亿人,人口增长速度之快引起了党和政府的高度关注。同时,随着经济建设的发展,越来越多的妇女由于过多、过密生育子女而影响工作、学习和生活,她们自行采取一些不科学的避孕节育方法,从而影响了身体健康。1956年,我国的避孕药具实现了零的突破,开始进行研发和生产。1959—1961年,我国人口增长陷于停滞,计划生育工作暂时被搁置。1962年,随着国民经济的好转,我国人口增长进入第二个高峰期。1962年12月,中共中央、国务院发出《关于认真提倡计划生育的指示》,指出"适当控制人口自然增长率,使生育问题逐渐走向有计划状态",要求有关部门做好宣传教育、技术指导、药物生产和供应等工作。

2.使用和推广(1963—1970年)

1963年,国务院召开全国第二次城市工作会议,把积极开展计划生育列为会议的主要内容之一。1964年,第二次全国人口普查数据显示,全国人口总数达到7亿人。1965年8月,卫生部开始广泛宣传避孕科学知识。20世纪60年代,我国开始研制口服避孕药。

3.免费发放(1971—1977年)

20世纪70年代,我国全面开展计划生育工作,并逐步实行避孕药具免费发放。1973年,周恩来总理提出:"人口增长要和国民经济的发展相适应。"根据这一指示,当年第一次将人口指标正式纳入国民经济发展计划,计划生育工作广泛开展。毛泽东主席对国务院计划生育领导小组提出:"避孕药物和避孕工具不要钱还不行,还要送货上门,不然群众不好意思去拿。"周恩来总理亲自指示:"避孕药具由国家财政负担。"1974年1月9日,国家有关部门发出《关于全国实行免费供应避孕药和避孕工具的紧急联合通知》,从1974年1月20日起,14种避孕药具实行免费供应、送货上门、方便群众。这一决定是我国政府结合国家具体的国情而制定的,它确定了在一个相当长的时期内避孕药具免费供应发放的基本原则,标志着避孕药具免费发放公共服务政策的确立。

第二阶段:避孕药具公共服务体系的建立

1.管理体制改革(1978—1989年)

1978年3月,第五届全国人民代表大会第一次会议将计划生育纳入《中华人民共和国宪法》,随后对避孕药具管理体制进行了重大改革。1981年,国家有关部门专门研究了避孕药具的生产和供应问题,明确了由国家计划生育委员会负责编制全国避孕药具供应计划,组织基层单位的药具发放及给予技术指导。据此,地方各级计划生育部门设置了专门机构——药具管理站,并配备了专职人员负责药具的供应、发放工作,形成了一套完整的药具管理体系。1982 年 9 月,在中国共产党第十二次全国代表大会上,正式将实行计划生育列为我国的一项基本国策。20 世纪 80 年代,国家在研究避孕新药和改革剂型方面做了大量工作,使生产的避孕药具基本达到安全、有效、简便的要求,质量得到显著提高,有的已达到国际先进水平。

2.初步建立公共服务体系(1990—1999 年)

自 20 世纪 90 年代以来,我国逐步建立了计划生育目标管理责任制,初步形成了较为完善的科研体系,研发了各种避孕节育技术和避孕药具。同时,我国大力推广计算机技术应用,初步建立了免费避孕药具公共服务体系。

3.公共服务体系的完善(2000 年至今)

自 2000 年以来,我国人口发展逐渐进入低生育水平阶段。而随着社会主义市场经济体制的初步建立和逐步完善,避孕药具的公共服务也在改革中不断发展,其更加注重人的需求,产品结构日益丰富,发放模式不断创新。国家向全社会提供免费避孕药具,避免非意愿妊娠,防止性病的传播,以提高群众的生殖健康水平,促进家庭和谐。2017 年,我国将免费提供避孕药具列入国家基本公共卫生服务项目。

三、避孕药具公共服务的意义

避孕药具公共服务在保障人民健康方面具有不可替代的作用。育龄妇女需要面对 30 多年的生育期,而安全、有效的科学避孕是确保其身心健康和优生优育的必然选择,也是每个家庭生活幸福、和谐的客观需要。合理使用药具,推进科学避孕,可以帮助人们按政策、负责任、有计划地生育;有效减少非意愿妊娠,维护育龄妇女的生殖健康;有效防止艾滋病等性传播疾病,预防生殖道感染和出生缺陷,提高群众的生殖健康水平。国内相关研究显示,新生代中存在着包括婚前性行为、不采取避孕措施、人工流产等不安全性行为,这些行为直接威胁着该人群的生殖健康。因此,避孕药具公共服务不仅是统筹解决人口问题的重要组成部分,而且对提高出生人口素质、保护妇女身心健康、促进民生事业发展具有重要意义。

四、"互联网＋"避孕药具管理

(一)发展历程

药具管理业务与物流业务可以生成大量的信息和统计数据。采集、统计、分析、处理这些数据和信息是药具管理工作的一项重要内容,而计算机的应用可以有效提升药具管理工作的效率和管理决策的水平。我国"互联网＋"避孕药具管理发展大致可分为以下四个阶段。

使用起步阶段:1990 年以前。20 世纪 80 年代初,伴随着全国药具管理机构逐步建立健全,国家计生委及部分地区将计算机技术引入药具管理中,开始应用计算机进行文字处理,并尝试应用计算机进行数据记录和药具统计工作,大大提高了工作效率。

发展雏形阶段:1990—2000 年。20 世纪 90 年代初,国家计生委财务药具司首次全面总结了各地应用计算机的经验,比较完整地提出了药具信息化建设的概念、目标、功能和意义。各地按照各自对药具购调存管理和计划统计报表处理的理解,设计采用单机版软件和单机操作的方式,通过键盘将药具数据的存储、运算、汇总、统计等录入计算机,用磁盘、软件交换数据,这是药具信息化建设的雏形阶段。

网络化阶段:2000—2004 年。21 世纪初,伴随着国家信息技术的迅速发展,国家计生委药具发展中心开始建立国家药具信息中心,以推动全国药具管理的信息化建设。同时,逐步建立完善全国药具供应站业务管理信息系统,实现了全国药具管理站省级联网,成功开发了全国避孕药具需求计划报送软件,迈出了对全国避孕药具管理网上调控的第一步,并第一次完成了避孕药具政府采购的网上招标工作。

升级、规范和完善阶段:2005 年至今。从 2005 年开始,全国药具信息化建设蓬勃发展,陆续完成了一系列项目软件的研发、升级、培训和推广,实现了药具业务信息全国联网运行和信息共享。2009年,完成了系统升级和改进,以及"使用免费发放避孕药具流动人口统计软件"的研发和试点工作,并成功研制了"自助服务机"。该服务机通过读取身份证信息可以实施免费发放避孕药具服务管理,强化了对流动人口的药具服务和管理。2010年,成功建设了药具免费发放电子监管信息系统,实现了对药具产品从生产到包装、出入库、计划调运的全程物流监管。此外,将可变电子条形码贴在药具产品的消费包装、中包装和外包装上,实现了对产品的及时追踪。但是,从严格意义上来说,药具免费发放电子监管信息系统只解决了对药具产品生产出厂阶段的信息采集、监控和追踪,对调拨和发放阶段的信息采集、监控和追踪还没有建设到位。2011年,我国开始设计并建设"全国药具免费发放网点查询系统"和"全国药具自助发放服务哨点监测系统",将药具发放与信息化管理手段相结合,通过人机互动自助模式,24小时向育龄群众提供药具服务,逐步实现药具免费发放从人工药具到信息药具再到数字药具的根本改变,提高了育龄群众获取免费避孕药具的易得性,解决了发放信息采集难、发放管理不到位等问题。2012年,进一步完善系统并建立起可供国家药具管理机构监测、随机稽查和企业终端扫描操作的电子监管系统,实现了对避孕药具生产、流向、流速、追溯、召回等动态变化的实时监测和追踪管理。

(二)使用现状

免费避孕药具作为国家基本公共卫生服务项目,其信息化建设是一项系统工程。而信息网络系统的升级、规范和完善需要一个长期发展、规划、运作的过程,才能不断提升药具信息化建设的覆盖范围、服务水平和保障能力。目前使用的2009版全国计划生育药具购调存业务管理信息系统和2012版全国计划生育药具免费发放电子监管信息系统实现了避孕药具检查、企业生产、政府采购、调拨储运、信息收集和统计分析的智能化,可以实时追踪管理药具发放的全过程,实现了药具服务管理国家、省、市、县、乡五级业务联网运行和信息共享。

自2000年以来,我国避孕药具公共服务进入新的发展时期。2005年,国家全面启动第二次药具工作改革,各省(区、市)围绕努力实现包括流动人口在内的育龄群众药具优质服务全覆盖和药具免费发放服务工程社会化的中心任务,均结合当地实际情况进行了积极探索与创新,研发适合自身的管理服务体系,并进行了信息化建设。例如,天津市在有条件的居民小区、公共场所、流动人口聚集地等试点推广使用无线网络药具自助发放机。辽宁省实行信息化建设 AB 岗工作制度,优化药具信息化队伍结构,建立了全省药具数字化管理服务平台,提供"订单式、人性化的三送"服务。吉林、江西等大力开展"10 分钟发放服务圈"或"一刻钟服务圈"试点工作。福建省计划生育药具管理站与福建省疾病预防控制中心联合开展了"预防性病、艾滋病及生殖健康服务"。江苏省无锡市自主研发了集药具购调存管理、药具质量管理、使用人员管理、工作台账、统计分析为一体的药具服务管理信息系统,与无锡人口信息库实现信息共享,从而实现了市、县、乡镇(街道)、村(社区)四级联网运行,并建成了免费药具"零距离"服务圈。

2015 年,国家卫生计生委药具管理中心实施扩大计划生育药具自助服务发放机覆盖范围试点项目。浙江省杭州市作为首批 15 个试点城市之一,于 2015 年 6 月正式启动项目,在全市各个医院、高校、宾馆、社区、地铁等公共场所配置药具自助发放机共 425 台,市民通过刷二代身份证可以免费领取药具。本次项目的启动实施,对推进避孕药具公共服务均等化,建立便捷化、人性化、均等化的药具发放多元化服务体系,拓展药具自助发放服务范围,逐步形成"多网点、宽渠道、全方位"药具发放服务格局,提高药具发放服务的社会化和信息化水平具有重要作用,并对提高育龄群众对药具的易得性,避免非意愿妊娠,防止艾滋病等性病的传播,提高人民群众生育和生殖健康水平,满足人民群众的多样化需求,促进家庭幸福、社会和谐有着非常重要的意义。

五、存在的问题

避孕药具是生殖健康规划的重要基础。国内外的社会实践证明,恰当的避孕药具供应对提升生殖健康服务品质是非常必要的。目前,虽然我国已进入低生育水平国家行列,但由于我国人口基数大,每年净增的人口绝对数量较大,育龄妇女的数量也在继续增加,因此稳定低生育水平的任务仍然相当艰巨。同时,随着经济建设的发展和社会文明的进步,我国在提高人口素质、提升生殖健康服务品质、确保育龄人群身心健康等方面对避孕药具公共服务提出了许多新的要求。在当今和今后相当长一段时期内,我国避孕药具工作面临的基本问题就是国家提供的药具公共服务与育龄群众日益增长的多样化需求不相适应,主要表现如下。

1.免费避孕药具总量不能满足实际人群的需求

"十二五"期间,我国人口总数进一步增长,进入婚育年龄的人数也相应增多。2010年第六次全国人口普查数据显示,我国人口总数已达 13.39 亿,其中 15～59 岁的人口达 9.4 亿,约占总人口的 70%。而随着人们健康水平的提高,生殖健康安全意识的增强,以及避孕人群低龄化和高龄化等,避孕药具的社会需求持续增长,保障供应难度不断加大。目前,我国药具经费大多来自中央财政专项经费的投入,没有充分发挥地方财政在药具公共服务供给方面的职责,导致药具发放服务的覆盖面与流动人口、特殊人群等各类群体的需求之间存在矛盾,基本公共服务均等化任务艰巨。在这种形势下,国家药具经费投入总量与育龄群众实际需求总量不相适应的问题日益突出,履行免费药具发放公共服务的职责日渐困难。

2.免费避孕药具标准不能适应群众的期待

随着人民群众的物质和文化生活的需求日益增长,避孕药具逐渐成为人们生活中必不可少的组成部分。以往以避孕节育为主的观念逐渐被生殖健康、预防疾病、知情选择的理念所代替,人们对安全、舒适、个性化的避孕药具的需求意识明显增强。虽然政府提供服务时的人性化程度在不断提高,但总体来说,目前国家免费发放的部分药具功效相对单一、包装过于简单、缺乏人文内涵,且与育龄群众多样化的需求不相适应,群众自行购买药具的现象十分普遍,导致各地区部分药具产品供给过剩和不足的情况并存。如何使免费避孕药具适应育龄群众个性化、多样化的需求,提高有效使用率,这是提高药具公共服务效能必须解决的问题。

3.公共服务能力不能满足社会实际需求

城市化步伐的加快,流动人口的增加,导致人户分离比重不断上升,并由此形成了药具"发放难"与"领取难"并存的局面。而基层药具服务机构受人力、物力、财力的限制,普遍存在待遇低、工作条件差、业务能力不高等问题,导致药具服务和管理队伍不稳定。发放网点少、设备设施简陋、覆盖不到位等则导致免费药具的可及性和便捷性下降,从而严重影响了药具的公共服务能力。几十年来,我国的避孕药具发放宣传主要以避孕节育为主,而对避免非意愿妊娠、提高生殖健康水平、防止艾滋病和性病传播等的宣传较少,群众知情选择不够,对母婴健康与安全及人口健康(即人口素质)的重要性认识不足。长期以来,我国大部分地区的药具公共服务一直局限在"已婚育龄妇女"范围,且服务形式单一,不能充分了解群众的需求,有针对性的主动服务和延伸服务较少,故迫切需要提高药具公共服务的能力和质量,以适应社会发展的需求,提高人口素质,优化人口结构,保证人口安全。

在信息化高速发展的当下,如何创新避孕药具的公共服务;如何利用"互联网＋"的发放模式和手段,真正实现免费药具的"零距离"发放圈;如何加强信息化建设,做到药具购调存业务系统的标准化、精细化和智能化管理;如何实现药具服务管理系统与当地育龄妇女信息系统数据库的实时相联,通过数据共享为流动人口、产后妇女和人流后妇女提供适时的精准服务等,这些都是亟待解决的问题。

六、原因分析

避孕药具公共服务与医疗服务、人口安全、妇幼保健等领域密切相关。自中华人民共和国成立以来,全国各级药具管理部门在药具公共服务体系建设、服务管理、技术指导等方面不断探索、创新,取得了明显的成效,极大地提高了居民获得公共卫生服务的可及性。从总体上看,我国药具公共服务管理体制与我国国情和社会主义制度是相适应的。上述药具公共服务现状与社会实际需求之间的差异是当前药具公共服务需要解决的主要问题。分析问题产生的原因,主要包括以下几个方面。

1.思想认识有待提高

免费避孕药具是关系到我国经济社会发展和育龄群众生殖健康的极为重要的一项基本公共服务项目。但是,一些地方和部门对提供药具公共服务的重要性缺乏足够的认识,未意识到药具工作事关国家人口安全、人口素质和母婴健康,没有将其提升到政府责任的高度,尤其是在国家全面放开两孩政策以后,虽然他们将药具工作纳入了年度工作目标并进行考核评估,但总体来说仍存在落实不力的情况。

2.管理运行体制有待完善

自 2013 年卫生部和国家计生委合并以来,各地药具管理机构的属性、名称不一,大部分地区已将药具管理整合到妇幼保健计划生育服务中心,少数仍保留在计生指导站,导致发放服务力量不均。在具体运行方面,由于国家每年制订一次需求计划,而计划一旦制订就会被纳入目标考核,因此在制订数量、品种时,往往会出现实际需求与供给相矛盾的现象。另外,多年来政府采购价格固定,缺少适度市场竞争机制,致使财政资金不能发挥最大效益。只有用尽可能少的资金采购到尽可能多的价格合理、安全有效的药具产品,才能适应药具管理的发展。

3.服务质量和能力有待提升

基层药具工作人员大多身兼数职,具有医药专业技术背景的人员仅占26.7％。大多数药具管理人员无编制、收入低、变动大,造成药具管理队伍不稳定,文化水平、整体素质和业务能力参差不齐。药具专业知识宣传不到位,免费发放网点设置不够科学,缺乏信息收集的有效方法和监管手段,导致群众对免费获得药具的渠道并不完全了解,药具公共服务的整体质量和水平不能满足群众的需求。

4.药具经费有待增加

目前,全国绝大部分地区依靠中央财政经费开展药具采购和发放工作,地方财政投入较少,特别是县乡级药具公共服务在专项工作经费方面投入不足,基层基础工作较为薄弱,县级以下药具管理机构工作条件和服务条件相对较差,仓储面积不够规范,药具配送发放设施老化,计算机等硬件配备不足,信息化建设相对滞后,服务项目质量参差不齐。在纳入国家基本公共卫生服务项目管理后,国家需要确保各级从事免费避孕药具公共服务人员获得相应的服务费用,以保证避孕药具的采购、调拨、运输、存储、发放等各个环节的正常运转。

七、努力方向

党的十九大报告指出,中国特色社会主义进入新时代,要树立大卫生、大健康理念,从以治病为中心转变到以人民健康为中心,预防重大疾病,为人民群众提供全方位、全周期的健康服务。2018 年 3 月,第十三届全国人民代表大会第一次会议表决通过了关于国务院机构改革方案的决定,组建国家卫生健康委员会,进一步推动实施健康中国战略。面对新形势、新机遇,免费避孕药具工作要主动融入生育全程医疗保健服务中,坚持需求导向和结果导向,针对已婚育龄夫妇、未婚人群、青少年和流动人口等不同人群提供全方位服务,针对青春期、新婚期、孕产期、育儿期、育龄期、更年期等不同时期提供全周期服务。通过"互联网＋"免费避孕药具公共服务模式,建立科学的避孕药具信息化发放管理和运行机制、完善的免费避孕药具管理法规和制度体系、规范的免费避孕药具服务和管理系统,形成一支高素质、职业化的工作队伍及一个有效的药具免费发放服务网络,这样才能切实满足育龄群众避孕节育、优生优育和生殖保健的基本需求,提高人民群众的生殖健康水平,促进新时期免费避孕药具事业全面、健康、快速发展。

(一)创新机制,推进药具发放服务体系建设

根据国务院机构改革的精神,确定各级卫生行政部门重新整合后的定点服务机构,建立规范有序、公开透明、社会参与、特色鲜明的免费避孕药具公共服务发放体系。根据将免费提供避孕药具列入国家基本公共卫生服务项目的新要求,随着妇幼保健计生技术服务资源的整合,落实各级药具公共服务机构的基本职能,确保各级药具服务管理机构责任明确、人员到位、经费落实、设施设备齐全,以有效推进药具公共服务均等化。同时,探索社会化药具免费发放模式,拓展发放渠道,扩大服务范围,在各级医疗机构、药

店、便利店等社区服务机构,酒店、商场等社会公共场所普遍设立药具发放服务点。此外,探索地方财政对承担药具免费发放的社会机构给予鼓励和适当资助,以实现药具公共服务发放体系社会化。

(二)信息先导,完善"互联网＋"药具管理发放模式

随着互联网的迅速普及,有国内学者提出,应利用移动互联网技术,整合社会资源和公共资源,创新药具发放模式,以有效推动药具发放的社会化和服务多样化。因此,应加强信息化建设,将药具管理服务信息化纳入全员人口数据库建设项目,统一规划,共享资源,注重实效。完善药具管理服务信息平台,推广电子监管系统,实现对药具流向、流量和流速的全程跟踪追溯。规划传统药具发放网点,合理增设妇幼健康服务机构、公立医院、基层医疗卫生机构和流动人口集聚地的药具发放网点,实现无线互联网管理条件下的药具发放点查询、导航和按需自助领取。将药具管理服务信息平台与育龄人群信息系统数据库实时相联,有针对性地加强青少年、未婚人群、流动育龄人群的生殖健康教育,抓住孕产期保健和流产手术后的有利时机,主动、适时开展分娩后或流产后的避孕知识宣传、避孕方法咨询指导,并提供相应的免费避孕药具。进一步探索互联网订单发放、药具自主发放和家庭医生一对一发放等新模式,提高避孕药具发放服务的可及性,确保群众在300m 或 30 分钟内领到免费避孕药具,提高群众的易得率。

(三)科学发展,提升药具公共服务能力

随着新时期人口工作的深入开展和服务理念的提升,免费避孕药具已逐步向围绕优生优育、提高人口素质、优化人口结构、促进群众健康的综合智能药具转型,要按照更高层次的现代化管理和公共服务要求,深入推进新时期药具管理和服务的标准化、规范化建设,建立健全流程合理、设备良好、人员落实、发放到位、方便群众、服务优质的免费避孕药具公共服务体系。

1.依规管理免费避孕药具

建立健全药具服务管理制度,完善药具工作廉政风险防控机制,加强计

划管理、经费管理、质量管理、仓储管理以及发放服务等各个环节的工作,努力做到需求计划科学合理、专项经费专款专用、工作台账健全规范、库存药具妥善养护、药具批号追踪管理,保证药具发放到位,特别是严禁免费避孕药具流入市场,消除和杜绝药具浪费及流失等隐患,确保药具服务管理按章办事、依规运行。

2.满足育龄群众药具服务需求

免费提供避孕药具作为国家基本公共卫生服务项目的一项内容,就是为群众服务,满足人民日益增长的物质和精神文化需求。因此,要创新举措,不断提高服务质量,从育龄群众的健康需求出发,提高人性化服务和精准化服务水平,根据服务对象的不同,在服务时间、服务内容和服务形式上提供分级、分类和分期的针对性服务,以更好地满足不同人群对药具服务的需求,向育龄人群提供及时、安全、贴心的药具服务,增加人民群众的获得感和满意度。

3.大力宣传国家基本公共卫生服务政策

加强药具工作与妇幼健康服务工作的深度融合,稳定和健全药具服务体系,采取多种途径和方式,利用各种活动广泛宣传免费避孕药具公共服务政策以及生殖健康科普知识,提高群众对免费避孕药具公共服务项目的知晓率,激发群众参与免费避孕药具公共服务项目的主动性,增强群众保护生殖健康的意识,培养群众健康、科学的生活理念和生活方式,切实维护育龄群众的生殖健康。

4.增加经费,强化药具公共服务保障

免费避孕药具经费属于国家基本公共卫生服务项目的基础性投入,是确保免费发放公共服务项目落实的物质基础。健全以政府为主、各级财政配套相结合的管理体制,进一步明确药具公共服务的范围、种类、标准,包括基础设施、人员配备以及相关财政投入标准,逐年增加经费总量投入,保证采购、存储、调拨、发放工作正常开展。建立国家药具经费动态调整均衡机制,根据工作实际,适时、动态调整药具采购经费和工作经费比例,以及动态核定分配至各省(区、市)的药具经费比例,加大对贫困地区、边远地区等的倾斜支持力度。进一步细化服务标准、服务流程和考评细则,完善考核评价标准和工作方案,组织开展项目效果督导和评估,促进管理措施和工作任务得到落实,确保药具公共服务项目质量,落实廉洁工作,提高资金使用效率。

免费避孕药具公共服务工作正处于改革发展的关键期,机遇与挑战并存。我们要坚持以人民为中心的发展思想,树立大卫生、大健康理念,努力通过"互联网＋"药具公共服务体系建设,为育龄群众提供全覆盖的、优质的免费发放公共服务,进一步提升育龄群众的满意度。同时,免费避孕药具公共服务工作要适应新时代经济持续发展的需要,开创避孕药具服务管理新局面,更好地满足育龄群众日益增长的健康服务需求,推动全民身体素质不断提高。

(陈建芬　陈晓玲　姚明霞)

【参考文献】

林向斌.海南省计划生育药具管理服务中问题及对策浅析.中国计划生育学杂志,2017,25(11):788-790.

刘越,林朝镇,朱海燕,等.江苏省流动妇女计划生育基本公共服务现状与需求的代际差异分析.中国计划生育学杂志,2011,19(10):601-606.

刘云梅,陈晶.城市免费计划生育药具质量存在的问题及对策.中国计划生育学杂志,2017,25(8):555-557.

马各各.避孕药具管理参与计划生育优质服务中的思考.医药前沿,2018,8(7):397-398.

马立广,彭左旗,赵君,等.移动互联网络环境下城市计划生育药具发放公共服务模式的研究.中国计划生育学杂志,2013,21(8):512-517.

马素文.中国避孕药具五十年.南京:河海大学出版社,2016.

魏秀珍.新时期计划生育药具管理问题及对策.中国科技纵横,2018(3):177-178.

张瑞恒.计划生育药具公共服务理论与实践.北京:中国人口出版社,2013.

第七章

"互联网＋"妇幼数据统计分析

妇幼卫生信息统计是指以妇幼卫生统计报表为主要内容，对妇女保健和儿童保健等信息系统所收集、管理的相关业务信息进行分类汇总、统计分析和网络传输上报等处理的过程，而信息化手段可以为妇幼卫生统计报表相关的数据采集、逻辑纠错、漏报审核、系统查询、汇总分析、动态监控等提供帮助。

第一节 "互联网十"在妇幼报表统计中的应用

妇幼卫生统计报表是根据国家有关部门制定的报表制度,由妇幼保健机构和有关的医疗卫生机构定期整理、统计后逐级上报的系列统计数据表格。报表的汇总分析为各级妇幼卫生行政及业务部门及时了解本地区妇女儿童保健及服务现状、编制工作计划、评价工作效果、进行科学决策提供重要依据。同时,妇幼卫生统计报表也是观察该区域妇女和儿童健康状况的一个窗口,是政府推行妇幼健康服务项目的成效体现。

一、妇幼报表包含的主要表单

国家妇幼卫生统计报表包括孕产妇保健和健康情况年报表、7 岁以下儿童保健和健康情况年报表、非户籍儿童与孕产妇健康状况年报表、妇女常见病筛查情况年报表、计划生育服务情况年报表、婚前保健情况年报表、母婴保健技术服务执业机构与人员情况年报表,涵盖孕产妇与儿童保健和健康信息、产妇分娩信息、婚前保健信息、妇女常见病筛查、计划生育技术服务、出生医学信息、孕产妇和 5 岁以下儿童死亡及出生缺陷监测工作等,而有关妇幼保健服务与健康状况的数据主要来源于医疗和保健服务记录。

1. 孕产妇保健和健康情况年报表

该报表包括的数据信息有:活产数(男、女、性别不明)、产妇数、产妇早孕建册人数、产前检查人数、产前检查 5 次及以上人数、孕早期检查人数、孕产期接受血红蛋白检测人数、孕产期贫血人数、接受艾滋病病毒检测人数、艾滋病病毒感染人数、接受梅毒检测人数、梅毒感染人数、接受乙肝表面抗原(hepatitis B surface antigen，HBsAg)检测人数、乙肝表面抗原阳性人数、接受产前筛查人数、产前筛查高危人数、产前诊断人数、产前诊断确诊人数、产后访视人数、系统管理人数、住院分娩活产数、剖宫产活产数、死亡人数、低出生体重儿数、巨大儿数、早产儿数、死胎死产数、0～6天内死亡人数(男、女、性别不明)等。

2.7岁以下儿童保健和健康情况年报表

该报表包括的数据信息有：7岁以下儿童数(5岁以下儿童数、3岁以下儿童数)、5岁以下儿童死亡情况(男、女、性别不明)、婴儿死亡数(男、女、性别不明)、新生儿死亡数(男、女、性别不明)、6个月内婴儿母乳喂养情况(母乳喂养调查人数、母乳喂养人数、纯母乳喂养人数)、7岁以下儿童保健服务(新生儿访视人数、7岁以下儿童健康管理人数、3岁以下儿童系统管理人数)、5岁以下儿童营养评价[身高(长)、体重检查人数，低体重人数，生长迟缓人数，消瘦人数，超重人数，肥胖人数，接受血红蛋白检测人数，贫血患病人数(其中：中重度贫血患病人数)]等。

3.非户籍儿童与孕产妇健康状况年报表

该报表包括的数据信息有：活产数(男、女、性别不明)、5岁以下儿童死亡数(男、女、性别不明)、婴儿死亡数(男、女、性别不明)、新生儿死亡数(男、女、性别不明)、孕产妇死亡数、死胎死产数等。

4.妇女常见病筛查情况年报表

该报表包括的数据信息有：妇女常见病筛查覆盖情况[20～64岁妇女人数、应查人数、实际筛查妇女常见病总人数(包括宫颈癌筛查人数、乳腺癌筛查人数)]、妇女常见病患病情况(阴道炎患病人数、急性宫颈炎患病人数、尖锐湿疣患病人数、子宫肌瘤患病人数、宫颈癌患病人数、乳腺癌患病人数、卵巢癌患病人数等)等。

5.计划生育服务情况年报表

该报表包括的数据信息有：各项计划生育技术服务总例数、放置宫内节育器例数(子宫穿孔例数、感染例数)、取出宫内节育器例数(子宫穿孔例数、感染例数)、绝育手术(输精管绝育例数、输卵管绝育例数)、流产(负压吸引术例数、钳刮术例数、药物流产例数、麻醉流产例数)、皮下埋植例数(放置、取出)、吻合术(输精管、输卵管)、发放避孕药具数、生育咨询随访服务数(咨询数、随访数)等。

6.婚前保健情况年报表

该报表包括的数据信息有:男女双方结婚登记人数、婚前医学检查人数、婚前卫生咨询人数、检出疾病数(包括指定传染病患病人数、严重遗传病患病人数、有关精神病患病人数、生殖系统疾病患病人数、内科系统疾病患病人数)、对影响婚育疾病的医学意见人数等。

7.母婴保健技术服务执业机构与人员情况年报表

该报表包括辖区内取得婚前医学检查、产前诊断、助产技术、结扎手术、终止妊娠手术等母婴保健技术服务执业许可的机构数,以及相应资质的母婴保健技术服务人员数。

二、妇幼年报的上报途径

妇幼、医疗保健相关人员通过表单填写、列表登记、数据累计等进行各项数据的采集。由基层医疗卫生机构收集妇幼报表的相关基本数据,县级妇幼保健院进行表单汇总、数据核对、逻辑纠错、漏报调查,市级妇幼保健院保健部门再次进行表单汇总、数据核对、逻辑纠错、漏报审核,逐层上报省级、国家妇幼数据中心。

三、原有的妇幼年报统计问题

以往的年报统计是通过保健医生统计26个类别的纸质登记本来获取各项数据的,包括孕产妇建册登记本,孕产妇系统管理登记本,高危孕产妇报告登记本,高危孕产妇转诊登记本,高危孕产妇随访信息登记本,产前筛查登记本,产前诊断登记本,艾滋病、梅毒和乙肝检测登记本,艾滋病、梅毒和乙肝咨询登记本,产后访视登记本,产时情况登记本,孕产妇死亡登记本,围生儿死亡登记本,新生儿出生缺陷登记本,新生儿疾病筛查登记本,儿童保健系统管理登记本,预防接种情况登记本,流动人口孕产妇保健情况登记本,流动人口儿童保健情况登记本,婚前医学检查登记本,婚前医学检查疾病登记本,婚前医学检查转诊登记本,婚前医学检查咨询登记本,妇女常见病检查登记本,妇女"两癌"筛查登记本,计划生育手术情况登记本等。而这些登记本数据则来源于纸质的孕产妇保健手册、儿童保健手册、各类申请表及分娩机构的分娩情况登记、门诊病历等,这些数据需要依靠转抄、电话等人工操作来获得,导致花费大量的人力、物力、财力,而获得的数据存在可信度低、上报速度慢、信息缺失等问题。为了提高报表的准确性,各级妇幼保健机构建立报表会审制度,如市级采用每半年一次会审、县级采用每季度一次会审等方式,从国家到省级到基层都开展了各级报表培训。但是,手工报表的准确性更多地依赖工作人员的责任心、对报表知识的掌握程度,一旦出现人员调整等情况,就会大大影响报表的质量,导致报表数据不稳定、可信度低。

采用"互联网＋"方式,计算机可自动记录业务工作过程,自动生成报表,自动逐级上传至国家妇幼数据中心,并且可以通过预先设置的模块对大量数据进行查询统计。其优势是数据采集快速、信息统计精确,并具有自动逻辑纠错功能,从而为妇幼保健数据的采集、统计、上报开辟了一条新途径。

四、"互联网＋"妇幼年报的应用

"互联网＋"妇幼年报统计就是利用互联网技术,将来自多处的数据进行信息相互关联、采集与汇总统计的过程。其基本功能包括:①数据收集。通过妇幼健康信息系统,按表单分类情况录入、保存各个表单内的数据。"互联网＋"妇幼年报提供修订功能并保存修改日志。②逻辑纠错。"互联网＋"妇幼年报设定报表内、报表间以及数据项本身的逻辑关系,具备数据自动检错功能。③报表审核。"互联网＋"妇幼年报完成对报表数据的逐级审核,登记审核意见,将审核未通过的报表作驳回处理。④统计分析。"互联网＋"妇幼年报能对时间、部门、指标、数据项等进行统计,按要求生成和打印规定的统计报表及分析报表、图形,并支持数据输出。⑤系统查询。"互联网＋"妇幼年报提供单项和多项组合查询统计功能。⑥动态监控。

"互联网十"妇幼年报从数据的时间分布、空间分布、项目分布和人群分布上实施动态监测,具备对异常数据的预警功能,并以图标或者表单形式予以展现。⑦质量监控。"互联网十"妇幼年报可以根据报表补漏调查数据,对报表进行修订。其具备质量控制前后的数据保存与对比分析功能,可以统计相关的质量情况。

1.设置信息管理登记本,实时提取相关数据

设置与妇女、儿童健康管理相关的字段模块,进行相应电子版病历记录,并统一上传至妇幼健康信息系统。完善相关信息的录入与查询统计,为妇幼卫生信息上报奠定基础,也为相关部门的相应绩效考核提供依据。提取的数据包括个人健康管理的基本信息(如姓名、居住地、户籍所在地、联系电话、联系人等),以及既往疾病手术情况与该次复诊原因、检查时间、就诊机构、接诊医生、各类辅助检查的时间与结果、诊疗处置内容、指导建议、下一次复诊预约等。

2.设置专项管理一览表,进行动态记录

如孕产妇系统管理一览表、高危孕妇信息一览表、终止妊娠管理一览表、产前筛查与产前诊断管理一览表、产时信息一览表、产妇访视一览表、产后42天登记一览表、新生儿访视一览表、儿童系统管理一览表、高危儿信息一览表、新生儿疾病筛查管理一览表、"两癌"筛查登记一览表、婚前医学检查情况一览表等,在个人档案的基础上,设置统计所需的内容,提取字段进行排版与汇总,形成动态记录的信息表单,并设置每个字段的查询统计功能。

3.设置数据间的关联,形成报表并自动进行逻辑纠错

与妇幼健康信息系统记录的姓名、身份证号进行匹配,符合相关信息的,可以直接导入相应的个人档案记录模块中;不能导入的,通过相应的户籍所在地、居住地及联系电话等信息,进行区域间的交换或退回处理,由高一级的管理者进行分发,选择区域范围,形成各级医疗保健机构的相应报表。根据各类报表所需的内容设置相关数据之间的逻辑关系,确保同一数据提取的唯一性,自动进行报表数据汇总与纠错,然后按权限逐级进行审核、质控及上报报表。通过数据自动化采集形成相应的表单,同时开展逻辑纠错,可以大大提升数据的及时性与准确性。

五、展　望

妇幼卫生统计报表数据的准确性和完整性基于原始记录。随着医疗健康信息化的快速发展,包括挂号系统基本信息的收集,门诊诊间格式化、标准化电子病历的规范与统一,检验系统与医学影像系统智能化程度的提高,住院病历记录模式的改进,物联网与人工智能等在医疗领域的应用,我们需要进一步规范妇幼系列数据源值域的标准与代码,同时进行用户管理、权限管理、角色管理、机构管理、配置管理;此外,妇幼相关数据的采集与统计也需要更加精准、快速。

(朱旭红)

第二节　"互联网＋"在艾滋病、梅毒和乙肝母婴传播阻断中的应用

艾滋病、梅毒和乙肝的母婴传播是全球关注的公共卫生问题。2014 年,世界卫生组织发布了《消除艾滋病、梅毒母婴传播认证标准和流程全球指南》,提出了消除艾滋病、梅毒母婴传播的国际标准化进程和要求。与此同时,我国积极响应,提出了以消除艾滋病、梅毒和乙肝母婴传播为目标,全面推进我国预防母婴传播工作的战略思路。

一、预防艾滋病、梅毒和乙肝母婴传播的相关工作

(一)背　景

世界卫生组织表示,消除艾滋病母婴传播是全球抗击艾滋病病毒传播

及在 2030 年终结艾滋病流行的关键。据估算,目前全球每年约有 140 万名携带艾滋病病毒的女性怀孕,如果未经治疗,那么这些携带艾滋病病毒的女性在妊娠期、分娩或哺乳过程中将艾滋病病毒传给子女的概率为 15％～45％。世界卫生组织将"消除传播"定义为把病原体传播降低到不再构成公共卫生问题的较低程度。在消除艾滋病母婴传播方面,世界卫生组织验证的相关指标包括每 10 万次活产中因母婴传播造成的艾滋病病毒新发感染病例少于 50 例,在母乳喂养群体中发生艾滋病母婴传播的概率低于 5％,或者在非母乳喂养群体中低于 2％,而这些指标的达标时间须至少保持 1 年。消除母婴传播是国际社会共同关注的重要目标,是迈向"零艾滋"的关键举措之一,也是我国预防母婴传播工作的重要内容之一。

我国高度重视妇女儿童健康事业,坚持母亲安全、儿童优先原则,始终把保障妇女儿童健康置于优先发展的战略地位。2001 年,我国启动预防艾滋病母婴传播工作。2002 年,将预防艾滋病母婴传播工作纳入妇幼保健系统,与孕产期保健及生殖健康服务整合开展。2010 年,预防艾滋病母婴传播工作被纳入国家重大公共卫生服务项目,由单纯预防艾滋病母婴传播扩大到艾滋病、梅毒和乙肝三种疾病,率先在全球提出整合的预防母婴传播策略,并且各项干预措施逐步落到实处,这对降低孕产妇和 5 岁以下儿童死亡率、提高出生人口素质、保护妇女儿童健康具有重要意义。2015 年,国家卫生计生委办公厅印发《关于全面开展预防艾滋病、梅毒和乙肝母婴传播工作的通知》,要求全国各地加强资金保障与监管,关注重点地区、重点人群,完善服务网络,加强相关检测、干预服务能力建设,广泛开展社会动员以及相关健康教育和政策宣传,为孕产妇及所生儿童提供连续、系统、综合、规范的预防母婴传播综合服务,并确保服务质量。

2016 年,国家卫生计生委和联合国儿童基金会合作实施消除艾滋病、梅毒和乙肝母婴传播试点项目,其总体目标是:进一步控制艾滋病、梅毒和乙肝母婴传播,力争于 2020 年实现儿童"零艾滋"目标,消除儿童新发感染。具体目标包括:2015 年年底前,预防艾滋病、梅毒和乙肝母婴传播工作基本覆盖全国所有县(市、区);至 2020 年年底,艾滋病母婴传播率下降至 5％以下(即儿童"零艾滋"目标),先天梅毒报告发病率下降至 15/10 万活产以下。

（二）相关工作

预防艾滋病、梅毒和乙肝母婴传播工作主要体现在孕产妇儿童保健服务、育龄妇女的健康教育及相关信息报送互通中，具体内容如下。

1.孕产妇及所生儿童孕产期保健和儿童保健服务

在孕产妇初次接受孕产期保健时，告知其母婴传播疾病的危害及接受相关检测的必要性，并为其提供免费的艾滋病、梅毒和乙肝的相关检测，以尽早明确感染状况，及时对感染孕产妇采取干预措施；同时提供处置指导、咨询、转介等服务，并填写相关表单，提醒孕产妇后续服务的重点。加强保健和随访，包括采取安全性行为、营养指导、相关感染症状和体征的监测、安全助产、心理支持、家庭防护指导等。为感染孕产妇提供免费的规范药物、定期指标监测、安全助产、新生儿感染状况检测，必要时对新生儿免费预防性用药，定期为所生儿童提供常规保健、生长发育监测、感染状况监测、预防营养不良指导、免疫接种等服务，并详细记录随访的相关信息。

2.积极开展健康教育，预防育龄妇女感染

各级卫生行政部门要与相关部门密切合作，发挥部门优势，利用各个服务环节开展形式多样的健康教育活动，杜绝危险行为，避免艾滋病、梅毒和乙肝的发生。为育龄妇女及其家人提供预防母婴传播的信息、免费的医疗保健及转介服务，指导减少非意愿妊娠和疾病传播。

3.相关信息记录与上报

各级医疗卫生机构建立记录有艾滋病、梅毒和乙肝检测、咨询、处置、随访等信息的登记本。承担婚前孕前保健、妇幼保健等服务的医疗保健机构应做好相关登记工作，定期收集、整理和汇总相关信息。对检测发现的艾滋病、梅毒感染孕产妇与乙肝表面抗原阳性的孕产妇进行随访和个案信息调查，按照预防艾滋病、梅毒和乙肝母婴传播相关信息上报流程及要求，及时填写登记本并逐级审核上报，包括预防艾滋病、梅毒和乙肝母婴传播工作月报表及个案登记卡、随访记录登记卡，通过预防艾滋病、梅毒和乙肝母婴传播管理信息系统录入及汇总数据信息。对于所发现的孕产妇和婚检妇女中的艾滋病、梅毒感染者或乙肝患者，还应当按照《中华人民共和国传染病防治法》和《艾滋病疫情信息报告管理规范》等相关要求做好传染病疫情报告工作。

(三)具体流程

预防艾滋病、梅毒和乙肝母婴传播工作贯穿孕产妇保健和儿童保健的始终,具体流程如下。

1.感染孕产妇的孕产期管理

孕产期管理包括将所有感染孕产妇的保健检测、咨询、治疗、安全分娩等信息纳入保健管理个案记录,并按规范要求完成孕产期全程保健医疗服务。

按照孕产妇妊娠风险评估与管理工作规范的要求,将筛查发现的艾滋病、梅毒和乙肝感染并且选择继续妊娠的孕产妇标记为紫色,纳入高危孕产妇管理。负责感染孕产妇随访管理的机构应指定专人管理感染孕产妇,加强孕期追踪,避免失访。依据区域实际情况,为感染孕产妇提供预防母婴传播干预服务的机构应建立艾滋病、梅毒和乙肝感染孕产妇信息管理模式和服务流程,确保为感染孕产妇提供规范的预防母婴传播干预服务。建立运转顺畅的艾滋病感染孕产妇转介机制,保证转出有记录、转入有反馈,并统一由专人随访记录;嘱感染孕产妇知晓相关联系人及其联系方式,避免感染孕产妇在转诊过程中流失。加强对流动人口(包括跨境婚姻人口)中感染孕产妇的追踪随访,完善孕产妇在妊娠期间发生流动时,流出地及流入地之间患者随访管理衔接及信息共享的机制,以减少失访。设置相关免费检测标志,确保所有感染孕产妇与所生儿童有均等机会获得免费、规范的干预服务,特别关注流动人口、青少年、贫困人口等弱势人群。在提供服务的过程中,注意保护感染妇女的知情选择权、隐私权,严禁歧视感染妇女,必要时为其提供关怀和支持服务。

2.暴露儿童管理

暴露儿童管理包括将所有感染孕产妇所生儿童的保健检测、随访咨询、免费治疗、健康指导等信息纳入保健管理儿童的个案记录,并按规范要求完成儿童全程保健医疗服务。

（1）艾滋病暴露儿童　规范落实暴露儿童艾滋病感染早期诊断检测工作。指定相关机构和人员具体负责艾滋病感染早期诊断检测和抗体检测工作。对于第一次早期诊断检测结果为阳性的儿童，尽早采血进行第二次早期诊断检测。对于所有采用母乳喂养至 15 月龄后的儿童，应在停止母乳喂养后的 3 个月内进行人类免疫缺陷病毒（human immunodeficiency virus，HIV）抗体检测。对于母婴传播高风险的孕产妇所生儿童（如临产时发现的艾滋病感染孕产妇所生儿童、抗病毒用药不足 4 周的孕产妇所生儿童等），应在其出生后及时给予三联抗病毒药物治疗。此外，应开展艾滋病感染儿童和艾滋病暴露死亡儿童个案评审工作，建立艾滋病感染儿童转介和治疗机制。及时将明确诊断为艾滋病感染的儿童进行转介，并及早启动艾滋病感染婴幼儿抗病毒治疗程序。

（2）梅毒暴露儿童　指定相关机构和人员对梅毒暴露儿童进行定期随访至 18 个月，并按要求提供梅毒血清学检测服务，特别是加强 6 月龄时的非梅毒螺旋体检测服务，以尽早明确儿童感染状态。结合儿童系统保健，发挥社区、社会组织作用，采取针对性措施，提高梅毒暴露儿童随访率和检测依从性，减少失访。对于可能失访的梅毒暴露新生儿，无论母亲孕期梅毒治疗情况如何，均应立即给予预防性治疗。

（3）乙肝暴露儿童　确保在出生 12 小时内（建议在出生 6 小时内）为乙肝感染孕产妇所生儿童免费注射乙肝免疫球蛋白和首剂乙肝疫苗，并在其 1 月龄和 6 月龄时接种第 2 剂和第 3 剂乙肝疫苗。早产儿和低出生体重儿应在出生后 24 小时内接种第 1 剂乙肝疫苗。助产技术服务机构应在暴露儿童出院时提供随访服务告知书，督促家长在其满 1 月龄后，按程序完成后续乙肝疫苗接种，并接受免疫效果监测。确定乙肝感染产妇及暴露儿童的随访模式和服务流程。为乙肝暴露儿童提供随访服务，同时为乙肝感染产妇及家庭提供咨询服务，以提高随访的依从性。对于满 7～12 月龄的乙肝暴露儿童，建议在接种第 3 剂乙肝疫苗 1～2 个月后，为其提供 HBsAg 和乙肝表面抗体（hepatitis B surface antibody，HBsAb）检测，明确儿童乙肝感染状态及获得抗体保护的情况，按需提供转介和咨询服务。

二、目前母婴传播阻断信息管理存在的问题

目前,国家已建立单线的艾滋病、梅毒和乙肝母婴传播阻断的信息上报系统,要求县级妇幼保健院收集辖区内的艾滋病、梅毒和乙肝个案表,并手工录入该系统中。为此,国家对各医疗保健机构提出以下要求:完善信息资料收集、管理及逐级上报制度,加强信息的收集、报告、审核、管理及质量控制,确保信息数据上报的及时性、完整性和准确性,提高对信息数据的分析、利用及管理能力。同时,也要求各级卫生行政部门对本地区数据信息的及时性、完整性与准确性进行核查,定期组织开展信息漏报、重报等情况的专题调查,对相关报表中的错误信息进行修订,减少错报、重报及漏报,提高数据信息质量。

但是,目前仍存在保健机构与医疗机构之间,医疗、保健机构与疾病预防控制机构之间信息互不相通的情况,而条线内均要填写相关信息的报告和资料,且业务要求的多数内容相同,但各条线数据质量控制的要求与方法又不相同,需要工作人员手工重复登记、整理并上报,造成信息不完整、不一致,数据的复核性差,收集速度慢,可信度不高等问题,从而浪费大量人力、物力和财力。

三、"互联网十"母婴传播阻断信息化管理应用

"互联网十"母婴传播阻断信息化管理是指通过"互联网十"的方法,及时将来自医院门诊、住院、HIS、LIS、PACS 等系统的关于母婴传播阻断的相关信息进行收集、整合,加强预警,同时将区域内不同医疗机构的信息以个人为单位予以关联,最终自动形成相关报表,并确保相关报表信息符合逻辑、完整、准确。此外,"互联网十"母婴传播阻断信息化管理可以增加母婴传播阻断信息的采集手段及增强其统计功能,及时对报告的数据信息进行审核和逐级汇总,确保数据信息管理、利用与分析的及时性和有效性。

要做到"互联网＋"母婴传播阻断管理信息化,首先应设置标准的报告卡系统,然后以报告卡系统作为触发点来串联前端业务系统产生的信息,并推送到后面的报表系统,自动生成报表,具体包括以下几个方面。

1.基本信息收集与个案报告

(1)登记卡的设置 设置标准的艾滋病、梅毒和乙肝母婴信息登记卡,内容包括姓名、身份证号、民族、文化程度、职业、婚姻状况、孕产情况、末次月经及预产期、户籍地址、现居住地址、工作单位、联系电话,以及对应疾病感染情况[诊断感染的时期(婚前、孕期、产时、产后、人工流产等)与时间,可能的感染途径,本次妊娠检测、治疗、随访]等相关信息。将该登记卡嵌入医院的医生诊间系统、区域的孕产妇档案系统等涉及孕产妇和儿童就诊的系统中,当医疗保健机构检查发现符合艾滋病、梅毒和乙肝感染的症状、体征、检验结果时,就会自动触发提醒医生填写登记卡。而诊间基本信息数据会自动导入登记卡,减少了医生的重复劳动。

(2)登记卡的具体填写 在孕妇检验检查中,如果艾滋病抗体检查为阳性,并最终确诊为艾滋病感染,系统就会自动提醒医生填写艾滋病感染报告卡,并按要求完善相关内容;在孕妇检验检查中,如果梅毒检查为双阳(非梅毒螺旋体特异性检测及梅毒螺旋体抗体检测),系统就会自动提醒医生填写梅毒感染报告卡,并按要求完善相关内容。在孕妇检验检查中,如果 HBsAg 为阳性,系统就会自动提醒医生填写乙肝感染报告卡,并按要求完善相关内容。如果同时存在几种感染,系统就会提醒医生是否需要填写多个报告卡。在儿童出生后,需要填写相关随访登记卡,内容包括感染孕产妇姓名、身份证号、现居住地址、联系电话、本次妊娠及分娩情况(妊娠结局、分娩时间、分娩方式、孕产妇结局、围生儿转归及异常情况),同时记录孕产妇的药物治疗情况、检测情况,新生儿出生时的检测情况及是否进行预防性治疗等信息。

(3)登记卡的查询和纠错 在完成报告卡填写后,根据个案情况,系统自动生成相关信息登记一览表。同时,系统提供查询登记卡内容的功能,以便医生及时完善登记卡信息,修改纠错,完成后予以保存。

2.感染孕产妇及儿童信息的互联互通

由于孕产妇保健周期长、涉及机构多,因此需要将孕产妇在不同机构的就诊信息、在同一机构不同科室的诊疗信息,以及孕产妇和儿童的关联信息予以整合。在整合过程中,区域信息平台发挥了关键的作用。在标准化登记卡的基础上,医疗保健机构将艾滋病、梅毒和乙肝感染孕产妇保健及分娩信息上传至区域信息平台,平台根据感染孕产妇身份证号、姓名和末次月经时间或预产期时间与孕妇档案进行关联匹配,然后通过数据清理再分配到孕妇档案所在的管理机构。如果同一个登记卡编码在基础系统中已有记录,系统就会提醒是否需要更新记录;如果既往档案中没有记录,系统就会提醒插入登记卡后再进行记录。如果没有孕妇档案可以匹配,系统就会根据上传的地址分配到辖区的相关保健部门(接口标准中提供此字段)进行核查,以确认是否属于本辖区管辖的孕产妇,若确认是,则督促去常住地社区卫生服务中心建立《母子健康手册》,并纳入规范孕产期保健管理;若经核查为非本辖区的,则根据核实的孕产妇地址与其他区域进行孕产妇信息交换,纳入当地管理;确系临时流动到本地检查发现的,督促其到当地继续进行保健管理,并上报有关部门进行高层次的信息交换。

3.相关资料的查询与统计

对艾滋病、梅毒和乙肝母婴传播阻断工作进行管理及评估,需要在系统中设置查询和统计功能。设置查询功能的目的是使工作人员能实时掌握工作情况,筛查出漏填写、填写不完整、漏阻断、漏追访等情况。设置统计功能则有助于管理人员全面掌握整体的艾滋病、梅毒和乙肝母婴传播的发生、阻断情况,查找工作的薄弱环节,并采取有效措施,及时予以纠正。

要实现查询功能,首先要设置艾滋病、梅毒和乙肝母婴传播阻断一览表。而统计功能则包括涵盖所选择相关内容的信息条总数及相关性。该表的内容包括孕妇档案编号、登记卡编码、孕妇姓名、孕妇身份证号、孕妇出生日期、末次月经时间、预产期、分娩情况、新生儿出生情况、管理机构、首次报告时间、修改时间、报告单位、报告日期、报告人员、报告人员联系方式、数据来源、匹配状态、最后修改人员、最后修改时间、结案时间等。

四、展　望

　　预防艾滋病、梅毒和乙肝母婴传播,要积极开展消除母婴传播工作,而这需要完整、准确的孕产妇与儿童感染状况数据和相关信息,以及各医疗保健机构之间的信息互联互通,并了解各环节存在的不足之处,在确保信息安全的前提下,搭建数据共享平台,为行政部门制定相关政策提供精准的数据和科学的方案。尽管艾滋病、梅毒和乙肝感染为个人隐私,但其存在一定的社会危害性。因此,医患之间需要通过网络管理平台实现互动,患者可以根据医生制定的个性化管理方案在家里进行自我监测,并接受妇幼保健医生和护士的远程管理。医生通过对患者主动的、连续的、高效的个性化服务与管理,实现消除母婴传播的目标。

(朱旭红)

第三节　"互联网＋"在出生信息管理中的应用

　　联合国《儿童权利公约》提出,儿童最基本的权利是生存权、全面发展权、受保护权及全面参与家庭、文化和社会生活的权利。其第七条规定:儿童出生后应立即登记,并自出生起有获得姓名的权利,有获得国籍的权利,以及尽可能知道谁是其父母并受其父母照料的权利。《中华人民共和国母婴保健法》规定:医疗保健机构必须使用全国统一制定的《出生医学证明》作为婴儿出生的医学证明。为此,我国从1996年开始在全国范围内统一启用《出生医学证明》。为了规范《出生医学证明》的管理,卫生部、公安部多次联合下发加强《出生医学证明》管理的文件。2009年,卫生部下发《关于进一步加强出生医学证明管理的通知》,明确规定了《出生医学证明》的签发,包括首次签发、换发和补发,并对废证管理、档案管理和信息统计等进行了明确规定,使《出生医学证明》管理更加完善和规范。

一、《出生医学证明》的定义

《出生医学证明》是根据《中华人民共和国母婴保健法》相关规定,由医疗保健机构依法出具的新生儿出生医学信息证明,主要用于证明新生儿出生时的健康及自然状况、血亲关系。《出生医学证明》已逐渐成为重要的法律证件,并承载越来越多的社会功能,成为户籍登记机关进行出生人口登记、新生儿获得国籍、接受保健服务的医学依据和凭证。《出生医学证明》作为"人生第一证",具有重要意义。

二、《出生医学证明》的管理流程

各级卫生行政部门为《出生医学证明》的管理机构,负责辖区内的《出生医学证明》管理工作。各级卫生行政部门委托相关机构负责《出生医学证明》的事务性管理工作。具有助产技术服务资质的医疗保健机构、卫生行政部门或卫生行政部门指定拥有出具《出生医学证明》资质的其他机构为签发机构。签发机构按规范出具《出生医学证明》,做好相关工作,并接受上级管理机构的监督检查,包括空白证明的申领、入库、保管、出库和调剂等环节。《出生医学证明》的签发包括首次签发、换发和补发。各级管理机构和签发机构为《出生医学证明》相关信息统计工作的责任主体,各签发机构负责本机构内的信息统计上报工作。各级管理机构通过数据核查、逻辑纠错等方式审核辖区所上报数据的准确性,并将信息进行汇总、逐级上报。

三、《出生医学证明》管理存在的问题

自 1996 年《出生医学证明》启用以来,其签发的一般流程如下:签发人员查询纸质出生登记簿记录的相关信息,手工填写《出生医学证明》内的相应

内容,盖章后予以签发。该流程涉及多个环节,其中纸质出生登记簿所记录信息的错误、缺项会影响《出生医学证明》信息的准确性。此外,《出生医学证明》的填写者抄写错误、书写不规范也会影响《出生医学证明》信息的准确性。而在《出生医学证明》的流通环节,空白证明的领用仅进行手工登记,易发生漏填、重复登记、遗失等情况,影响《出生医学证明》管理的规范性,也可能为不法分子伪造证件留下利用空间。因此,《出生医学证明》管理必须信息化。通过信息系统,《出生医学证明》从领用到签发、换发、补发都能进行网络登记。如填写领用申请,系统可自动生成《出生医学证明》序列号码,便于在发生错误、失窃及出现假证等情况时进行核查,以保证证件的安全。签发的内容通过产科单位住院电子病历或者区域的出生信息登记系统直接导入,便于信息内容的保存与核查,从而降低错误率。各签发机构可以依托信息系统进行签发、换发和补发数据的报表自动统计,做到《出生医学证明》的精准管理。

四、"互联网＋"《出生医学证明》管理

(一)建立《出生医学证明》的证件管理系统

证件管理系统具有《出生医学证明》的领用登记、领用信息修改、领用记录签退等功能,对《出生医学证明》的领用登记、出库入库流向进行严格管理。空白《出生医学证明》的申领应按照属地管理原则,逐级上报和申领。《出生医学证明》的领用登记是将医疗保健机构领取的出生证明的序列号码区段自动录入证件管理系统中,以便该医疗保健机构使用、管理,以及签发机构对管理信息进行查询。证件管理系统默认领用的《出生医学证明》序列号码区域内的医疗保健机构才能进行签发,以确保证件的唯一性、真实性。

(二)建立《出生医学证明》的签发管理系统

1.《出生医学证明》的签发管理

签发管理系统模块主要用于管理《出生医学证明》的领用信息。通过系

统可以获取孕产妇及所生儿童的产时基本情况信息,以便在《出生医学证明》发放时进行核对与数据查询。同时,也可以通过系统查询《出生医学证明》的相关记录信息、修改情况等。此外,还可以在系统中输入查询组合条件来查找所需要的签发信息。

2.《出生医学证明》的补发、换发管理

补发、换发管理系统模块用于管理《出生医学证明》的补发、换发信息。它主要包括《出生医学证明》补发换发信息新增、《出生医学证明》补发换发信息查询、《出生医学证明》补发换发信息修改、《出生医学证明》补发换发信息删除等功能。

(三)建立《出生医学证明》的查询统计系统

1.产时信息查询

产时信息涵盖所有助产技术服务机构的孕产妇分娩及婴儿出生信息。根据管理身份不同,分配权限、范围不同,查询统计系统可以对医院的相关出生分娩信息进行查询、统计并上报。系统具有产妇基本信息查询、产妇产时信息查询、产时婴儿信息查询、孕产妇死亡统计、儿童死亡统计等功能。

2.《出生医学证明》查询

查询统计系统可以对《出生医学证明》记录的相关信息内容进行查询、统计,以及对作废的《出生医学证明》的序列号码、时间、原因等进行查询。

3.自动生成登记表

查询统计系统可以自动生成首次签发信息登记表、换发信息登记表、补发信息登记表、作废信息登记表等表单。

五、展 望

即使将信息技术运用于《出生医学证明》管理中,目前仍不能完全杜绝假证、虚假信息等情况的发生。《出生医学证明》可用于户口申报,证明血亲关系。因此,最彻底的变革是改纸质《出生医学证明》为电子版《出生医学证明》。通过全国层面的卫健系统和公安系统的信息互联互通，助产技术服务机构将不再出具纸质的《出生医学证明》，而只是真实、准确地记录出生信息；在公民申报户口时，派出所户籍办理部门根据其母亲身份证信息查询助产技术服务机构的出生信息，并在制作身份证的同时将《出生医学证明》内的相关信息植入身份证，即可完成电子版《出生医学证明》的发放。这需要更高层级的信息互联互通，以及相关行政部门的协同与认可，也是未来努力的方向。

（朱旭红）

第四节　"互联网＋"人工智能

近年来，智能医疗在国内外的发展热度不断上升。一方面，图像识别、深度学习、神经网络等关键技术的突破带来了人工智能技术新一轮的发展，大大推动了以数据密集、知识密集、脑力劳动密集为特征的医疗产业与人工智能的深度融合。另一方面，随着社会的不断进步、人们健康意识的增强，以及人口老龄化的不断加剧，人们对提升医疗技术、延长人类寿命、促进身心健康的需求也更加迫切。但在现实中，仍然存在着医疗资源分配不均，药物研发周期长、经费高，以及医务人员培养成本过高等问题。而对医疗进步的现实需求极大地推动了以人工智能技术为首的医疗产业变革升级。

从全球研究团队的实践情况来看，智能医疗的具体应用包括洞察与风险管理、医学研究、医学影像与诊断、生活方式管理与监督、精神健康、护理、急救室与医院管理、药物研发、虚拟助理、可穿戴设备以及其他。总结来看，目前人工智能技术在医疗领域的应用主要集中于以下五个领域。

一、医疗机器人

机器人技术在医疗领域的应用并不少见,如利用智能假肢、外骨骼和辅助设备等来修复人类受损身体,利用医疗保健机器人辅助医护人员的工作等。目前实践中的医疗机器人主要有两种:一是能够读取人体神经信号的可穿戴型机器人,也称"智能外骨骼";二是能够承担手术或医疗保健功能的机器人。世界上最具代表性的手术机器人是 IBM 开发的达·芬奇手术系统。达·芬奇手术系统分为以下两部分:手术室的手术台和医生可以在远程操控的终端。主刀医生通过远程操控机械臂对患者进行手术,每一个机械手臂的灵活性都远超过人类,带有摄像机的机械手臂可以进入人体内实施手术。因此,达·芬奇手术系统不仅手术的创口非常小,而且能够实施一些目前人类很难完成的手术。在控制终端,计算机可以通过几台摄像机拍摄的二维图像还原出人体内高清晰度的三维图像,以便监控整个手术过程。目前,全世界共装配了 3000 多套达·芬奇手术系统,累计已完成 300 万例手术。

二、智能药物研发

智能药物研发指将人工智能中的深度学习技术应用于药物研究,通过大数据分析等技术手段快速、准确地挖掘和筛选出合适的化合物,以达到缩短新药研发周期、降低新药研发成本、提高新药研发成功率的目的。

人工智能通过计算机模拟技术,可以对药物活性、安全性和副作用进行预测。借助深度学习,人工智能已在心血管药、抗肿瘤药和常见传染病治疗药等多个领域取得了新的突破。在抗击埃博拉病毒中,智能药物研发也发挥了重要作用。

美国硅谷公司 Atomwise 通过 IBM 超级计算机,在分子结构数据库中筛选治疗方法,评估出 820 万种药物研发的候选化合物。2015 年,Atomwise 基于现有的候选药物,应用人工智能算法,在不到一天的时间内就成功寻找出能控制埃博拉病毒的两种候选药物。

三、智能诊疗

智能诊疗就是将人工智能技术用于辅助诊疗中，通过计算机"学习"医疗知识，模拟医生的思维和诊断推理，从而提出可靠的诊断和治疗方案。智能诊疗场景是人工智能在医疗领域最重要也最核心的应用场景。

国外最早将人工智能应用于医疗诊断的是 MYCIN 专家系统。我国研制基于人工智能的专家系统始于 20 世纪 70 年代末，虽然起步较晚，但是发展很快。早期的智能诊疗系统有北京中医学院（现北京中医药大学）研制的"关幼波肝炎医疗专家系统"，它是一个模拟著名老中医关幼波教授诊治肝病的程序。在 20 世纪 80 年代初，福建中医学院（现福建中医药大学）与福建省计算中心成功研制了"林如高骨伤计算机诊疗系统"。此外，厦门大学、重庆大学、长春大学等高等院校和其他研究机构也相继开发了基于人工智能的医学计算机专家系统，并成功应用于临床。

四、智能影像识别和病理识别

智能医学影像指将人工智能技术应用于医学影像诊断。人工智能在医学影像中的应用主要分为以下两部分：一是图像识别，即将人工智能应用于感知环节，其主要目的是对影像进行分析，获取其中有意义的信息；二是深度学习，即将人工智能应用于学习和分析环节，通过大量影像数据和诊断数据，不断对神经元网络进行深度学习训练，促使其掌握诊断技术。

此外，贝斯以色列女执事医疗中心（Beth Israel Deaconess Medical Center, BIDMC）与哈佛医学院（Harvard Medical School）合作研发的人工智能系统对乳腺癌病理图片中癌细胞的识别准确率可以达到 92%。

五、智能健康管理

智能健康管理指将人工智能技术应用于健康管理的具体场景中。目前,智能健康管理的应用主要集中在风险识别、虚拟护士、精神健康、移动医疗、健康干预等方面。

风险识别:通过获取信息并运用人工智能技术进行分析,识别疾病发生风险及提供降低风险的措施。

虚拟护士:收集患者的饮食习惯、锻炼周期、用药习惯等个人生活习惯信息,运用人工智能技术进行数据分析并评估患者的整体状态,协助其规划日常生活。

精神健康:运用人工智能技术,从语言、表情、声音等方面进行情感识别。

移动医疗:结合人工智能技术,为患者提供远程医疗服务。

健康干预:运用人工智能技术对用户体征数据进行分析,制订健康管理计划。

智能医疗产业应用典型案例介绍如下。

1.人工智能在妇幼健康领域的应用

作为智能医疗中一个重要的应用场景,人工智能在妇幼健康领域的研究也取得了显著成果。从孕产妇健康管理到儿童疾病预防等多个方面,人工智能进行了模型构建并加以实际应用,极大地改善了以往各环节中的薄弱点,为妇幼健康提供了关键的技术保障。

2017 年 12 月 23 日,在北京召开的"'两癌'筛查与妇女病防治中心项目论证会"上,与会专家充分讨论并肯定了以人工智能筛查设备(人工智能宫颈癌实时筛查系统、人工智能乳腺癌实时筛查系统)和开放大数据平台为主要技术支撑工具,人工智能能快速检测,不依赖阅片医生,自动出结果,可以有效解决基层医院传统"两癌"筛查方法单一、对工作人员要求高、检出率偏低等问题。通过分级诊疗智能筛查转诊平台,人工智能还能快速提高基层"两癌"筛查的能力和效果,实现高危人群分流、随访和转诊及相关妇女病治疗,保障广大妇女的健康。

2018 年 2 月,广州市妇女儿童医疗中心基于深度学习开发出一个能诊断眼病和肺炎两大类疾病的人工智能系统。这个人工智能系统能够根据影像资料,为医生提供诊断建议,并解释判断的依据。对比试验发现,该系统诊断眼病的准确率达 96.6％,区分肺炎与健康状态的准确率达 92.8％,这种水平足以与拥有多年临床经验的专家相媲美。同年 5 月 10 日,广州市妇女儿童医疗中心又与深圳市腾讯计算机系统有限公司、广东百慧科技有限公司共同筹建并成立了"'互联网＋'妇幼医疗健康"实验室。该实验室汇聚了专业科研团队、医疗科技人才,共同探索人工智能在医疗领域的应用,并基于人工智能助力打造互联网医院。该实验室的首个合作精品成果——"导诊熊"一经面世就备受瞩目。它是基于腾讯首款人工智能医疗引擎"腾讯睿知",将原有导诊服务实现人工智能升级,利用大数据与人工智能来解决资源错配问题,以便从源头上使医疗服务更精准。

2018 年 4 月,上海交通大学医学院附属儿童医院与卫宁健康科技集团股份有限公司联合研发的"CHBoneAI——人工智能辅助骨龄监测系统"在该院 PACS/RIS 上线,1 年多后正式"并行运行"和开始临床应用。至 2018 年 7 月,短短 3 个月,人工智能骨龄评估临床应用已有 5000 余例。从阅片到输出骨龄诊断报告用时约 30 秒,"读"骨龄更是实现亚秒计,这不仅大大节省了时间,而且平均绝对误差仅为 0.43 年,诊断的准确率达 98％。

2018 年 2 月,美国 Cognoa 公司一个用于检测儿童孤独症的人工智能平台获美国食品药品监督管理局(Food and Drug Administration,FDA)批准应用。该人工智能平台可帮助医生提高儿童行为健康状况诊断和治疗的及时性及扩大覆盖规模。通过分析家长提供的儿童自然行为的信息和视频,该人工智能平台使用机器学习来评估儿童是否正在以正确的速度发展,并评估他们的行为健康状况。它虽然不提供诊断,但父母可以将评估结果提供给儿科医生。Cognoa 公司最初的产品"儿童行为发展评估"已被 30 万个家庭使用,并在多项临床研究中得到验证。

2.基于深度学习的新生儿体重预测研究

在妇产科临床上,准确预测新生儿的体重具有十分重要的意义。随着经济水平的提高和医疗条件的改善,巨大儿的发生率正在逐年上升,占新生儿的 5.62％～6.49％。有研究表明,孕妇营养过剩引起巨大儿的发生率接近 70％,同时导致难产、剖宫产的发生率升高。新生儿体重是判断新生儿发育状况的重要指标之一。在孕期预测新生儿的出生体重,不仅可以监测胎儿发育是否正常,而且对生产方式的选择具有指导意义。

目前,我们无法通过直接测量的方式获得胎儿的体重,而只能根据孕妇的体检数据进行预测。在以往的临床环境中,基于孕妇 B 超检查结果并通过公式法可以计算得出胎儿的体重,但是这种方法得到的胎儿体重的准确率较低。而一些使用机器学习方法,利用孕妇体征及 B 超数据进行新生儿体重预测的研究则忽视了孕妇的体征数据在孕期具有连续变化的特性。

基于上述问题,来自杭州市妇幼保健院与杭州和乐科技有限公司的研究团队合作开展了一项新生儿体重预测的研究。该研究提出了一种基于深度学习领域中循环神经网络的时序结构混合模型(Hybrid-LSTM)。该模型将孕妇在孕期的体重变化序列作为具有时间序列特征的输入参数,将产前最后一次 B 超检查结果及孕妇的基本生理参数(如身高、年龄、宫高等)作为基础输入参数。其中,将具有时间序列特征的输入参数输入到长短时记忆神经网络(long short term memory network,LSTM)中,将其输出的隐含层状态加上基础输入参数共同作为全连接层的输入参数,并最终得到预测结果。该研究的流程结构图如图 7-1 所示。

如图 7-1 所示,在完成深度学习模型的构建之后,该项研究进行了多组对比试验。所选取的试验数据为 5759 条经脱敏处理的已分娩孕产妇数据,包含孕妇在孕期完整的社区体检数据与 B 超检查数据,以及新生儿的真实出生体重,作为模型预测准确率的参考值。对比试验所选取的预测方法有公式法、支持向量机(support vector machine,SVM)与反向传播神经网络(back propagation neural network,BPNN)。模型效果的评价指标为准确率和平均相对误差(the mean prediction error,MRE)。另外,为了体现不同分娩状况下模型预测的效果,该项研究还将数据按照分娩周与产次的不同,对试验数据进行了分组比较。对比试验结果见表 7-1。

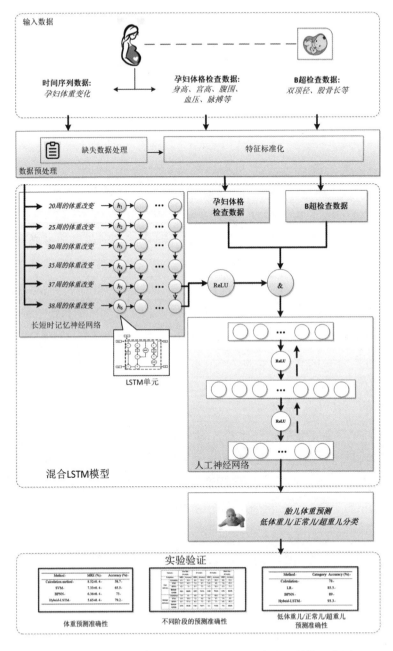

图 7-1 基于深度学习的新生儿体重预测研究流程结构示意图

表 7-1 对比试验结果

分娩周		39 周前		39 周		40 周		40 周后	
评价方法	评价指标	MRE	准确率/%	MRE	准确率/%	MRE	准确率/%	MRE	准确率/%
初产	公式法	8.30	59.50	8.90	54.50	8.70	56.30	8.80	52.30
	SVM	7.17	68.70	7.30	67.00	7.41	68.00	7.60	65.40
	BPNN	6.20	75.00	6.70	72.00	6.50	70.50	6.20	71.20
	Hybrid-LSTM	5.11	84.85	5.97	76.71	5.65	79.33	5.71	80.95
非初产	公式法	7.90	61.00	8.60	56.00	8.10	60.50	9.20	51.50
	SVM	6.90	70.30	7.20	62.00	7.60	67.00	7.60	63.00
	BPNN	6.50	75.71	6.30	73.00	6.70	71.00	6.80	68.20
	Hybrid-LSTM	5.33	81.56	5.66	78.57	6.10	74.84	7.30	69.05

由表 7-1 试验结果可以发现,该项研究所提出的模型在不同的生产条件下均优于传统的公式法及其他机器学习方法,平均预测准确率约 80%,远高于公式法不到 60%的准确率,因此具有更高的临床参考价值。

在实际应用层面,该项研究的成果已被纳入电子版"母子健康手册"的常用功能中,为广大孕产妇提供新生儿体重的预测服务。未来该项研究还将与各医院及社区合作,将该模型推广到真实的临床应用场景中,为妇幼健康安全提供科技保障。

(袁贞明)

第八章

"互联网＋"妇幼健康领域
医患互动

在传统的医患关系中，医生与患者只在医院内产生关联。而互联网的蓬勃发展改变了传统的医患关系，使医生与患者可以跨医院直接建立联系。这种改变是划时代的，其对行业的发展、变革产生了深远的影响，大大改善了医患关系。

第一节 "互联网＋"可穿戴设备

"互联网＋"可穿戴设备打破了健康监测设备的空间限制,通过远程、实时监控人体健康数据,实现了医疗健康监护设备微型化、无线化、简单易用的穿戴之路。

一、新时期下妇幼人群面临的健康风险

近年来,随着医疗技术的发展和医疗服务水平的提高,婴儿死亡率持续下降。同时,随着人们生活质量的不断提高,孕产妇对健康的关注度也在不断上升。"全面两孩"政策实施后,高龄孕产妇比例显著升高。所谓"高龄产妇",是指年龄在 35 岁以上的产妇,或受孕时 34 岁以上的产妇。一般情况下,高龄产妇的胎儿宫内发育迟缓和早产的可能性较大。有研究表明,女性在 35 岁以后生育,胎儿发生遗传异常的风险更高。

当前,环境污染和人们的不良生活习惯使得婴儿出生缺陷问题越来越严峻。出生缺陷是指婴儿出生前发生的身体结构、功能或代谢异常。出生缺陷不但严重危害儿童生存和生活质量,影响家庭幸福和谐,而且会造成巨大的社会经济负担和潜在寿命损失。在胎儿生长发育过程中,各种异常状况时有发生,而一旦发生,就可能导致出生缺陷。出生缺陷已成为影响出生人口素质和儿童健康的重大公共卫生问题。2014 年 9 月 12 日,卫生部发布《中国出生缺陷防治报告(2014)》。该报告指出,我国每年新增超过 7 万例神经管缺陷,约 20 万例先天性心脏病,以及约 3.5 万例先天性听力障碍。

因此,按照国家相关标准规范,需要对每位孕产妇开展定期产检随访工作,以确保整个孕期孕妇和胎儿的生命安全。同时,孕妇还需要适应妊娠期间强烈的生理反应,关注胎儿的健康成长。在产检以外的空窗期,如果孕妇能通过各种可穿戴设备随时随地监测自身健康,将各种异常情况及时、有效、准确地记录下来,就能更有效地管理孕期健康。

2017 年,国家卫生计生委开始统一推广《母子健康手册》电子化应用,借助互联网技术帮助孕妇关注和记录自己的健康状况,有效地提升了孕妇的健康素养。孕期依托各种可穿戴式胎儿健康监护设备,孕妇在家即可有效监测胎儿的健康,这不仅是对常规产检的补充及延伸,而且是孕妇自身和整个家庭对健康的需求。

2018 年 4 月 28 日,国务院办公厅正式印发《关于促进"互联网＋医疗健康"发展的意见》,对孕产妇的健康管理工作提出了明确要求,鼓励创新"互联网＋"助力公共卫生服务,利用可穿戴设备获取生命体征数据,为孕产妇提供健康监测和管理服务。

二、可穿戴设备概述

目前,随着互联网技术和传感技术的飞速发展,各种可穿戴设备在健康领域日益被人们所熟悉和接受,如智能手表、智能腕带、智能体温计、智能头盔、智能眼镜、智能鞋、智能腰带等。可穿戴式健康设备主要是指应用于健康领域的可穿戴设备。当今社会,各种疾病复杂多样,而人们维护身体健康的意识在不断增强,对可穿戴式健康设备的需求也在不断增加。随着可穿戴式健康设备在国内外的关注度、需求度不断提升,用户的使用满意度也逐渐改善,近期已成为一个高速发展的市场,这也为移动医疗提供了更多可能。随着"互联网＋医疗"信息化的深入推进,以及"健康中国"建设的全面提速,可穿戴式健康设备有望步入快速发展期。

(一)可穿戴式健康设备的技术优势

1.随时随地监测

不同的可穿戴式健康设备可以为不同的用户提供各种实时健康监测数据(包括血压、血糖、胎心率等),也可以有效帮助孕妇了解自身或者胎儿最新的身体健康状况。这种实时监测方式一方面可以有效节省孕妇去医院检查的医疗成本和时间成本,另一方面可以减少医务人员的工作量,进一步优化医疗资源的合理使用。

2.降低治疗成本

基于可穿戴式健康设备在医疗健康领域的应用,医疗机构可以更好地整合医疗资源,通过远程监测数据为用户提供更便捷、更实时的医疗服务;医疗机构可以根据健康状况提供相应的医疗健康服务,合理调配医疗资源,从而降低治疗成本。

3.人工智能辅助

可穿戴式健康设备可以获取海量级的用户日常健康数据,这可以为今后的医疗大数据分析与应用提供重要支撑。医疗大数据不仅可以为相关的科学研究提供强有力的数据支持,而且可以为医药研产领域的相关企业提供决策依据。除此之外,在保险领域,保险公司通过健康大数据可以为用户提供个性化的医疗保险服务。

4.一体化医疗服务

虽然当前大部分可穿戴式健康设备仅具备数据监测功能,但在未来,可穿戴式健康设备具备治疗功能将是一种趋势。可穿戴式健康设备将为用户提供诊断、监测、干预一体化的服务,使用户切实享受移动医疗健康的福利。

(二)可穿戴设备的国内外现状

近年来,国外众多科技公司日渐重视智能可穿戴式健康设备以及健康医疗数据平台的布局,其中包括苹果公司的可穿戴设备 Apple Watch 及其健康数据平台 HealthKit、谷歌公司的 GoogleFit 等。通过相关可穿戴设备,科技公司可以获取用户的体能生理数据,并通过数据云平台进行智能分析。

Verily 是谷歌母公司 Alphabet 旗下的一家生命健康公司。该公司于2019 年 1 月获得 10 亿美元融资,之后立即收购了 Fossil 的智能手表业务。同时,Verily 智能手表的心电图监测功能又获得了 FDA 的认证。这意味着在医用级可穿戴设备领域,苹果不再一家独大,谷歌也加入了战局。

在我国,可穿戴设备的发展也极为迅速,涌现出了一批以小米、华为等为代表的科技公司,且可穿戴设备呈现出以运动、健康、"4G＋"语音助手等为特征的新潮流。2018 年 12 月 25 日,互联网数据中心(Internet Data Center,IDC)发布了《中国可穿戴设备市场季度跟踪报告,2018 年第三季度》。数据显示,2018 年第三季度中国可穿戴设备市场出货量为 1450 万台,同比增长 12.5％,其中小米、华为、步步高排名前三。

智能可穿戴设备结合云计算、人工智能、物联网等技术应用,可以实时采集用户的健康数据和行为习惯数据,这已然成为未来智慧医疗保健获取信息的重要入口。

(三)可穿戴式母婴健康设备的基本类型

可穿戴式健康设备的种类很多,下面就与孕产妇及胎儿密切相关的设备作一简单介绍。

1.运动信息类

健康手环的主要功能包括查看运动量、监测睡眠质量、智能闹钟唤醒等。人们可以通过移动应用软件实时查看运动量,或监测走路和跑步的效果。此外,健康手环还可以通过云端识别更多的运动项目。例如,小米手环能够自动判断用户是否进入睡眠状态,并记录深睡及浅睡时间,最后汇总睡眠时间,以帮助用户监测自己的睡眠质量。

2.胎心监护类

2017 年我国新生儿数量为 1758 万,其中二孩比例首次超过新生儿总数的 50％;同时,高龄、高危孕妇的比例也越来越高,综合医院的高危孕妇比例接近 60％。在妊娠期,高危孕妇较低危孕妇会出现更多的安全问题,如胎儿发育异常、宫内缺氧窘迫等。

胎儿心电监护是准确评估胎儿宫内状况的主要检测手段。医护人员通过心电监护可以及时发现胎儿生长期间的异常状况并及早采取措施,这对提高我国人口的出生质量具有重要意义。从孕妇腹壁提取胎儿心电图,计算胎心率是诊断胎儿宫内健康状况的一种重要手段。胎儿心电图包含可靠的胎儿状态信息,可用于检查胎儿是否存活,并确定孕妇是否双胎妊娠。胎心率电子监护仪可将胎心率曲线和宫缩压力波形以图形的方式记录下来并供临床分析。通过观察胎心率曲线变化,临床医生可诊断胎儿的储备能力和胎儿的健康状况,并评估胎儿宫内状态,判断胎儿是否缺氧等。胎心率的变化是中枢神经系统正常调节功能的表现,胎儿中枢神经系统是子宫内低氧环境下储备能力最低的脏器之一,而且一旦受损,就会留下终生后遗症。因此,在妊娠期对胎儿进行胎心率监护显得尤为重要。

远程胎心监护仪是一种可以在院外使用的可穿戴式母婴健康设备。目前,家用胎心监护仪的种类很多,如理邦医用家用多普勒胎心仪、Comper 多普勒胎心仪等。这类设备的基本工作原理都是通过降噪设计来消减腹腔内除胎心之外的其他噪声,以使胎心监测结果更加准确。同时,这类设备可以通过蓝牙与手机相连,利用相关软件记录胎心的声音和波形,然后对胎心特征(如无变异、微小变异和平缓变异)进行分析,最终对胎心监护的结果作出评价。

3.体温监测类

体温监测可以为预防、诊疗疾病及患病期间的护理提供一定的依据。由于儿童体温调节中枢系统发育还不够完全,因此其体温易受到多种因素(如季节、时间、日常活动、情绪、饮食、着装、室温等)的影响。儿童这种特殊的生理特点使其易出现发热症状,并且可能引发其他疾病。

对于婴幼儿,传统的水银体温计、电子体温计、非接触式红外线体温计等体温测量工具不适合其生理特点,且不能实现长时间的体温实时监测。目前,测量体温的仪器主要有三种类型:水银体温计、电子体温计和非接触式红外线体温计。汞会污染环境,我国将于 2020 年全面禁止进出口水银体温计;电子体温计具有测温速度快、测量准确度高、温度显示便捷等优点;非接触式红外线体温计具有测温时间短、避免细菌污染等优点,但是其较易受环境温度的影响。水银体温计有可能被儿童咬、折而发生破损,而儿童可能被玻璃划伤,情况严重时可能导致液体汞或汞蒸汽中毒;在用电子体温计测温时,可能出现儿童不配合家长、医生测量温度的情况;非接触式红外线体温计一般测量的部位是人体额头,这个部位易受到外界环境温度的影响,有可能造成温度测量结果准确度不高。综上所述,可穿戴设备通过将装置"穿戴"在人体上,从而在用户日常活动时就能监测人体的各项生理指标。可穿戴体温监测设备具有使用方便和可连续监测人体温度的优点,可以方便地测量儿童体温;而且,根据监测数据可以判断儿童是否发热,以指导或提示用药。此外,长时间的体温监测还可以为医护人员提供更有价值的数据,对体温调节中枢尚未发育成熟的婴幼儿的健康监护也有重要意义。

可穿戴设备通过服装或者服装配件等载体实现其"可穿性"。浙江大学的陶毅阳在对体温监测服务系统进行设计时考虑到了系统的三种佩戴方式:肩带式、背心式和环臂式。作为服装的一部分,可穿戴设备的设计必须考虑到人体着装的方便性、舒适性、安全性、可拆卸性和可水洗,因此可穿戴体温监测设备大多为带状环臂式的设计。

目前,国内比较成熟的可穿戴体温监测产品有杭州医惠科技有限公司研发的医用无线电子体温计,其由体温计、网关、移动终端软件组成,可贴附于人体腋下皮肤表面。该设备适用于全年龄段人群,可 24 小时持续监测和记录体温数据。此外,该设备还可通过无线射频技术将数据传输到网关,再经网关上传到移动终端软件,从而实现可视化监控、异常体温报警等功能。

北京睿仁科技医疗有限公司研发的智能儿童电子体温计"发烧总监"(iThermonitor)可以提供 4 秒/次的体温读数,并且具有高低温报警提示和用药提醒等功能。该设备可实现 24 小时终端远程实时监控。

iFever 是深圳为谱创展科技有限公司研发的一款环臂式智能儿童体温计。家长可以将设备佩戴在儿童上肢紧贴腋下的位置来测量体温,同时测量数据可通过蓝牙传输至移动终端,并生成体温变化曲线。此外,该智能儿童体温计还具有发热预警、用药提醒等功能。

三、可穿戴设备的发展趋势

(一)具备可操作的精准的大数据

可穿戴式健康设备为人体健康大数据的监测提供了技术支撑,但在保证数据的精准性、对复杂病况的识别方面仍存在较大的困难,导致用户不信任监测数据,而误差较大的数据还会影响后续的可操作性。由此可知,真正将可穿戴式健康设备收集到的数据应用到医疗实际操作中仍任重而道远。

(二)传统与新兴技术共存和互联

可穿戴式健康设备采用了新兴技术,对比传统的医疗信息系统,其在便利性、即时性等方面具有明显优势,但传统医疗信息系统在专业性、可靠性方面则更胜一筹。另外,可穿戴式健康设备还需要与传统的医疗信息系统对接才能对所采集的数据进行深层解读。因此,两者系统如何共存和互通将成为移动医疗健康领域的一项重要课题。

(三)不一致与多样性的解决方案

当前,由于缺乏可穿戴式健康设备的行业标准,因此不仅设备在与医疗信息系统对接方面存在兼容问题,而且不同厂家以及不同类型的设备之间难以进行有效的互通,也就无法发挥可穿戴式健康设备的最大效用。另外,各厂家、设备的差异对设立行业安全标准也产生了一定的阻碍,影响了行业的整体发展。

(四)制定维护安全与隐私的行业标准

可穿戴式健康设备作为当前最贴近人体实时监测健康数据的装置,其采集的数据是人体最为隐秘的信息之一。但是,由于当前缺乏统一的行业安全标准,且用户缺乏数据安全意识,因此用户的隐私和数据安全面临着极大挑战。

（吴英飞）

【参考文献】

邓迟.可穿戴式电子体温计研究与软件设计.合肥:中国科学技术大学,2016.
陶毅阳.穿戴式体温监测设备的服务设计研究.杭州:浙江大学,2015.

第二节 "互联网＋"医患互动

1982 年,我国正式实施计划生育政策。1991 年,中共中央、国务院作出《关于加强计划生育工作 严格控制人口增长的决定》,进一步提高对孕产妇和儿童健康的重视程度。之后,优生优育的观念逐渐深入人心,人们主动了解健康知识、主动参与健康管理的思想在此萌芽。随着人们知识水平和健康素养的提升,妇幼人群及其家属对自己在医疗活动中的定位也发生了极大的变化,他们对医患互动的需求不断增加,不再满足于院内的医疗活动,在院外饮食、运动以及体征监测等方面,也期望得到医生的建议和指导。

良好的医患互动和健康的医患关系在医疗保健中具有重要意义,其可以提高患者的治疗依从性和满意度,以及获得最佳的预后效果。自 20 世纪 90 年代至今,医患矛盾一直是一个被广泛关注的社会问题,学术界亦对医患关系问题进行了研究。如何加强医患沟通？如何缓和医患矛盾？如何改善医患关系？这些问题亟待我们解决。

一、传统的医患互动

医学凭借学科壁垒形成了高度封闭的专业性区隔(societal division),患者通过传统的问诊交流获得该专业领域的"入场券"。因此,问诊咨询即是最原始、最常见、最基础的医患互动。在这种互动模式中,医患之间的交流局限于院内的交流,患者对医疗活动的了解局限于医疗机构以及主流媒体的宣传,因此患者在获取信息方面始终处于被动地位。

基于上述原因,患者对医疗活动缺乏自主意识,完全依靠医生来帮他们做决定,尤其是妇幼人群及其家属,他们更是将自己和儿童的生命健康全部托付给医生。此外,他们对医生的期望是极高的,往往期待短期内迅速缓解症状甚至完全治愈疾病,且没有任何后遗症,也不需要长期依赖药物或其他治疗方式来维持健康。因此,在医疗活动初始,患者会非常信任医生并表现出极度的顺从,而实际上患者对医生的信任是带有功利性的。

医生具备较丰富的医学知识,习惯从医学角度看待疾病,将疾病归结为某种病因、病变,即将复杂的疾病现象简单化,而这往往会导致其忽视对患者心理的关注。国外学者曾对此进行了研究。Largu 等研究艾滋病患者对抗反转录病毒治疗(antiretroviral therapy,ART)效果的期待,结果发现,患者对 ART 最普遍的期待是"治好我的病,帮我活下来""不要让我再生病难受"等,但医生的期望是"减少 HIV 量,增加 CD_4 细胞数量""对其他器官的影响降至最低"。由此可见,医患双方的期望通常存在巨大的差异,这往往使双方对治疗方式以及结果的评判产生巨大分歧。

医患双方的期望差异主要是由认知差异所导致的。患者不仅对医学认知不足,而且习惯把疾病与个人、家庭等生活事件、经济状况联系在一起,将疾病复杂化,有些患者甚至认为有钱就能治愈疾病,一旦未达到其期望,便与医生发生矛盾。患者可能表现出绝对化、过分概括化等特征,或产生不满等消极情绪,进而可能引发医患纠纷。有研究指出,患者对医生的期望过高易使医生心理压力增大,甚至导致医生采取防御性医疗行为。

一旦医生的回应趋于保守,或给出不同的医疗结果预期,或是医疗结果受医疗技术、患者病情等因素的影响而未达到患者的预期,医患关系就会遭到破坏甚至恶化。

二、当代的医患互动

随着电视、网络等媒体的兴起，医疗机构传播健康教育知识的渠道增多，妇幼人群及其家属对医疗行业的了解不再局限于院内。一方面，媒体的发展打破了"信息不对称"的困境，使医疗活动在媒体和舆论的监督下更加公开、透明。另一方面，媒体"片面""特例"报道公共卫生事件使医患双方日益呈现出刻板化形象，如将医生与"无良""收红包"等画上等号，将患者及家属与"无知""暴躁""医闹"等画上等号，导致医患双方互不信任。有些不负责任的媒体甚至散播谣言，利用医患双方已有的疑虑，或颠倒黑白，抹黑医务人员，或夸大其词，博人眼球，使医患矛盾更加严重。

媒体之所以会激化医患矛盾，是因为大多数媒体人对医疗行业比较陌生，往往站在外行的角度而非医生的角度去解读问题。在很长一段时间内，外行的媒体人掌握着医疗行业的话语权，而医务人员往往缺少公开发声的渠道。

互联网与自媒体的诞生为医务人员开辟了"言路"，可以使谣言止于"知者"。在互联网以及自媒体上，医务人员可以积极讨论公共卫生事件，其表现可以用"科学的少数派"来形容。在舆论场中，尽管掌握排他性专业知识的医务人员数量不占优势，但却可以用视角独特且专业的观点进行自我辩护。这些辩护对媒体与大众的认知可以起到非常重要的平衡和矫正作用，从而避免医患误解的形成和加深。

此时，患者遵从医嘱不是出于对治疗结果或疾病进展的恐惧，也不是出于遵从医嘱后结果会变得更好的期望，而是出于对医生的信任，这种信任既包含对医生专业能力的信任，也包含对医生人格的信任。

(一)打造医生个人品牌

在传统的医患交流中，因交流环境限制(封闭、拥挤、焦虑等)以及交流时间短暂，故患者普遍存在严重的"信息饥渴"，或者对所患疾病和医生的解释存在误解。妇幼健康是每一个家庭关注的重点，当他们的疑惑在医生处未能获得倾听和解答时，孕妇及其家属就容易盲目相信以往的经验或者网络谣言。

而一旦出现问题,他们就会归咎于医生工作不到位,从而导致医患矛盾升级。

医生独立于医院打造个人品牌,向大众普及医学知识,帮助患者理清病因,了解一般性治疗手段与治疗风险等共性、关键性问题,可使患者对医生的职业期许回归理性,同时可以树立医生的"医学导师"形象,重新建立医生的权威性和公信力。

因此,有越来越多的医生通过"母子健康手册"等医疗健康类 APP 或微信公众号开设个人专栏讲座,以及音频、视频课程。树立医生个人品牌,一方面可以让患者从权威渠道了解健康知识,缓解患者"信息饥渴"状态;缓解患者由信息不对称带来的焦虑情绪;提升患者的健康素养,避免其轻信谣言;树立医生正面、积极的专业形象,重建医患之间的信任关系。另一方面,多形式的健康教育及科普有助于医生从繁重、重复的日常宣教工作中解放出来,让医生有更多的时间和精力了解患者的基本情况、疾病症状、医疗需求,以及制定有针对性的诊疗方案。

(二)完善院后咨询机制

传统的医患交流多是以医生为中心展开的。患者大多根据医生的提问向医生传递疾病的基本情况,医生据此完成问诊和病史采集。一般情况下,患者的隐性顾虑很少得到医生的重视和关照。尤其是孕产妇,她们常常由家人陪同就诊,出于对个人隐私信息的保密或者对就诊隐私性的疑虑,常常有问题也不能及时咨询医生。

妇幼保健是一个长期的健康管理的过程。孕产妇与儿童就医往往较普通患者更为不便,孕产妇尤其是高危孕产妇在院外也会有关于饮食、运动、用药、症状等问题需要咨询;此外,儿童家长在院外也会有很多育儿问题需要咨询。

通过互联网可以为患者与医生建立一对一的沟通渠道,一方面可以更好地保护患者的隐私,满足患者对私密性的要求,缓解患者讳疾忌医的心理;另一方面,基于互联网的沟通渠道打破了时间和距离的制约,大大降低了沟通的成本,使孕产妇及儿童家长在遇到问题时即可在线提问,将发现问题的关口进一步提前到患者家中。

相较于患者的咨询需求与日俱增,专科医生的数量则常常不足,且问题日趋严重。事实上,基层保健医生可以解决咨询中的常见问题,且患者院外的健康咨询通常更贴近生活,需要医生更多地从心理上加以关怀,以及在饮食、运动、用药上给予建议。因此,基层保健医生更适合解答患者的日常咨询,使自己成为患者的具有亲和力和生活气息的伙伴。

三、医患互动的展望

无论是传统的医患互动,还是当代的医患互动,其核心都是医生指导、帮助患者进行健康管理。但是,如果患者在治疗过程中所表现出的依从性是为了获得更好的治疗效果,那么其本身并没有真正发挥主观能动性。

随着人们健康意识的增强,患者逐渐了解到健康不仅是人生的基础,而且是需要自己关心甚至自我决定的事情,且随着患者对基本医学知识的日益了解,对健康状况和生活质量的关心也使他们产生了治疗依从性,此时的医患关系才能成为真正意义上的医患合作,而不再是权利和义务关系。

(一)将健康管理融入生活

很多疾病源于生活甚至刻于基因。因此,医生需要根据患者的心理需求、实际情况引导患者积极、主动地参与到诊疗过程中,让患者了解自己的生活、工作、爱好会对健康产生极大的影响。只有将健康管理融入患者的日常生活中,才能真正降低患病风险,让患者尽情享受健康生活。

通过引导患者进行居家健康监测、自我饮食运动管理,对患者的正确行为表示赞同,对患者的困惑与误区进行解答和引导,提升患者的自我效能,才能使患者积极参与治疗,获得反馈,并形成良性循环。

在妇幼保健活动中,需要长期监测孕产妇及儿童的日常健康数据。孕妇可以在《母子健康手册》上记录或通过关联设备记录自己的体重、血压、心率、胎心、胎动等产科临床监测的健康数据,并在门诊将这些健康数据同步到医院产科专科电子病历中以供产科医生参考。同时,孕妇还可以在饮食板块列出自己的日常饮食,这样既可以分享孕期饮食经验,又能得到专业营养师的营养评估以及饮食指导,引导孕妇在孕期合理饮食、健康饮食、安全饮食。

此外,儿童家长也可以在《母子健康手册》上记录儿童的体重、身高、喂养情况、大小便情况、睡眠情况、营养制剂补充情况、活动情况等,辅助儿童保健医生判断儿童的生理发育以及心理行为发展状态。

(二)让医生成为患者的健康顾问

随着医学科普工作的不断推进,患者将会获得越来越多的医学知识和经验,他们在与医生讨论疾病时,也会清楚医生并非全知和万能。此时,患者将会对医生的职业期许持更加理性的态度。

随着医学伦理不断发展成熟,患者人权意识的逐渐苏醒,越来越多的患者将医生视为自己的健康管理顾问而不是决定者。患者出于对自身身心健康的关心而与医生建立合作关系,医患之间的期望差异逐渐缩小,患者与医生沟通后会对医疗结果持理性的期待,这有利于促进医患互动的有序进行以及医患关系的和谐发展。

(三)基于互联网的妇幼医患互动

妇幼保健是公共卫生服务体系的重要组成部分,其直接影响国家的人口供给,因此一直受到国家和各级地方政府的重视。2009 年,卫生部印发《国家基本公共卫生服务规范(2009 年版)》,将孕产妇保健和儿童保健列为基本公共卫生服务的重要内容,要求为孕产妇和 0~6 岁儿童提供全程、规范、全面的保健服务。2017 年 1 月,国家卫生计生委发布《国家卫生计生委办公厅关于印发母子健康手册推广使用工作方案的通知》,要求在全国范围内推广使用统一的《母子健康手册》。2018 年 7 月,国家卫生健康委发布《关于深入开展"互联网+医疗健康"便民惠民活动的通知》,提出积极运用"互联网思维"提升医疗卫生现代化管理水平,优化资源配置,创新服务模式,提高服务效率,降低服务成本,满足人民群众日益增长的医疗卫生健康需求。

杭州市拥有较好的互联网行业基础,医疗卫生行业的信息化程度高,本地居民和医生对互联网服务的接受程度高,因此率先开展了将妇幼保健与互联网相结合的医患互动探索。

四、医生服务

以杭州市为例,医生依托互联网技术及杭州市"医养护"一体化数据平台,以"医生助手"APP 为工具,为妇幼保健服务对象提供长期健康管理服务,如查询服务对象、发布通知及进行在线随访等。

(一)查询服务对象

医生可通过"医生助手"APP 在线查询、联系自己的服务对象,查看服务对象的个人健康档案,掌握服务对象的健康状况。同时,医生可在线统计自己签约的服务对象数量以及 APP 绑定情况,以便掌握个人的工作考核完成情况(见图 8-1)。

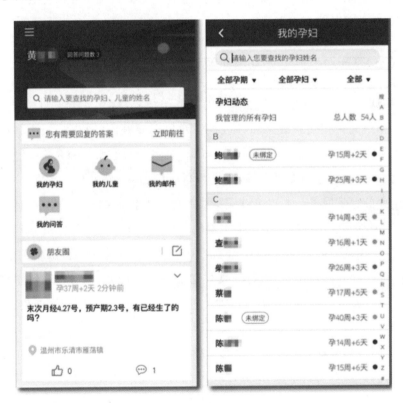

图 8-1　查询服务对象示意图(1)

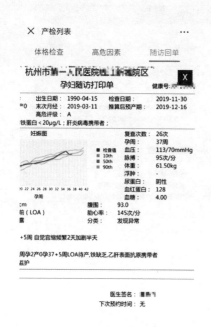

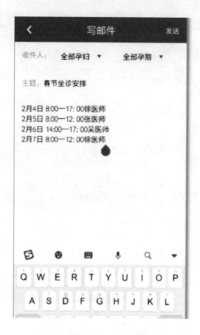

图 8-1 查询服务对象示意图(2)   图 8-2 发布通知示意图

(二)发布通知

签约医生可根据孕期等搜索条件对服务对象进行筛选,并向服务对象一键发布通知(见图 8-2)。

(三)进行在线随访

医生可在线查询服务对象的个人基本档案、历史保健记录以及随访情况,在线填写并上传本次随访的结果(见图 8-3)。

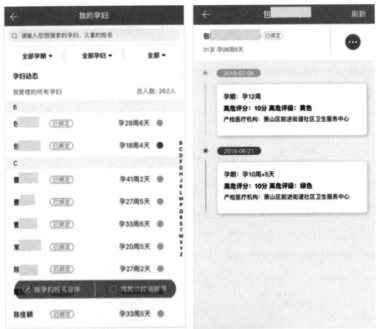

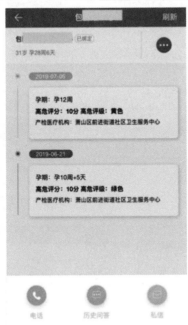

图 8-3 进行在线随访示意图

五、患者服务

依托互联网技术及杭州市"医养护"一体化数据平台,从需求侧发力,"母子健康手册"APP可以为妇幼人群提供便捷的互联网医疗、保健服务,包括签约医生咨询服务、专家咨询服务、互联网医院服务等。

(一)签约医生咨询服务

服务对象可在线就妇幼保健相关问题或生活健康、饮食运动问题向自己的签约医生咨询(见图8-4)。留言板形式的沟通尤其是图文形式的沟通可以使医患双方在交流时有充分的时间整理自己的问题及思路。对于仅需健康咨询的问题,医生可以模板化快速回复,以节约医生的时间成本;而对于需要进一步面诊的问题,医患双方可以提前整理需要集中关注的问题,以

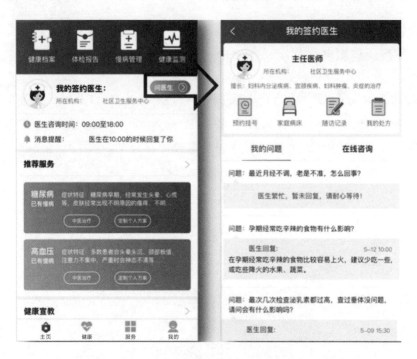

图8-4 签约医生咨询服务示意图

提高面诊的效率及质量。

(二)专家咨询服务

如服务对象有专科问题需要咨询专家,则可通过在线导诊功能分析症状、可能引发的疾病,推荐就诊的科室,服务对象就可以选择相关专家进行在线咨询。此外,服务对象也可选择对应的专家团队,预约发起咨询。专家团队可根据患者病情在预约时间向患者致电,电话采用第三方平台转接,以保证私密性。

(三)互联网医院服务

杭州市"医养护"一体化数据平台为每家医院提供专门的医院在线服务窗口,对接医院原有的在线医疗健康服务,并提供医院个性化的服务接入等。

六、众包服务

服务对象可以通过"母子健康手册"APP进行社交,以及展示和分享个人生活,提升用户黏性。在日常生活中,超过60%的服务对象会通过"母子健康手册"APP中的朋友圈查看朋友动态或进行分享。这个功能已经融入用户的日常生活中,成为用户感官情感的延伸(见图8-5)。

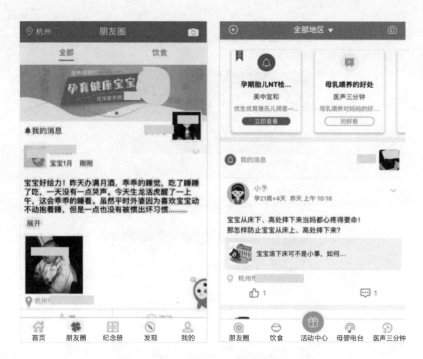

图 8-5　朋友圈示意图

七、新媒体服务

通过新媒体服务,医生可以更好地打造个人品牌,树立自身权威,并对服务对象的共性问题进行统一解答。因此,越来越多的医生通过"母子健康手册"等医疗健康类 APP 及微信公众号开设个人专栏讲座,以及发布音频、视频课程(见图 8-6)。服务对象可根据个人需求、爱好关注专家,以及进行专题学习。

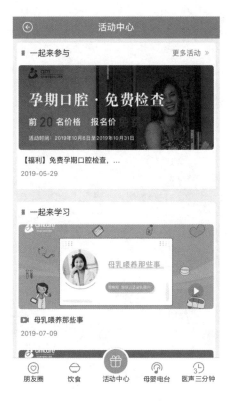

图 8-6　活动公告示意图

（袁贞明）

【参考文献】

Andu A, Caras A, Nica E A. The Levels of Doctor-patient Relationship: Analysis from the Kohlberg's Theory of Moral Development. Procedia-Soc Behav Sci, 2013, 92 (8): 846-853.

Balboni T A, Paulk M E, Balboni M J, et al. Provision of spiritual care to patients with advanced cancer: associations with medical care and quality of life near death. J Clin Oncol, 2010, 28(3): 445-452.

Best M, Butow P, Olver I. Do patients want doctors to talk about spirituality? A systematic literature review. Patient Educ Counsel, 2015, 98(11): 1320-1328.

Best M,Butow P,Olver I. Spiritual support of cancer patients and the role of the doctor. Support Care Cancer,2014,22(5):1333-1339.

Cobb M, Puchalski C M, Rumbold B. Oxford Textbook of Spirituality in Healthcare. Oxford:Oxford University Press,2012.

Ellis M R,Thomlinson P,Gemmill C,et al. The spiritual needs and resources of hospitalized primary care patients. J Relig Health,2013,52(4):1306-1318.

Farin E,Gramma L,Schmidt E. The patient-physician relationship in patients with chronic low back pain as a predictor of outcomes after rehabilitation. J Behav Med,2013,36(3): 246-258.

Fuertes J N,Mislowack A,Bennett J,et al. The physician-patient working alliance. Patient Educ Couns,2007,66(1):29-36.

Grant E,Murray S A,Kendall M,et al. Spiritual issues and needs:Perspectives from patients with advanced cancer and nonmalignant disease:a qualitative study. Palliat Support Care,2004,2(4):371-378.

Hall M A. Do patients trust their doctors? Does it matter? N C Med J,2001,62(4): 188-191.

Kohlberg L. The Philosophy of Moral Development:Moral Stages and the Idea of Justice. San Francisco:Harper & Row Publisher,1981.

Krot K. The Impact of Trust and Stereotypes on the Type of Doctor-patient Relationship: A Study on Polish Health Care Market//TIIM 2013 Organizing Committees. Proceedings of the 2013 International Conference on Technology Innovation and Industrial Management. Phuket Thailand:To Know Press,2013.

Largu M A, Dorob C, Oprea L, et al. Responsibility and expectations in antiretroviral therapy:Patients' versus doctors' perspective. Rev Med Chir Soc Med Nat Iasi,2015, 119(1):226-229.

Martin D J,Garske J P,Davis M K. Relation of the therapeutic alliance with outcome and other variables: A meta-analytic review. J Consult Clin Psychol, 2000, 68 (3): 438-450.

Morgan R M, Hunt S D. The Commitment-Trust Theory of Relationship Marketing. J Market,1994,58(3):20-38.

Puchalski C M, Lunsford B, Harris M H, et al. Interdisciplinary Spiritual Care for

Seriously Ill and Dying Patients. Cancer J,2006,12(5):398-416.

Rogers W A. Is there a moral duty for doctors to trust patients? J Med Ethics,2002,28(2):77-80.

Springer K W,Mouzon D M. "Macho Men" and Preventive Health Care:Implications for Older Men in Different Social Classes. J Health Soc Behav,2011,52(2):212-227.

Thompson L,Mccabe R. The effect of clinician-patient alliance and communication on treatment adherence in mental health care:a systematic review. BMC Psychiatry,2012(12):87.

van den Assem B,Dulewicz V. Doctors' trustworthiness,practice orientation,performance and patient satisfaction. Int J Health Care Qual Assur,2015,28(1):82-95.

Weathers E,Mccarthy G,Coffey A. Concept Analysis of Spirituality:An Evolutionary Approach. Nurs Forum,2016,51(2):79-96.

黄瑞宝,陈士福,马伟.医患信任危机的成因及对策:基于博弈视角的分析.山东社会科学,2013(2):143-147.

马志强,孙颖,朱永跃.基于信任修复归因模型的医患信任修复研究.医学与哲学,2012,33(11A):42-44.

王玉振,史书红,梁淑兰.医患沟通障碍原因分析与对策.齐鲁护理杂志,2009,15(22):94-95.

叶红梅.基于患者视角下的医患关系影响因素研究.上海:上海交通大学,2014.

郑大喜.构建和谐医患关系的多维视角.中国卫生事业管理,2006(2):13-16.

第九章
"互联网＋"妇幼健康信息
系统构架

以上章节就"互联网＋"妇幼健康的各个领域进行了详细阐述,本章我们就"互联网＋"妇幼健康全程管理的整个业务需求作一梳理。

第一节　业务需求梳理

妇幼健康全程管理贯穿出生、儿童期、少年期、青春期、孕产期到更年期、老年期,其中孕产期又是妇幼健康全程管理的交替期,住院分娩是其核心环节。下面以住院分娩作为出发点,将各阶段的业务需求梳理如下。

一、住院分娩

住院分娩是生命的起点,是儿童保健的起点,也是孕产妇保健的重要环节。在住院分娩这个环节,医生需要了解孕妇的一般情况,如根据孕妇年龄判断其是否为高龄孕妇;需要了解孕妇有无心脏病等影响孕妇分娩安全的既往史;需要了解孕妇是否有妊娠并发症,如妊娠期高血压、妊娠期糖尿病、前置胎盘等,以便选择合适的分娩方式;需要了解孕妇有无乙肝、梅毒、艾滋病等传染病病史,以便采取有效的母婴阻断措施;需要了解孕妇既往生育史、手术史,这有助于判断孕妇是否有瘢痕子宫;需要了解是否有难产病史、产后出血病史,以便选择合适的分娩方式,并做好充分准备应对可能发生的异常情况。这些内容都来源于住院病历,或者妊娠期的病史记录。因此,妊娠期详细的病史记录和完整的住院病历对孕产妇与新生儿的安全尤为重要。

而分娩时的情况对判断新生儿的生长发育也十分重要。分娩时的情况包括产时产妇情况和产时婴儿情况。产时产妇情况包括产程进展情况、胎儿宫内窘迫情况、产后出血情况等。产时婴儿情况包括出生日期、出生时间、出生体重、出生身长、Apgar 评分、新生儿窒息情况等。

　　按照国家《出生医学证明》管理的相关规定,首次签发的《出生医学证明》一般由助产技术服务机构签发。《出生医学证明》包含父母亲的基本信息和新生儿的出生信息。为了保证《出生医学证明》信息准确无误,最好的方法是将产时信息直接导入,同时也可以减少工作人员重复劳动。

　　因此,从业务需求上来说,分娩环节包含的信息化内容有:①产妇基本信息,包括产妇姓名、身份证号、出生年月、地址等;②产妇产前健康信息,包括孕产史、既往史、毒物药物接触史、家族史、传染病病史、妊娠合并症、妊娠并发症等;③产妇产时情况,包括产程进展、分娩方式、产后出血等;④新生儿情况,包括出生时间、出生体重、Apgar 评分等。

二、围生期保健

　　住院分娩往前延伸就是围生期保健,其两大核心是围生保健和产科临床。实际上,围生保健和产科临床是一体化的,两者都包括孕妇妊娠期生命监测、疾病评估和胎儿状况评估,最终目的都是保障母婴安全、健康。我国妇幼保健体系将妊娠过程分为两个阶段,前一个阶段为保健阶段,一般在基层医疗卫生机构实施,以《国家基本公共卫生服务规范》作为标准,全国基本统一;后一个阶段为临床阶段,一般在产科单位实施,各单位按照产科的临床指南实施,实施标准依各地方、各产科单位的实际情况而有所不同。

　　围生保健期的信息化建设也分为两个阶段:一是门诊阶段,二是住院分娩阶段。门诊阶段采用《国家基本公共卫生服务规范》标准,住院分娩阶段则采用国家产科病历标准。在门诊阶段,无论是孕早期,或是孕中期,还是孕晚期,关注的共同点都是该孕妇能否继续分娩、有无高危因素(包括固定高危因素、妊娠并发症、妊娠合并症)影响孕妇生命安全、胎儿在宫内是否安全、有无胎儿畸形等异常情况。因此,门诊病历的内容主要包括:①孕妇档案,包括基本情况、配偶情况、孕前信息、孕产史、本次孕情、按次填写的详细的既往史、建卡建档信息等;②孕妇妊娠期检查情况,包括过敏史、末次月经、预产期等;③体格检查情况,包括身高、体重、血压、脉搏、体温等;④专科体检情况,包括宫高、腹围、胎心、胎方位、胎位异常、体重异常、宫高异常、胎心异常、先露、衔接、水肿等,对于临产的孕妇,还需要填写宫缩、破水、羊水、阴道流血、宫口等;⑤辅助检查情况,包括血红蛋白、尿蛋白、血糖、肝功能、B超等。同时,所有的妊娠期检查都需要填写多胎情况。住院分娩阶段关注的重点包括门诊所关注的一些情况,同时对孕妇进行系统评估,侧重于分娩方式的选择和分娩时机的把握,最终实现安全分娩。因此,住院病历既要体现门诊的相关信息,也要包括催产素点滴记录、住院待产检查记录、产后记录、产科出院记录等信息。

在整个妊娠期管理过程中,我们需要特别关注以下几点内容。

一是高危评估。影响孕妇健康和安全的高危因素有很多,包括固定因素(如骨盆狭窄、流产史等)、妊娠期并发症(如前置胎盘、妊娠期高血压、妊娠期糖尿病等)、妊娠期合并症(如心脏病、肝炎等)等。那么,如何统一标准,对这些高危因素进行综合评判就显得尤为重要。采用人工方法对这些高危因素进行评判,可能存在不同医生对同一孕妇作出的高危评估结果不同的问题,或者一位医生无法对所有指标一一进行评价的问题。因此,就需要信息化来辅助医生对高危因素进行判别和评价。信息化可以辅助医生对所有的高危因素进行梳理,赋予每个高危因素一定的分值,然后通过电子病历自动抓取孕妇的高危信息,生成高危分数,最后医生根据高危分数作出转诊和处理的决定。此外,在临床诊疗过程中,医生也会存在未及时发现高危因素、未及时处理的情况,此时又对信息化提出了一个高危预警的需求,即系统能自动分析高危因素,并自动提醒医生。医生及时发现和处置高危因素,切实保障母婴安全。

二是艾滋病、梅毒和乙肝的母婴阻断问题。消除艾滋病、梅毒和乙肝的母婴传播是一项功在当代、利在千秋的大事,是关系到人类健康和生活质量的大事,而此项工作的起点就是孕产期保健。艾滋病、梅毒和乙肝筛查、诊断、治疗、阻断、随访是孕产期保健的重要内容。这些环节贯穿妊娠期乃至儿童期的全过程,涉及不同医疗机构、不同科室(如妇产科、感染科、皮肤科、新生儿科、儿童保健科等),因此对信息化的需求是确保信息的互联互通、全程追踪。具体内容包括孕产妇基本情况,艾滋病、梅毒、乙肝感染相关情况(如确诊感染时间、感染途径、高危因素等),配偶/性伴情况,本次接受预防艾滋病、梅毒、乙肝感染的方式，使用抗病毒/抗生素药物情况，新生儿情况及新生儿用药情况，婴儿期的追踪和检测情况等。具体的要求是在任何一个环节发现孕妇艾滋病、梅毒和乙肝检查阳性，都须予以记录并上报到统一的预防艾滋病、梅毒和乙肝母婴传播管理信息系统，保健医生在获得此信息后要落实追踪随访，确保阻断到位；同时，要与新生儿科共享产妇的感染信息，以便及时对新生儿进行检查及用药；此外，儿童保健医生还要了解产妇的感染信息和儿童的感染情况，以便落实后续的追踪、用药和检测工作，直至结案。

三是出生缺陷的防治。出生缺陷的防治同样是妇幼保健体系中不可缺少的环节。孕产期的出生缺陷防治主要是落实二级预防，即产前筛查。而出生缺陷的防治是一个全程、系统的工程，通常在孕前就需要开展一级预防，即开展婚前医学检查和孕前优生检测，至胎儿出生后，就需要开展新生儿疾病筛查、听力筛查、疑似残疾儿童筛查以及后续的治疗等工作。出生缺陷的防治贯穿妇幼健康的全程管理，其防治过程长、涉及机构多，因此对信息化的依赖程度和功能要求都较高。围生保健医生或者遗传咨询医生需要了解孕妇孕前的检查情况以及既往史，以判断是否适合妊娠，以及评估妊娠发生出生缺陷的概率。而详细的数据记录（包括前次分娩情况的记录）对医生的判断是非常必要的。此外，孕妇一般情况、既往史等数据也有助于医生判断孕妇是否适合进行产前筛查，以及采用何种方式进行产前筛查。而在新生儿期和儿童期，开展新生儿疾病筛查和疑似残疾儿童筛查工作则需要更加详细的既往史和分娩情况数据。因此，出生缺陷防治在信息化的需求上对字段的要求较高：①孕前记录夫妻双方的一般情况和孕前优生健康检查情况，包括有无传染病，有无内外科疾病，男性有无泌尿生殖系统疾病，以及家族史、既往不良孕产史等；②妊娠期了解孕妇的一般情况，同时进行产前筛查，必要时进行产前诊断并记录，包括 B 超颈后透明层厚度、血清学产前筛查数据和无创 DNA 检测数据；③产前诊断染色体乃至产前基因检测数据等；④产后记录新生儿的一般情况、新生儿疾病筛查、听力筛查、部分基因检测数据；⑤儿童期记录儿童生长发育的数据。

四是盆底功能障碍性疾病的预防。盆底功能障碍性疾病的发生与分娩密切相关,因此预防盆底功能障碍性疾病首先需要了解分娩和妊娠期的相关情况。盆底功能障碍性疾病预防的介入点是产后 42 天。因此,产妇在进行产后 42 天检查时,有必要进行盆底功能障碍性疾病的筛查。对于筛查异常的产妇,应及时进行诊治。而盆底功能障碍性疾病的防治是一个分级管理、诊治的体系,基层医疗卫生机构负责普通的筛查和康复工作,对于难治性疾病患者,则需要转诊至专科医院,甚至更高级别的医院进行治疗。此时又涉及信息的互联互通。建立盆底功能障碍性疾病诊治的专科病历,获取妊娠期和住院分娩的相关信息,有助于精准诊治。因此,该专科病历需要的字段包括妇女的一般情况、孕产史、盆底专科情况(如泌尿妇科手术史、压力性尿失禁情况等)、盆底肌功能评估、盆底功能随访记录等。

三、儿童保健

住院分娩往后延伸是儿童保健。儿童保健在业务上主要包括两个方面:一是常规儿童的健康管理。《国家基本公共卫生服务规范》对儿童保健服务的时间、内容有明确要求,且提供服务的机构一般为基层医疗卫生机构。这里有一个难点是不同年龄段的儿童,其管理部门是不同的。《国家基本公共卫生服务规范》要求对 0~6 岁儿童进行健康管理,而 3~6 岁儿童一般是由幼儿园进行集居管理的。基层医疗卫生机构和幼儿园分属卫生行政部门和教育部门,通常较难实现信息共享。二是体弱儿童的健康管理。相较于普通儿童,需要增加体弱儿童的随访次数,进行专案管理,甚至需要双向转诊至大型医院。此时各医疗机构之间需要共享信息,如建立既适合基层医疗卫生机构又适合大型医院的儿童保健电子病历,从而在双向转诊时实现信息共享。对信息系统的字段要求主要包括儿童基本信息、分娩情况、新生儿访视情况、儿童喂养情况、体格检查情况、患病情况、有无体弱儿童表现等。其中,分娩情况来源于产妇的档案记录,新生儿访视情况与产后访视情况一般于住院分娩后及出院后 7 天内完成,通常也要录入母子档案中,同时需要共享产妇的档案信息。儿童患病情况则来源于综合性医院的儿科或者儿童医院的专科病历。

四、青春期健康管理和围绝经期健康管理

青春期健康管理的重点是性发育情况、月经周期情况，以及判断有无影响未来生育的疾病（如多囊卵巢综合征、高催乳素血症等），如患有上述疾病，则需要为青春期女性建立档案，并给予持续、有效的健康管理，以便使其达到正常生育的目的。此外，青春期健康管理还包括避孕节育知识宣教、避孕节育药具的获得、流产后关爱等。围绝经期健康管理的重点是缓解围绝经期症状，如预防骨质疏松、动脉硬化等老年期疾病。

女性青春期和围绝经期疾病都属于妇科相关疾病，两者的诊疗对信息化的需求类似，故此处一并进行介绍。女性青春期和围绝经期疾病诊疗的信息化需求都包括建立标准化的妇科电子病历和相关疾病的电子健康档案。标准化的妇科电子病历包括主诉、现病史、既往史、个人史、家族史、婚育史、月经史、一般体格检查、妇科检查、特殊体征检查、诊断、检验检查、影像学检查、处方、处理建议、健康指导等。除主诉和现病史外，其余可以采用结构化的电子病历格式，方便进行统计分析和科学研究。对于诊断为多囊卵巢综合征、高催乳素血症、围绝经期综合征或人工流产后的患者，系统会提醒医生为其建立专科电子病历，而电子病历中的相关信息可以直接导入专科档案。对于已经建立档案的复诊患者，系统会提醒医生对其进行完善，而此次就诊的信息也可以直接导入专科档案。在互联网基础上，可将档案向患者开放，并实现区域信息共享。患者在区域内的任何一家医院就诊，医生都能调阅患者信息并全面了解患者情况，然后给予精准的处理及连续的治疗。而专科档案的信息又可以通过区域信息平台与个人电子健康档案实现互联互通。经过大量数据的积累，我们就可以通过大数据分析来了解妇科内分泌疾病的发生及所采取的干预措施对生育和未来心血管疾病、内分泌疾病发生的影响，从而为循证医学提供有利的证据。

五、妇女重大疾病的防治

妇女重大疾病的范围很广,其中直接威胁女性生命安全,但可以通过有效措施及早发现并治疗的重大疾病是宫颈癌和乳腺癌。因此,下面我们主要阐述宫颈癌和乳腺癌防治的信息化需求。宫颈癌和乳腺癌的防治都有一套规范的流程。例如,对于宫颈癌,首先进行人乳头状瘤病毒(human papilloma virus,HPV)检查和宫颈细胞学筛查。对于筛查结果异常者,要根据异常的分类密切进行追踪随访,或者直接结合阴道镜检查和病理活检结果明确诊断。对于乳腺癌,首选的检查方法是触诊,有条件的地区可进行 B 超检查,若检查发现异常,则根据异常的分类密切进行追踪随访,或者进行钼靶检查。而"两癌"筛查有些项目可以在基层医疗卫生机构完成,有些项目则需要到专科医院或者综合性医院的妇产科、外科才能完成。因此,信息的互联互通和全程管理就显得尤为重要。而信息化需要建立"两癌"检查的专科档案并统一标准,将各个单位体检系统中的检查信息与"两癌"筛查的相关数据导入"两癌"档案,包括一般情况、症状、体格检查、HPV 检查、细胞学筛查、阴道镜检查、B 超检查等。区域内的任何一家医院都可以通过档案查阅患者在其他医院的检查结果和既往史,以便给予精准治疗,避免浪费医疗资源。通过大数据分析,我们可以了解区域内"两癌"的发病情况和治疗效果,并对不同医院的医疗质量进行评估和质控,同时也有助于为"两癌"的精准防治提供循证医学证据。

(陶 晶)

第二节　"互联网＋"智慧妇幼健康管理平台

区域妇幼健康管理平台是以《妇幼保健信息系统基本功能规范》和《妇幼保健信息系统网络支撑平台技术指南》为指导思想,以医疗卫生行业信息化建设经验积累为基础进行设计和开发的。

区域妇幼健康管理平台可通过统一标准来规范全区域内的妇幼保健服务业务。平台用户包括妇幼保健机构、产科医院、社区卫生服务机构、乡镇卫生院、卫生行政部门和幼托机构等,这些机构和部门可以形成一个统一高效、资源整合、互联互通、信息共享、透明公开、使用便捷及实时监管的体系,并与其他相关卫生信息系统共同构建一个完整的区域卫生信息体系,从而实现区域内医疗机构及卫生健康、公安、社区服务等业务管理部门的联动协同。

一、区域妇幼健康管理平台的需求

(一)建立满足现行的标准数据集

根据各个区域具有差异性的妇幼健康管理数据集,建立满足现行的标准数据集,形成数据完整的妇幼健康数据标准。区域妇幼健康管理平台应提供一套完整的符合国家和地方妇幼数据标准的数据集合。

(二)建立开放、统一的数据交换接口

通过建立开放、统一的数据交换接口,实现医疗数据和保健数据的互联互通,以及业务协同。区域妇幼健康管理平台可以帮助助产技术服务机构、基层医疗卫生机构的医生更全面、更准确地了解孕产妇和儿童的保健信息。通过数据交换接口,基层单位的医生不需要再次将医疗数据录入妇幼健康管

理平台,可以及时了解服务对象是否按时获得国家和地方规定的妇幼健康服务。

二、区域妇幼健康管理平台的功能

区域妇幼健康管理平台的功能见表 9-1。

表 9-1　区域妇幼健康管理平台的功能

子系统	功能模块
婚前孕前保健服务管理	婚检档案管理
	国免档案管理
	检查随访管理
	信息查询
	打印和信息导出
计划生育技术服务管理	计划生育技术服务病历登记
	信息查询和导出
妇科病普查管理	基本信息登记
	妇科病检查信息管理
	信息查询和导出
"两癌"检查管理	基本信息登记
	宫颈癌检查登记
	宫颈癌随访记录
	乳腺癌检查登记
	乳腺癌随访记录
叶酸管理	增补发放
	数据统计
艾滋病、梅毒和乙肝母婴阻断管理	咨询、检测登记
	阳性随访
	统计报表

续表

子系统	功能模块
孕产妇管理	孕产妇建档
	首次检查
	产前随访管理
	高危孕产妇管理
	产前筛查管理
	产前诊断管理
	分娩记录管理
	产后访视管理
	产后 42 天检查管理
	孕产妇保健结案
	信息查询
儿童管理	基本档案登记
	新生儿访视登记
	健康体检信息登记
	听力筛查管理
	疾病筛查管理
体弱儿童(高危儿)管理	早产儿管理
	体弱儿童管理
	营养性疾病儿童管理
托幼机构管理	入园管理
	班级管理
	工作人员管理
"三网"监测管理	孕产妇死亡监测
	5 岁以下儿童死亡监测
	出生缺陷监测

子系统	功能模块
统计报表	孕产妇保健子系统报表
	儿童保健子系统报表
	"两癌"筛查子系统报表
	艾滋病、梅毒和乙肝母婴阻断管理子系统报表
系统管理	用户管理
	角色权限配置管理
	机构管理
	字典管理
	个人设置

其中部分重点功能说明如下。

(一)孕产妇管理

孕产妇管理子系统以孕产妇妊娠期健康管理为核心,设计和优化医生对孕产妇的管理流程,从而实现区域内孕产妇管理业务协同。该子系统优化了就医流程,提升了就医体验。孕产妇管理子系统包含孕产妇建档、首次检查、产前随访管理、高危孕产妇管理、产前筛查管理、产前诊断管理、分娩记录管理、产后访视管理、产后42天检查管理、孕产妇保健结案、信息查询等主要功能模块。孕产妇可以在"母子健康手册"移动终端自助建档,填写基本信息和孕产史等。系统实时将录入的档案信息上传至区域妇幼健康管理平台,医生对孕产妇录入的内容进行审核和完善,最终完成建档。根据孕产妇管理规范,系统自动生成逾期未产检孕产妇列表,以便基层医生根据列表进行催诊。

孕产妇管理中最关键的是高危孕产妇管理。高危孕产妇管理包括高危评估管理和高危追踪管理。高危评估管理应符合《孕产妇妊娠风险评估与管理工作规范》。区域妇幼健康管理平台应对高危因素进行细化,并通过人工智能技术辅助医生完成评估。此外,区域妇幼健康管理平台应根据孕产妇相关数据智能辅助医生完成孕产妇高危评分,并判定高危等级,以便基层医生召回未及时就诊的患者。同时,也应通过一定的方式将数据反馈给孕产妇本人,以便对其进行警示和提醒,从而实现高危追踪随访闭环管理。

(二)儿童管理

0～6岁儿童均在基层医疗卫生机构和托幼机构进行保健,服务周期长。为了促进儿童更好地成长,记录成长阶段的身体情况,在0～6岁建立儿童保健信息系统是十分必要的。

儿童保健需要记录大量的健康数据,包括0～1岁健康记录、1～3岁健康记录、3～6岁健康记录。儿童保健的具体内容包括身长、体重、肤色、吃奶及辅食情况等。为保证儿童档案数据的完整性,必须将健康数据以结构化的形式录入儿童保健专科电子病历系统并保存。同时,儿童保健信息系统还应与基层医疗卫生机构内的系统互联互通,以便最大化地利用数据。

(三)"两癌"检查管理

"两癌"检查管理的业务主要包括"两癌"检查基本档案登记、乳腺癌检查登记和随访记录、宫颈癌检查登记和随访记录。可将系统中已记录的妇女档案中的基本信息直接导入"两癌"检查基本档案,以便减轻医生工作量。

(四)统计报表

根据国家基本公共卫生统计报表的要求,系统应提供满足国家要求和规范的报表样式以及统计数据,并能对妇幼健康信息进行查询和统计。

(五)系统管理

系统管理包括用户管理、角色权限配置管理、机构管理、字典管理等内容。其中,角色权限配置灵活,用户可以自定义角色和对应的角色权限。另外,系统还对数据的查阅和编辑权限进行了严格控制,以保证服务对象的隐私和安全。

三、技术方案

区域妇幼健康管理平台是区域妇幼保健工作的业务平台,是社区医生每天工作的平台,故其必须具有高可用性和交互友好性,通常单个业务系统的管理范围不超过设区的市。系统应遵循国家相关部委的标准规范进行设计,采用成熟、稳定的技术路线进行开发和实施。

(一)标准规范

区域妇幼健康管理平台在医疗数据和架构设计上应符合国家相关法规和标准规范。主要的规范性文件包括:《国家基本公共卫生服务规范(第三版)》《健康档案基本架构与数据标准(试行)》《基于区域卫生信息平台的妇幼保健信息系统建设技术解决方案(试行)》《区域卫生信息平台与妇幼保健信息系统》《儿童保健基本数据集所有部分》《妇女保健基本数据集所有部分》《妇幼健康服务信息系统基本功能规范》《卫生信息数据元目录所有部分》《卫生信息数据元值域代码所有部分》《卫生信息基本数据集编制规范》《中华人民共和国行政区划代码》。

(二)技术框架

由于区域妇幼健康管理平台的用户分布于全区域各个地方,因此系统宜采用 B/S 架构进行建设。大型企业级 Web 应用系统的开发通常要求有一个良好的软件架构,以便于协作开发和扩展升级。推荐采用当前通用和流行的 MVC(Model,View,Controller)设计模式来架构系统。该模式可将用户界面逻辑与业务逻辑分离开来,将数据处理、界面以及用户的行为控制分为"Model"(模型)—"View"(视图)—"Controller"(控制器),如图 9-1所示。

Model——负责当前应用的数据获取与变更及相关的业务逻辑。可用 JavaBean 来体现。

View——负责显示信息。可以使用 JSP、Velocity 模板等技术来实现。

Controller——负责收集转化用户的输入。常用 Servlet 来实现。

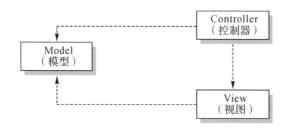

图 9-1 "Model"(模型)—"View"(视图)—"Controller"(控制器)模式示意图

View 和 Controller 都依赖于 Model,但是 Model 既不依赖 View,也不依赖 Controller,这是分离的主要优点之一,这样 Model 可以单独建立和测试,以便于代码复用。View 和 Controller 只需 Model 提供数据,它们不会知道也不会关心数据的存储位置和存储方式。

区域妇幼保健数据集成和交换平台作为数据的交换总线,需要满足高性能、高吞吐量等关键质量属性要求;同时,为了保证系统的良好扩展性,以及业务系统能够根据今后业务的拓展而发展,可以自定义相关的数据交换服务。为此,在系统的数据交换中,应采用业界成熟的消息队列(message queuing,MQ)技术来解决问题,从高吞吐量、扩展性、独立性等方面综合提供完善的技术解决方案。

区域妇幼保健数据集成和交换平台采用基于 MQ 的高吞吐量分布式来发布订阅消息,用于实现与标准门诊妇幼保健专科病历系统、医院内的微服务容器、生育登记平台、婚检和国免系统、原区域妇幼保健平台、儿童免疫接种、区域人口信息库等多个业务系统的数据集成和交换。选用的消息队列组件应具有以下特性。

(1)可靠性(reliability) 消息队列组件应具有保证可靠性的机制,如持久化、传输确认、发布确认。此机制也应能够可靠地运行。

(2)灵活的路由(flexible routing) 在消息进入队列之前,可通过一定的方式来实现相对复杂的路由以及自定义的路由。

（3）消息集群（clustering） 多个消息队列服务器可以组成一个集群，形成一个逻辑队列服务，以满足海量消息传递的实时性和可靠性。

（4）高可用（highly available queues） 队列可以在集群中的机器上进行镜像，以使在部分节点出现问题的情况下队列仍然可用。

（5）多种协议（multi-protocol） 支持选用的消息队列组件应支持多种常见的消息队列协议，以满足不同子系统和不同外接系统的开发需求。

（6）多语言客户端（many clients） 选用的消息队列系统应尽可能支持所有的常用语言，如 Java、NET、Ruby 等。

（7）管理界面（management UI） 消息队列组件应提供一个友好、易用的用户界面，以使用户可以监控与管理消息及消息队列。

（8）跟踪机制（tracing） 消息队列组件应提供消息跟踪机制。当出现消息异常情况时，使用者（开发者）可以根据跟踪信息来定位错误发生的原因。

（9）插件和扩展性（plugins and extensions） 消息队列组件应提供灵活的插件和扩展策略，允许用户自行对队列功能进行扩展和定制。

此外，选用的消息队列在正式使用前应该根据区域内各类妇幼保健服务对象（以孕产妇和适龄儿童为主）的人数进行压力测算和压力测试。

例如，按 5 年规划，如果某区域内每年新增 5 万名孕产妇，那么服务区域内的儿童有 25 万～30 万名。按照每名孕产妇交换的次数在 30～40 次（按照每次妊娠产检 10 次，其他业务数据交换 30 次），每名儿童每年数据交换量参照孕产妇计算，同时为保证今后可能的业务增长和峰谷不均匀，估算应至少扩大 1.5～2 倍，即每名服务对象 100 次。数据交换总次数在 3500 万次，按照产检和儿童保健通常发生在工作日，并且集中在每天上午和下午工作时间的前半段，大约 5 小时内，估算每分钟数据交换总数：35 万名 ×100 次/（220 天×5 小时/天×60 分/小时）＝530 次/分。

因此，选用的消息队列系统应能够承担此数量级的数据交换，并能够保证数据的持久化。

（三）系统的运行、维护和更新

区域妇幼健康管理系统是区域妇幼保健的业务系统,因此需要保证高可用性。在系统运行、维护和更新时,应特别注意信息安全,同时尽可能不中断系统的访问。

（何　炜　俞　凯）

第三节　基于《母子健康手册》的区域和院内临床保健互联互通的实现方式

《母子健康手册》可以记录母子接受医疗保健服务的过程、孕产妇的亲身经历感受和孩子的成长历程,内容包括生育登记、孕前保健、孕期保健、住院分娩、儿童保健、儿童预防接种、计划生育服务等。产妇在社区建档时,可登记领取纸质版《母子健康手册》,并且每次产检都必须随身携带《母子健康手册》,然后由医生填写产检相关信息。纸质版《母子健康手册》的缺点是不易携带、易丢失和损坏,因此逐渐被电子版"母子健康手册"所替代。虽然电子版"母子健康手册"与纸质版相比可以避免丢失和损坏,但是在数据层面上如何实现互联互通成为妨碍其推广应用的一个难题。

孕妇孕24周前的社区保健数据由社区医生录入社区卫生服务信息系统中,并抄写在纸质版《母子健康手册》上;孕24周后的助产技术服务机构临床数据由助产技术服务机构医生录入助产技术服务机构系统中,并抄写在纸质版《母子健康手册》上。所有的数据都录入系统中,因此只需随身携带手册,就可以实现数据的互联互通。但是,在日常使用过程中,人工抄写保健和临床数据易产生错误;并且,在整个围生期,孕产妇忘带、遗失、损坏《母子健康手册》等情况时常发生,这些因素都极易造成纸质版《母子健康手册》数据丢失且不够准确。

　　常见的电子版"母子健康手册"通常是由某一家助产技术服务机构根据自己院内的数据开发的,或者是由卫生行政部门根据纸质版《母子健康手册》制作的一款移动应用软件。其数据相对比较单一,还无法完全替代纸质版《母子健康手册》。因此,通常将电子版"母子健康手册"与纸质版《母子健康手册》搭配使用,当电子版无法获取某些数据时,可由医生抄写在纸质版上;或者要求孕妇或者医生将缺失的数据人工录入电子版"母子健康手册"中,此时其本质与纸质版并无太大区别,只是信息化更有利于数据的保存,但无形中会增加医生和孕妇的工作量。

　　那么,如何打破孕 24 周前的社区卫生服务信息系统和孕 24 周后的助产技术服务机构系统之间的数据壁垒? 我们可以通过数据的自动上传来实现数据的互联互通,减少医生、孕妇录入数据的工作量,从而完全替代纸质版《母子健康手册》。而问题的关键是如何将孕 24 周前的社区保健数据和孕 24 周后的助产技术服务机构临床数据分别通过数据接口导入电子版"母子健康手册"中,并统一通过电子版"母子健康手册"来实现数据的整合和互联互通。

一、助产技术服务机构与社区数据的互联互通

　　首先,需要建立数据中心来接收来自社区、助产技术服务机构和孕产妇三方产生的全部数据。在不改变现有的社区产检系统以及助产技术服务机构业务系统的基础上,可以通过提供数据接口向数据中心上传所需的数据。数据接口包含以下基本功能。

　　(1)建档　孕产妇在社区、助产技术服务机构和电子版"母子健康手册"中均可以进行建档,并将基本信息、孕产资料、既往史等数据同步到数据中心进行数据整合,三方可调用同一份档案,从而实现孕产妇档案数据的互联互通。

　　(2)绑定电子版"母子健康手册"　通过用户的身份信息与孕产妇档案进行绑定。当手册端进行身份验证时,系统会先查询是否存在已建档的孕产妇档案,若存在,则直接返回该孕产妇的档案。若不存在,则系统向社区

或助产技术服务机构查询是否存在该孕产妇的身份信息,若存在,则自动同步至平台并返回该孕产妇的档案;若不存在,则绑定失败。

（3）产检结果　完成手册和孕产妇档案绑定的用户可以在平台上查询来自社区和助产技术服务机构的产检信息。若平台上不存在产检信息,则由平台向社区和助产技术服务机构查询产检信息并同步至平台。

以上接口完成了孕产妇、社区和助产技术服务机构三方数据向数据中心汇聚的功能。

数据中心的存在使社区数据、助产技术服务机构数据和用户产生的数据同时汇集在平台成为可能,社区医生查询助产技术服务机构信息,只需通过平台查询即可;反之,助产技术服务机构医生查询社区信息,亦只需通过平台查询即可,这就避免了社区、助产技术服务机构多对多的情况导致接口过多、数据格式不统一等问题。

二、助产技术服务机构内部系统的互联互通

为了实现数据格式统一,助产技术服务机构可以改造产科门诊的业务系统,使之更接近社区的产检系统,以实现产检数据的格式统一,保持产检医生的使用习惯,使之更加符合孕产妇管理的需要。助产技术服务机构应包含以下接口。

（1）就诊　孕妇在助产技术服务机构的就诊信息包含就诊的科室、医生、主诉、现病史、宫高、腹围、体重、血压、脉搏等。这些数据都保存在助产技术服务机构的门诊业务系统中,并根据孕妇的就诊信息整合成相应的数据集合上传至数据中心。

（2）检查　孕妇在助产技术服务机构的检查信息包含超声、放射、心电、病理等检查申请和结果。这些数据都保存在助产技术服务机构的影像系统和病理系统中,并根据孕妇的就诊信息整合成相应的数据集合上传至数据中心。

（3）检验　孕妇在助产技术服务机构的检验信息包含生化、临床检验、微生物等检验项目申请和结果。这些数据都保存在助产技术服务机构的

检验系统中,并根据孕妇的就诊信息整合成相应的数据集合上传至数据中心。

(4)药品 孕妇在助产技术服务机构与用药相关的信息包含处方、用药史、过敏史等。这些数据都保存在助产技术服务机构的门诊业务系统中,并根据孕妇的就诊信息整合成相应的数据集合上传至数据中心。

(5)其他 孕妇在助产技术服务机构的其他信息包含各类评估指标、既往史等。这些数据都保存在助产技术服务机构各个相关的业务系统中,并根据孕妇的就诊信息整合成相应的数据集合上传至数据中心。

通过上面列举的接口,根据孕妇的就诊信息,最终整合形成有就诊、检查、检验、药品及其他数据的符合国家"母子健康手册"数据要求的数据集合,并能通过孕妇的身份证号来调取相关信息。孕妇在电子版"母子健康手册"中绑定个人信息后,即可查看相关的产检数据,并且可将可穿戴设备(如电子血压计、电子耳温枪、胎心监护设备等)的记录数据上传至数据中心,从而进一步完善电子版"母子健康手册"数据。

三、互联互通带来的成效

信息的互联互通可以为孕产妇围生期的全程健康管理提供数据支持,医生可以通过电子版"母子健康手册"医生端查看孕妇的产检信息,全面了解孕妇完整的医疗档案和保健档案以及各项日常生理数据,以便开展预防、提前干预。

信息的互联互通可以为管理机构对全区域内的孕产妇情况进行统一管理提供数据支持,包括健康信息的发布、新生儿筛查数据的推送、孕妇学校的管理、电子版"母子健康手册"的使用情况统计、孕妇高危因素的统计、产前筛查数据的统计等。

综上,孕产妇在下载安装"母子健康手册"APP后,只要完成个人信息注册,就可以无缝对接社区、助产技术服务机构和自己记录的各项数据,并在后续的产检过程中,由电子版"母子健康手册"为产检医生提供全程的数据支持;同时,孕产妇可以通过"母子健康手册"APP学习相关的助产知识;此外,产检医生也可以通过电子版"母子健康手册"全程管理孕产妇的健康,从而实现围生期的全程健康管理。

（马聿嘉）

第四节　"互联网＋"妇幼健康的信息安全

20 世纪 60 年代,国外一些医院就开始了信息化建设,历经半个多世纪的发展,形成了比较完善的体系,且在信息安全方面尤为突出。国际医疗卫生机构认证联合委员会(Joint Commission on Accreditation of Healthcare Organizations,简称 JCI)和美国医疗卫生信息和管理系统学会(Healthcare Information and Management Systems Society,HIMSS)都对医院信息化建设进行了描述。而我国的医院信息化建设历经近 20 年的发展,特别是最近 5 年,在应用层面已基本赶上国外水平,但在流程和规范层面还有较大差距。相比综合性医院的信息化建设,我国妇幼健康的信息化建设起步较晚。2005 年以前,我国的妇幼健康管理还停留在完全纸质的阶段,基本没有任何信息化的支撑。在纸质管理阶段,资料的保存、归档、整理和利用都需要消耗大量的人力、物力,且效率低下,而数据主要依靠纸质仓储档案保管,因此妇幼健康的数据应用也就无从谈起。

2005 年以后,以产时信息系统为基础的妇幼健康信息系统开始建设,作为"人生第一证"的《出生医学证明》信息因此实现了电子化。以杭州市为例,杭州市卫生行政部门对历年纸质的出生证均进行了扫描归档,从而在一定程度上实现了历年数据的电子化。近年来,随着医疗信息化的持续推进,其他妇幼保健数据的电子化也在如火如荼进行中。

美国将妇幼健康数据整合进了国民健康档案中。我国借鉴此思路也制定了相应的健康档案和妇幼数据标准。通过上传、抽取等方式对数据进行部分或全部归集,从而实现了基本的互联互通。但是,随着数据量的不断增大,在数据利用和保存的过程中,信息安全问题也开始暴露出来,各类数据泄露事件不断发生,为这个新兴产业的安全敲响了警钟。

我国的医疗信息化起步晚、发展快,许多配套的政策和规范没有及时跟上,一直处于"探索—发现问题—规范—再探索"的模式,而制度和规范往往落后于技术发展,又在客观上导致建设初期信息安全无章可循,发生了一些数据泄露、数据丢失事件,损害了部分群众的利益,也对医疗机构和管理部门的公信力造成了不良影响。妇幼人群的数据具有极其重要的商业价值,如何保证妇幼健康数据的安全,对管理部门而言是一个迫在眉睫的问题。

目前,我国的妇幼健康数据大部分由妇幼保健机构管理,小部分由卫生行政部门统一管理。由卫生行政部门管理的数据通常比较安全。而大部分妇幼保健机构的信息技术力量普遍弱于综合性医院,往往没有专人负责信息安全管理工作,有些机构甚至没有设置独立的信息部门,因此数据保存的安全性也就无法得到保障。部分妇幼保健机构的信息建设投入和安全建设投入严重不足,基本只能维持正常的运作,一旦发生网络攻击或者信息安全事件,其往往缺乏有效的应对措施,而最终的处置结果也很难令人满意。

妇幼健康数据的安全管理可以从以下两个维度进行。

一是数据的"生产—保存—备份"过程设计。数据生产大致有以下几种来源:来源于业务系统的,如电子病历与产时信息系统对接,其中一部分医疗数据就来源于医院的电子病历系统;来源于采集的生命体征数据,如身高、体重、脉搏、手术室监护设备监测数据等;来源于人工输入的数据。这些来源不同的数据会导致妇幼健康信息系统产生多个接口,数据链接就会失效,而发现问题时往往已经滞后,从而对业务造成严重影响。因此,数据的交互应该尽量满足信息集成平台交互的需求,通过信息集成平台定义数据的方向和路由,从而实现数据的交互。这样即使业务或接口发生调整,也不会直接影响系统;即使有影响,在调整后通过消息重发机制,也不会丢失数据。

产生的数据如果不利用,那么其仅仅是躺在数据库中的一堆 0 和 1 而已。数据应用的第一需求是业务部门需要的一系列报表。那么,这些报表的统计数据从何而来? 最简单的方法就是在生产数据库中直接进行统计和查询生成。通过生产数据库导出报表貌似简单、方便,但是当需要的报表越来越多时,原始数据纷繁复杂,就会出现重复、冗余的现象,维护也会变得困难,有时还会存在数据不一致的情况。此外,直接从生产数据库导出报表,会对生产数据库的性能造成较大的压力。限于生产数据库本身的性能,一些大的报表只能在闲暇时段查询,或者分成几个部分查询,完成查询后再将几个报表人工整合起来,但这样就会增加信息处理的难度。随着技术的不断发展,临床数据中心在解决传统统计方式的诸多问题方面为我们提供了许多有效的方法(见图 9-2)。

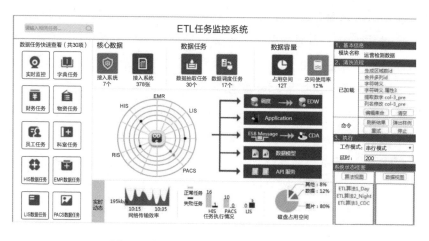

图 9-2　某临床数据中心监控界面示意图

所谓临床数据中心(clinical data resposiry,CDR),一般是指定义一套数据标准,通过工具将业务数据进行抽取,然后在中心端进行筛查、整合和存储的过程。数据中心实现了不同数据源间相同数据的归并、整合,并能按照数据集对数据进行分类存储和利用。一些高级版应用[如智能报表类工具(business intelligence,BI)等]都需要建立在数据中心的基础上。通过在信息集成平台注册订阅服务,可以向数据中心订阅数据并形成报表,这种操作相对简单且可配置程度高,也不会对业务产生影响。当然,建设数据中心本身也是一个非常考验能力的过程,其建设的好坏会直接影响后续的上层建筑,故选择一个有能力且合适的数据中心承建商是非常重要的。

二是数据的存储过程设计。传统方式是使用一台服务器部署妇幼健康信息系统,然后配置相应的共享存储。有条件的医院则配置存储镜像或者同步存储两份数据。但这种做法无法避免出现"脏数据"的写入和由存储因素造成的数据损坏等问题。例如,一家银行使用 Oracle 数据保护技术对其整个数据库进行保护,但是数据库操作系统文件出现了问题,两边的数据已经完成同步,包括操作系统文件亦已同步,导致两个同步的数据库都无法启动,最终造成了非常大的影响。随着虚拟化技术的发展,目前人们基本都以"虚拟服务器十共享存储"的方式来构建业务,业务的可用性较以往明显提高,但是仍然存在类似数据或者数据库操作系统文件发生问题而导致存储安全的风险。传统的数据库备份窗口期一般是 1 天,一旦发生数据丢失就需要重新装载。1 天的窗口期往往太长,但缩短窗口期对业务的影响往往也较大,此时数据连续保护(continuous data protection,CDP)就显得非常必要。

传统的 CDP 对虚拟机有相应的解决方案,如 VMware SRM,可以解决最小 15 分钟(理论极限 5 分钟)的窗口事件,对虚拟机的保护是较到位的,业务连续性可以保持在较高的水平,但数据保护和虚拟机保护还是存在一定区别。从历史经验、教训而言,数据保护不能完全建立在保护数据的宿主服务器上,这种方法往往风险很大。因此,一般的数据保护还是需要依托数据库系统本身的产品,如 Oracle 的 RMAN(recovery manager,恢复管理器)工具、MS SQL Server 的 Alwayson 等。由于 RMAN 工具的恢复窗口时间较长,故基本上只能作为数据恢复的最后手段。以杭州市妇产科医院为例,该院在考察了众多产品后,选择了沃趣数据库一体机的 Qback 功能。Qback 通过抽取 Oracle 的 ARC 日志,使用技术手段形成了完整的数据连续保护,只要空间够大,理论上就可以在无限时间节点闪回。杭州市妇产科医院已实现 15 天内数据在任意时间闪回,这对数据保护的意义非常大。但 MS SQL Server Alwayson 的读写分离也仅是作为只读数据库和业务连续性的一种保障,其对临床数据的保护还存在一定问题,且目前没有可用的对应的第三方产品。因此,杭州市妇产科医院选择通过英方(Information 2 Software)的 CDR 数据保护机制和电信云的云灾备来实现数据连续保护。英方数据保护工具通过裸光纤将数据库服务器的数据库文件同步至电信私有云端,然后使用数据连续保护技术,这样就可以实现数据库文件的连续保护。这也是在 MS SQL Server 没有自身针对性第三方产品的情况下,对数据实现连续保护的一种方法。

随着存储技术的不断发展,特别是 vSAN 等虚拟化技术的进一步发展,传统存储方式的弊端不断被提及和放大,其生存空间进一步被压缩。vSAN 使存储的安全性和性能获得了巨大进步,人们无须再担心存储作为一个独立的设备存在所面临的风险,而只需考虑服务器集群的性能和数量,数量越多,固态盘(solid state disk,SSD)越多,理论上 vSAN 集群就越稳定,抗打击能力就越强。因此,在新建临床数据中心时,也需要充分考虑技术的发展,并选择合适的架构。

医院最早围绕 HIS 系统开展的业务是在纯内网系统中实施的,因此等级保护中有内外网物理隔离的要求,妇幼保健信息系统亦如此,其是运行在专网上的一套内网系统。但是,随着"互联网＋"的渗透,两张网之间的各种通路开始被慢慢打开,通过路由器、防火墙、网闸等各类网关设备即可实现互通。目前,大多数医院正逐步应用"互联网＋"技术,如预约挂号、检查报告查询等,其为患者就医提供了便利。妇幼保健领域如电子版"母子健康手册"的发布也是妇幼"互联网＋"的一个发展趋势。

医院一般使用防火墙 NAT(network address translation,网络地址转换)方式对"互联网＋"应用进行防范,较安全的措施是划分 DMZ(demilitarized zone,隔离区)。而医院网络的安全还依赖用户自建的策略、网络管理员水平、安全策略,如果建构较粗放,或者完全依赖安全厂家的服务,那么这种情况是比较危险的。

如图 9-3 所示是黑客入侵的一种传统手段。黑客通过 DMZ 暴露在互联网上的某些高危或不必要的端口(如 3389 等),采用暴力密码破解的方式进行入侵。彩虹库的存在则大大缩短了暴力密码破解的时间,许多安全性低的服务器往往就会被入侵控制。在控制一台服务器后,黑客将这台服务器作为跳板,向内网中的其他服务器继续发起攻击,甚至通过这台服务器控制其他服务器进行拖库获取数据。

近年来,国家高度重视互联网端的安全。互联网应用,特别是妇幼健康类民生服务应用,如何既能将其开放给公众使用,又要确保其数据的安全,这是令相关管理部门非常头疼的一个问题。传统的自建 DMZ 模式已经成为黑客攻击的重点,目前人们主要通过混合云的方式来抵御黑客的攻击。

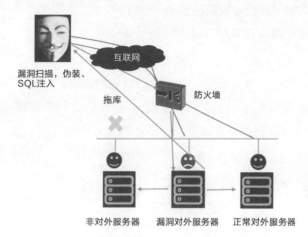

图 9-3　黑客入侵的传统手段示意图

如图 9-4 所示是一种基于电信天翼云的混合云方案,所有应用都构建在电信天翼云上,互联网端对外只开通应用端口。天翼云最外层是电信全国统一的云坝,其可以抵御 DDoS(distributed denial of service,分布式拒绝服务)攻击

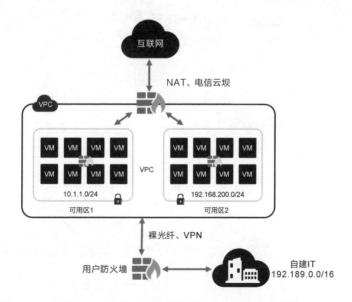

图 9-4　一种基于电信天翼云的混合云方案示意图

和大型黑客入侵。在云坝后面是互联网应用服务器。从应用到医院端,服务器通过云专线的方式接入医院防火墙,再通过策略与医院数据中心进行交互,将原本可能需要暴露在互联网端的医院应用服务器真正放置在安全的内网,而需要对外提供服务的 DMZ 则整体搬至可信的混合云上,由电信运营商提供安全服务。这种架构可以确保医院互联网应用的安全。如图 9-5 所示是网站应用的典型部署方法,即将维护端放在内网,互联网端只开放 80 端口,这样可以有效避免因为后台在互联网端暴露而造成的各种安全问题。

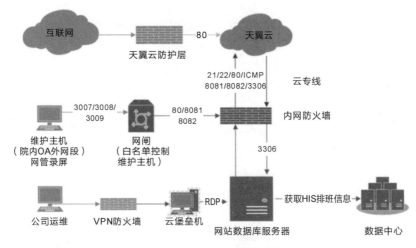

图 9-5　一种典型的网站应用部署方法示意图

当然,除需要在技术层面保障妇幼健康的数据安全外,在制度上也需要采取对应的措施。例如,参照等保制度制定对应的信息安全保护制度,识别业务数据并进行分级管理;设立专职的安全管理员,定期进行巡查、备份等。

随着互联网时代的快速发展,公众对互联网业务的需求不断增加,而妇幼群体对互联网应用的需求亦特别强烈。那么,如何为妇幼群体提供更好的服务,同时又能保障数据安全? 这是我们始终需要思考的一个问题。相信在妇幼健康工作人员的共同努力下,妇幼健康数据会更加安全,妇幼健康事业将更上一层楼。

（钱霁新）

第十章
杭州市"互联网＋"
妇幼健康全程管理实践

多年来,杭州一直在探索互联网发展的新道路,杭州的经济发展方式转变、城市运行与管理方式转变、社会生活方式转变等都深深刻上了互联网的烙印。同样,在妇幼健康领域的信息化探索方面,杭州在全国也一直处于领跑位置。从2006年的出生医学证明系统,到2009年社区妇幼健康管理系统,再到今天妇幼数据中心的建立,凝结了杭州几代妇幼人的心血,也浇灌出美丽的"互联网+"妇幼健康之花。"互联网+"妇幼健康还刚起步,"互联网+"妇幼健康将走多远,我们无法预见。我们仅将杭州这几年的实践探索与各位读者分享,希望在"互联网+"妇幼健康的道路上携手前进……

第一节　杭州市妇幼健康工作概况

　　杭州市是浙江省省会城市,是浙江省政治、经济、文化中心。全市面积701.8 万平方千米,下辖 10 个区、2 个县、1 个县级市、2 个功能区。2016 年年底常住人口 918.8 万,户籍人口 736 万,其中女性 369.53 万。2017 年孕产妇 91396 人,0～6 岁儿童 545293 人,孕产妇死亡率 6.5/10 万,婴儿死亡率 1.73‰,5 岁以下儿童死亡率 2.27‰。

　　杭州市医疗资源丰富。2017 年全市共有卫生机构 4933 家,其中医院302 家,基层医疗卫生机构 198 家(包括社区卫生服务中心 135 家,乡镇卫生院 63 家),门诊部及诊所 2264 家。妇幼保健院 17 家(其中省级 2 家,市级 1家,县级 14 家),助产技术服务机构 56 家(包括省级、市级、县级医院,以及部队医院、厂矿医院,均属地化管理)。自 2008 年开始,杭州市逐渐建立起以市级妇幼保健院为龙头、14 家县级妇幼保健院为枢纽、198 家基层医疗卫生机构的妇幼保健门诊为网底、56 家助产技术服务机构为技术支撑的妇幼保健体系。此外,杭州市有 5 家产前筛查中心,4 家产前诊断中心,1 家新生儿疾病筛查中心,15 家婚前医学检查机构,21 家孕前优生检测机构,这些机构是预防出生缺陷的技术支撑机构。

第二节　杭州市妇幼健康管理流程

　　杭州市从 2008 年开始规范妇幼健康管理,下发《关于进一步加强妇幼卫生工作的通知》。该文件对孕产妇保健和儿童保健的服务内容、服务时限、服务场所、服务流程等作出了明确规定。

一、孕产妇健康管理

孕妇在孕 12 周前须到常住地所在的乡镇（街道）基层医疗卫生机构（社区卫生服务中心或者乡镇卫生院）建立孕产妇保健手册，定期进行产前检查，直至孕 24 周。在孕 24 周后，孕妇须转至意向分娩的助产技术服务机构做进一步产前检查，直至分娩完成。在产妇出院后 1 周内，基层医疗卫生机构的产后访视人员须对产妇进行产后访视。产后 42 天，产妇须到基层医疗卫生机构进行产后 42 天的健康检查，最后结案。至此即完成一个周期的孕产妇保健。

二、儿童健康管理

儿童健康管理始于新生儿访视。基层医疗卫生机构的产后访视人员在进行产后访视的同时进行新生儿访视，并给予相应的健康指导。新生儿出生后 28～30 天，在基层医疗卫生机构接种第二针乙肝疫苗的同时进行满月健康体检。之后，在儿童 3 月龄、6 月龄、8 月龄、12 月龄、18 月龄、24 月龄、30 月龄、36 月龄时，须到基层医疗卫生机构接受保健服务。4～6 岁的儿童原则上由托幼机构进行集居儿童健康管理，开展一年一次的健康体检。散居儿童继续在常住地的基层医疗卫生机构进行一年一次的健康管理。7 岁及以上儿童的健康管理则纳入中小学的学校管理范畴。

三、出生缺陷防治

2009 年，为了提高出生人口素质，做好出生缺陷的一级预防和二级预防，杭州市下发《杭州市人民政府办公厅关于开展免费产前筛查和新生儿疾病筛查的通知》和《杭州市人民政府办公厅关于开展免费婚前医学检查和免费孕前优生检测的通知》,规定新婚夫妇或者准备怀孕的夫妇可到婚前医学检查机构或孕前优生检测机构享受免费的婚前医学检查项目或孕前优生检测项目。孕 15～19 周的孕妇可在基层医疗卫生机构享受免费的孕中期产前筛查,新生儿可在分娩单位享受免费的新生儿疾病筛查和听力筛查。

四、妇女"两癌"筛查

2012 年,杭州市下发《关于杭州市参保适龄妇女子宫颈癌、乳腺癌免费筛查工作实施方案的通知》。该文件规定杭州市参保妇女可以享受免费的"两癌"(宫颈癌和乳腺癌)筛查,筛查项目包括宫颈刮片和乳腺 B 超。2017年,杭州市卫生计生委下发《关于进一步做好杭州市城乡妇女免费"两癌"检查项目工作的通知》。该文件将 HPV 筛查纳入了"两癌"筛查项目,将筛查的后续检查(如阴道镜检查、乳腺钼钯检查等)纳入免费检查的范畴,以便更好地保障妇女健康。

此外,妇幼健康管理还包括青春期健康管理、更年期(老年期)健康管理等。

第三节　杭州市妇幼信息化实践与探索

杭州市妇幼信息化建设经历了以下四个阶段。

第一阶段:《出生医学证明》电子化阶段

1996 年 1 月 1 日,《出生医学证明》作为法律文书正式登上历史舞台,并成为中华人民共和国公民的"人生第一证"。最初的《出生医学证明》是手工填写的,其中信息错误、缺项等情况时有发生。为了规范《出生医学证明》的管理,2006 年杭州市妇幼保健院研发了单机版的"产时-出生医学证明"信息系统,并在全市所有的助产技术服务机构推广使用。这个系统是将产时信息系统和出生医学证明信息系统进行关联并实施一体化建设。

该系统包括四个模块：产妇基本信息、产时产妇信息、产时新生儿信息和出生医学证明信息。在产妇分娩前，助产技术服务机构将产妇基本信息录入系统；在分娩后，录入产时产妇信息和产时新生儿信息；在发放《出生医学证明》时，将产妇基本信息、产时产妇信息和产时新生儿信息三个模块的信息导入出生医学证明信息模块，并打印一份完整的《出生医学证明》。该系统将出生医学证明信息和产时信息进行了一体化建设，使系统所收集到的信息更加完善，并能自动生成出生情况的统计报表和《出生医学证明》的统计报表，解决了单一的出生医学证明系统只能统计发放《出生医学证明》人群信息，无法统计已分娩但是未发放《出生医学证明》人群信息的问题，使出生报表的数据更加准确、完善。该系统是杭州市妇幼信息化建设的起点，对浙江省乃至全国的妇幼信息化工作具有前瞻性的意义。2013年，浙江省卫生厅在改造全省出生医学证明系统时，就引入了杭州市的"产时-出生医学证明"信息系统一体化建设的理念。然而，"产时-出生医学证明"信息系统在建设之初就存在一个问题，即当时研发的是单机版系统，助产技术服务机构需要从该系统中导出"产时-出生医学证明"数据，并通过电子邮件的形式将这些数据上传至杭州市妇幼保健院的中心端。在这个导出过程中，易产生数据丢失等问题，且医院与医院之间的数据交互也有一定缺陷，存在安全隐患。由于当时的互联网、医疗信息化尚处于萌芽阶段，因此制约了该系统的深度发展。直到2009年新医改后，借助整个杭州市卫生信息化的发展，"产时-出生医学证明"信息系统才得以进一步深化和完善（后面将予以详述）。

第二阶段：妇幼健康信息系统的建立和各业务条线信息系统的共享

2009年，新医改正式启动。新医改将3岁以下婴幼儿生长发育检查、孕产妇产前检查和产后访视纳入国家基本公共卫生服务范畴，并首次提出建立"实用共享的医药卫生信息系统"。

杭州市积极响应党中央号召，率先开发电子健康档案系统，并按照《国家基本公共卫生服务规范（2009年版）》的要求，将社区妇幼健康管理系统纳入社区卫生服务信息系统暨电子健康档案系统一体化建设，作为其重要的模块（见图10-1）。妇幼保健主要包括两大模块：妇女保健模块和儿童保健模块。

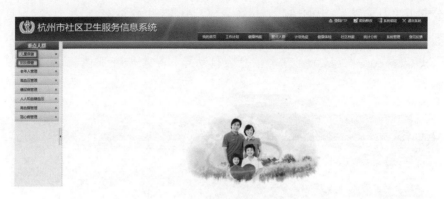

图 10-1　将妇女保健模块和儿童保健模块纳入社区卫生
服务信息系统一体化建设示意图

　　妇女保健模块中最重要的模块是孕产妇保健模块。孕产妇保健模块包括孕妇档案管理、产检随访、产时信息、产后 42 天检查、孕产妇管理一览表和高危管理一览表等子模块（见图 10-2）。按照孕产妇系统管理的流程，各个模块的应用如下。

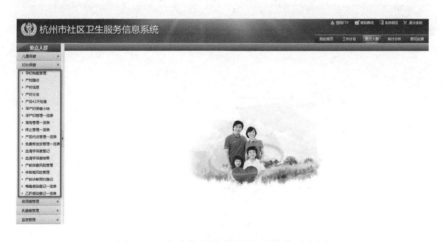

图 10-2　孕产妇保健模块的子模块示意图

　　孕妇在孕 12 周前到基层医疗卫生机构建立《母子健康手册》。妇保医生首先在电子健康档案系统中为孕产妇建立个人电子健康档案（见图 10-3），内容包括《国家基本公共卫生服务规范》中的个人基本信息表（包括既往史、个人史、家族史等）；然后建立孕产妇档案（见图 10-4），内容包括《国家基本公共卫生服务规范》中的孕产妇档案表(包括既往生育情况、末次月经、预产期、妊娠相关疾病情况)。个人基本信息表和孕产妇档案相同的字段(如月经史、既往史等)可从个人基本信息表自动导入孕产妇专项档案,无须重复录入。

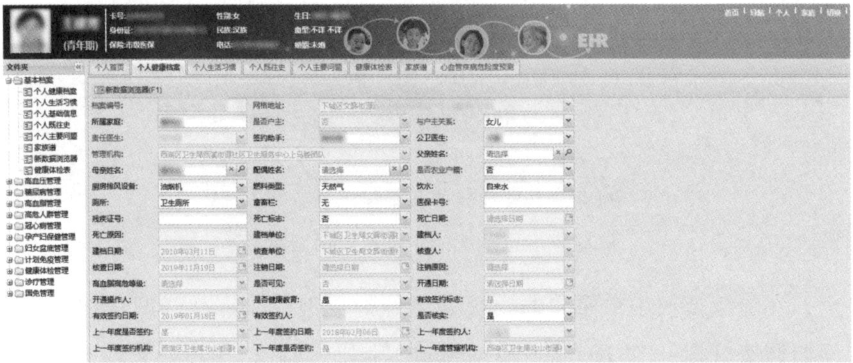

图 10-3　个人电子健康档案示意图

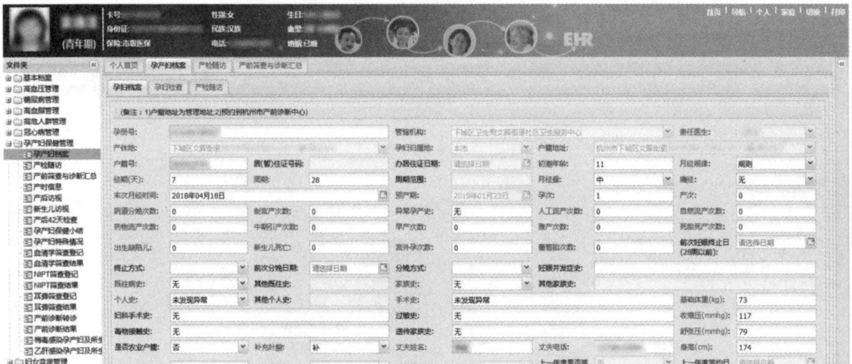

图 10-4　孕产妇档案示意图

在建立孕产妇档案后,妇保医生为孕妇进行第一次产前检查,内容包括妊娠确诊时间、确诊方式、血压、心率、妇科检查、胎心、首次检验检查(如血常规、尿常规、肝功能、肾功能,以及艾滋病、梅毒和乙肝筛查等),并将检查结果录入系统(见图 10-5),同时进行高危评估。在进行高危评估时,妇保医生在系统中选择相应的高危因素,系统将按照 2008 年杭州市制定的高危评估表自动计算分数并评估危险分级。

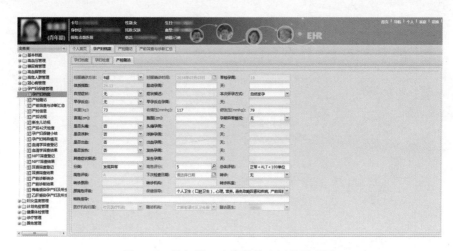

图 10-5　孕妇第一次产前检查记录示意图

在完成上述步骤后,孕妇即可按照规定进行产前检查,工作人员将每次检查的情况录入系统(见图 10-6)。

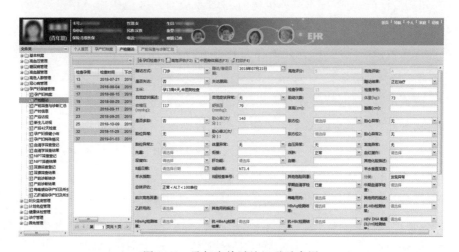

图 10-6　孕妇产检随访记录示意图

在孕 24 周后,孕妇需转诊至助产技术服务机构。基层医疗卫生机构将历次产前检查的结果(见图 10-7)打印出来并粘贴在纸质版《母子健康手册》

上，由孕妇或其家属携带至助产技术服务机构。

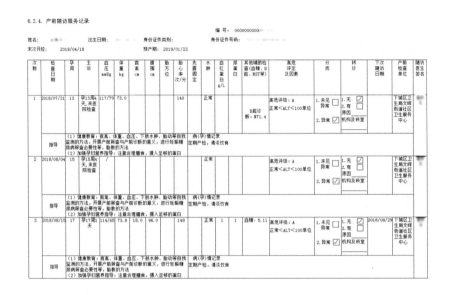

图 10-7　历次产检随访记录示意图

由于当时各助产技术服务机构的 HIS 系统与社区卫生服务信息系统并不互通，因此助产技术服务机构的产科医生需要使用各医院所属的 HIS 系统进行患者诊断、检验检查开单和开处处方，同时还需要在纸质版《母子健康手册》上予以记录。

分娩出院后，由产妇或其家属将纸质版《母子健康手册》从助产技术服务机构带回社区卫生服务中心。妇保医生将助产技术服务机构工作人员手工书写的产前检查记录和分娩记录录入社区卫生服务信息系统孕产妇保健模块中的产检随访子模块和产时信息子模块。

产后访视人员到产妇家中对产妇和新生儿进行访视，手工记录相关信息（包括产妇宫底高度、恶露情况，婴儿体重、身长等），返回单位后再将产后访视的相关信息录入孕产妇保健模块中的产后访视子模块（见图 10-8）。

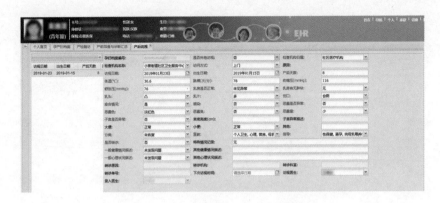

图 10-8 产后访视记录示意图

产后 42 天,产妇到社区卫生服务中心进行产后 42 天检查。医生将检查信息录入孕产妇保健模块中的产后 42 天检查子模块(见图 10-9),并完成孕产妇保健的结案处理。至此,孕产妇的整个保健管理流程结束。

图 10-9 产后 42 天检查记录示意图

儿童保健模块包括儿童档案管理、儿童管理一览表、乙肝儿童随访一览表、体弱儿童档案管理、儿童出生缺陷监测管理、疑似残疾儿童档案管理、儿童死亡监测等子模块(见图 10-10)。按照儿童系统管理的流程,各个模块的应用如下。

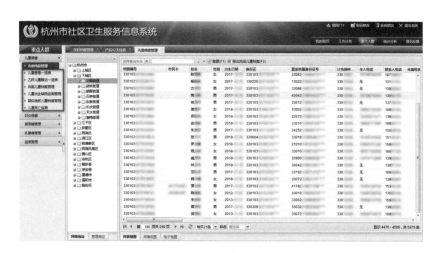

图 10-10　儿童保健模块示意图

　　在新生儿满月时，家长须带儿童到基层医疗卫生机构的儿童保健门诊进行健康检查。儿童保健医生在社区卫生服务信息系统中为儿童建立个人电子健康档案，并建立儿童健康档案（见图 10-11）。此时的儿童信息量较少，因此儿童个人电子健康档案的必填字段较成人少。

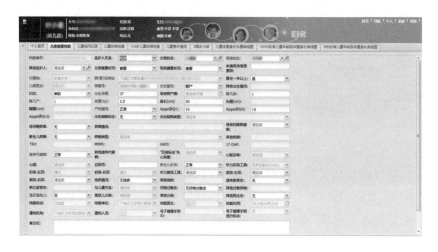

图 10-11　儿童健康档案示意图

　　在建立儿童健康档案后，儿童保健医生首先追溯该儿童的新生儿访视情况。对于母亲在杭州进行产后访视且已将产后访视信息录入系统的儿童,儿童保健医生使用新生儿访视子模块的"导入"键,通过与母亲身份证号匹配,将孕产妇专项档案中的新生儿访视信息导入儿童健康档案中(见图 10-12)。然后儿童保健医生对儿童进行满月健康检查,内容包括头颅大小和形状、视力、听力、运动等检查。之后,家长应按照规定时间,将儿童携带至儿童保健医生处进行相应的检查(见图 10-13、图 10-14),直到 36 个月[注:2011 年,《国家基本公共卫生服务规范(2011 年版)》发布,将儿童健康管理时间延长到 72 个月]。在儿童 36 个月时,系统可出具一份 3 周岁儿童健康管理小结卡(见图 10-15),作为其幼儿园入学的参考材料。

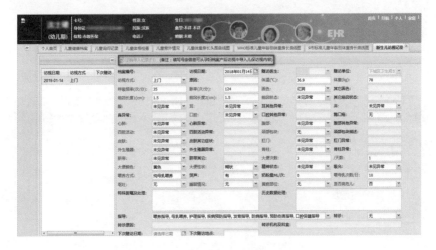

图 10-12　将孕产妇档案中的新生儿访视信息
导入儿童健康档案中示意图

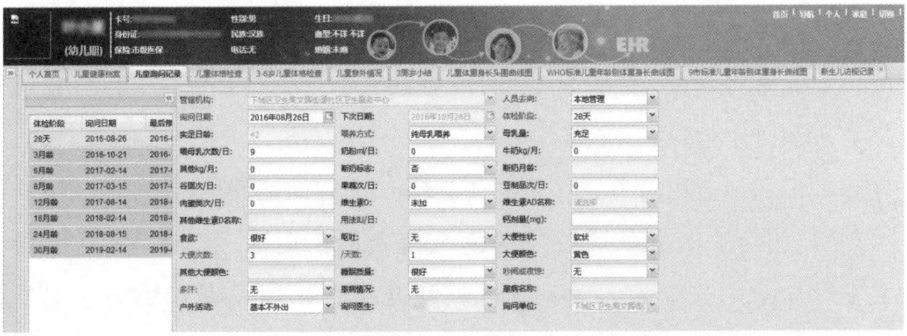

图 10-13　儿童常规体检之儿童询问记录示意图

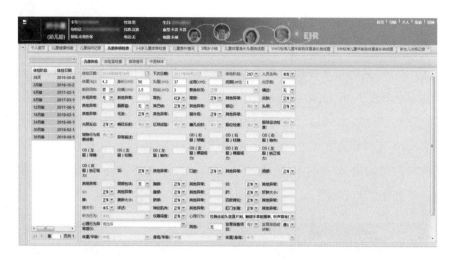

图 10-14　儿童常规体检之儿童体格检查记录示意图

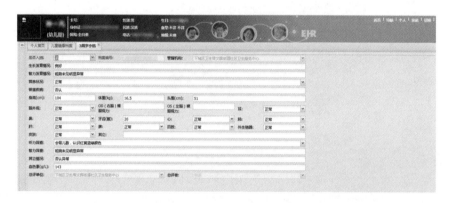

图 10-15　3 周岁儿童健康管理小结卡（系统自动生成）示意图

当儿童保健医生勾选"贫血""肥胖""佝偻病"等诊断时，系统会自动跳转到体弱儿童管理模块（见图 10-16），为该儿童建立体弱儿童档案，并进行专案管理和健康指导，直至结案。

该社区妇幼健康管理系统解决了以下四个方面的问题。

（1）杭州市 198 家基层医疗卫生机构全部使用同一套系统，这解决了机构之间信息不连续的问题。孕产妇和儿童在任何一家基层医疗卫生机构建卡、检查，再到其他任何一家基层医疗卫生机构进行检查，所有的检查信息都能共享查阅。

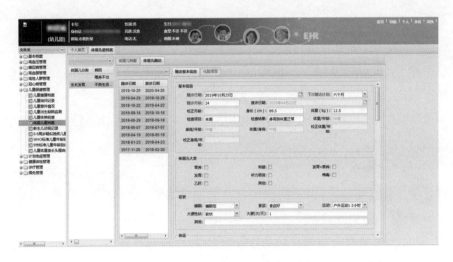

图 10-16 体弱儿童档案模块示意图

(2)孕产妇档案、儿童健康档案和个人电子健康档案一体化建设解决了妇幼信息"孤岛烟囱"的问题,既实现了妇幼健康的全程管理,又为以后全人、全程、全方位的健康管理打下了基础。

(3)社区妇幼健康管理系统解决了表册繁多、重复劳动的问题。系统设计的孕产妇和儿童管理一览表、高危管理一览表取代了传统的系统管理登记本,信息系统可直接提取每次检查的信息,并自动生成一览表和报表,这解决了手工报表烦琐和信息重复填写的问题。

(4)社区妇幼健康管理系统规范了妇幼保健工作,便于监督管理。在统一的系统中提供规范的业务服务,设置"必填项"标志,不填写完整不予保存。系统在对高危孕产妇进行评估时,可以自动根据高危因素计算高危分值,并自动根据规范生成计划列表,以及时提醒医生,避免漏访。系统分层级设置权限,如县级管理部门可以查阅全县(市、区)的信息,机构级管理部门可以查阅全机构的信息。管理者通过该系统可以实时掌握工作进度,动态把控质量,从而进一步规范保健服务的管理流程。

但是,社区妇幼健康管理系统建设仍存在以下几个问题。

(1)该系统与其他已经存在的妇幼保健系统(如产时信息系统、产前筛查系统、新生儿疾病筛查系统等)尚未实现互通,大部分数据仍需手工录入,工作量大,信息易失真。

(2)助产技术服务机构的产科门诊仍使用各单位自身的 HIS 系统,与基层医疗卫生机构的系统互不相通,且保健信息的标准不一致,仍需要利用纸质版《母子健康手册》传递信息,传递效率低,管理难度大。

(3)该系统以医生使用和行政管理部门考核使用为主,服务对象的参与度低、感受度低。

(4)儿童健康管理从儿童 3 周岁延长到 6 周岁,3 周岁以后服务地点和责任单位是托幼机构,但托幼机构与社区卫生服务中心分属教育部门和卫生行政部门,信息互通难度大。

2011 年,杭州市基于互联互通的理念,在原有单机版的"产时-出生医学证明"信息系统基础上,重新开发了网络版的"产时-出生医学证明"信息系统(见图 10-17),实现了社区妇幼健康管理系统和"产时-出生医学证明"信息系

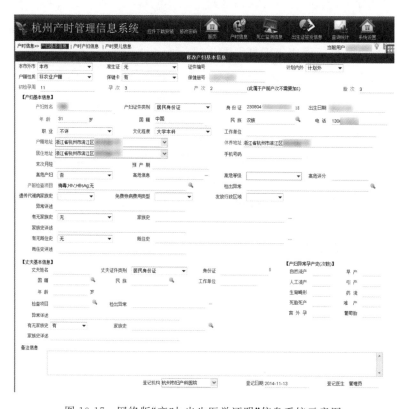

图 10-17 网络版"产时-出生医学证明"信息系统示意图

统的互联互通。新改版的"产时-出生医学证明"信息系统通过 B/S 架构,利用卫生专网将全市 56 家助产技术服务机构全部关联至同一系统中,实现了数据实时产生、实时统计,并且卫生专网可以有效避免信息外泄。由此"产时-出生医学证明"信息系统为妇幼健康全程管理的信息互通打好了基础。

社区妇幼健康管理系统和"产时-出生医学证明"信息系统互联互通的实现方式如下:将身份证号作为唯一识别码进行匹配,"产时-出生医学证明"信息系统的数据在助产技术服务机构出具《出生医学证明》的次日回传到社区妇幼健康管理系统的孕产妇档案中。对于未建立孕产妇档案而直接到助产技术服务机构分娩的孕产妇,由于社区妇幼健康管理系统尚无该孕产妇档案,因此"产时-出生医学证明"信息系统的数据回传到社区妇幼健康管理系统后无法保存在孕产妇档案中,产科医生可利用产时分发模块通过地址信息匹配的方式先为其建立孕产妇档案(见图 10-18)。同时,将社区妇幼健康管理系统中的个人基本信息(如年龄、住址、既往史、产科并发症和合并症等)上传到"产时-出生医学证明"信息系统,产科医生即可共享信息,无须重复录入,这可以减少产科医生重复劳动,并确保数据准确。

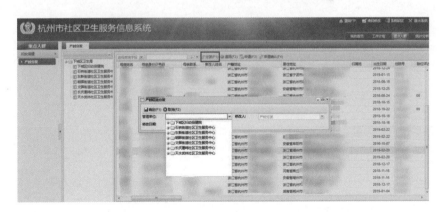

图 10-18 产时分发示意图

2013 年,杭州市又将产前筛查系统和社区妇幼健康管理系统进行了互联互通。社区妇幼健康管理系统在设计之初就设计了产前筛查的子模块,在产前筛查机构出具产前筛查结果后,由医生手工将产前筛查结果录入系统。这种工作模式费时费力,且信息滞后,无法起到提醒干预的作用。为此,2013年,在杭州市卫生局的主导下,将部署在各产前筛查中心(浙江省妇女保健院、杭州市妇幼保健院、萧山区妇幼保健院、余杭区妇幼保健院、富阳市妇幼保健院)的单机版产前筛查系统与社区妇幼健康管理系统进行互联互通。根据管理流程,要求孕妇在孕15～19周至基层医疗卫生机构采血。妇保医生在社区妇幼健康管理系统的产前筛查子模块中录入孕妇相关信息(见图10-19),打印产前筛查申请单,孕妇在申请单上签字确认,并进行采血。采血完毕后,通过物流将血样标本运送到相应的产前筛查中心,同时通过卫生专网将电子申请单上传到相应的产前筛查中心。完成检验后,通过网络将产前筛查结果(见图10-20)回传到社区妇幼健康管理系统的孕产妇档案中,并提醒妇保医生查阅。

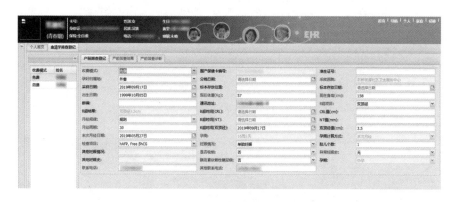

图 10-19　产前筛查之产前筛查登记示意图

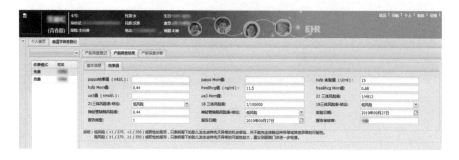

图 10-20　产前筛查之产前筛查结果示意图

通过将产前筛查系统与社区妇幼健康管理系统进行互联互通,有效解决了以往产前筛查手工填单及运送过程中信息不准确、不及时问题,也解决了结果反馈的及时性问题。

在产前筛查信息互通的基础上,杭州市又开始探索新生儿疾病筛查信息的互通。新生儿疾病筛查系统是部署在浙江省新生儿疾病筛查中心(浙江省儿童保健院)的一个单线封闭系统。原流程是各助产技术服务机构在采集新生儿血样后,将纸质的血片运送到浙江省新生儿疾病筛查中心,由筛查中心专人将纸质血片上医生手写的信息录入系统。若新生儿血样的筛查结果为"正常",则不反馈;若血样筛查结果为"异常",则由筛查中心工作人员直接联系患儿家长,如果筛查中心工作人员无法追踪到患儿,那么通知杭州市筛查管理中心,由杭州市筛查管理中心落实追踪。由于杭州市分娩量大、助产技术服务机构多,而手工记录的信息可能存在不准确等情况,因此召回所有患儿的难度很大。此外,儿童家长无法快速、便捷地获得新生儿疾病筛查的结果,故无法与筛查中心形成双向互动。为此,2015 年,杭州市通过信息互通的探索及实践,将"产时-出生医学证明"信息系统、社区妇幼健康管理系统和新生儿疾病筛查系统进行了互联互通。鉴于新生儿疾病筛查点为各助产技术服务机构,因此在系统改造时,首先在"产时-出生医学证明"信息系统中增加了新生儿疾病筛查模块,将孕产妇和新生儿的基本信息与"产时-出生医学证明"信息系统中的信息进行共享,如新生儿出生日期、出生体重等,而无须重复填写。新生儿疾病筛查模块增加了包括开奶时间、喂养次数、采血时间等新生儿疾病筛查所特需的字段,通过卫生专网可将筛查结果上传到浙江省新生儿疾病筛查中心,避免了专人重新录入的重复劳动,也避免了二次录入可能导致的数据失真。在获得筛查结果后,亦通过网络回传到"产时-出生医学证明"信息系统,再通过网络和身份证号匹配回传至社区妇幼健康管理系统的孕产妇档案中,方便妇幼保健医生及时获得筛查结果,并及时反馈给服务对象,从而提高召回率(见图 10-21)。

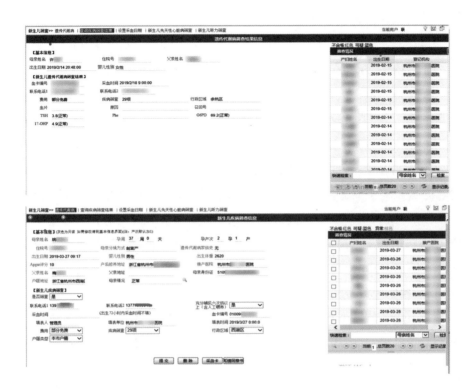

图 10-21　新生儿疾病筛查模块示意图

　　社区卫生服务信息系统(即社区妇幼健康管理系统)中妇幼保健模块的建立和完善,以及社区卫生服务信息系统与"产时-出生医学证明"信息系统、产前筛查系统、新生儿疾病筛查系统的互联互通是杭州市妇幼健康信息系统从单一系统向共享系统推进的一系列尝试。信息共享可以减少重复劳动,并保证数据真实、准确,提高工作效率。但是,每个系统都需要与其他系统进行对接,数据交换的工作量大,系统之间磨合的时间长,而蜘蛛网式的连接关系也不利于新系统的应用。此外,社区卫生服务中心使用的社区妇幼健康管理系统和助产技术服务机构使用的产科电子病历系统一直未打通,保健信息和临床诊疗信息处于割裂状态,仍需要依靠手工录入的方式来共享信息。

第三阶段：研发产科门诊电子病历和儿童保健门诊电子病历，实现基层医疗卫生机构的妇幼健康档案互联互通；研发电子版"母子健康手册"，实现医患信息共享

从 2015 年开始，杭州市妇产科医院（杭州市妇幼保健院）率先试点结构化的产科门诊电子病历，建立既符合《国家基本公共卫生服务规范》妇幼保健工作规范要求，又符合产科临床实际需求的标准化产科门诊电子病历。该电子病历实现了以下两个方面信息的共享：一是院内 HIS、LIS、PACS 等系统的信息共享。该电子病历是一种轻量化的电子病历（见图 10-22），可以嵌入医院 HIS 系统中，与院内各系统无缝对接，并对相关信息进行有机整合。同时，该电子病历引入了智能化计算方法，如智能高危评估，对于客观的高危因素，不需要医生手工筛选，系统就可以根据电子病历中所填写的字段和 LIS、PACS 系统中导入的字段自动进行筛选和评分；对于异常高危情况，系统会直接提醒医生予以重视，避免遗漏。二是实现基层医疗卫生机构保健信息和助产技术服务机构临床诊疗信息的共享。基层医疗卫生机构的保健信息与助产技术服务机构的临床诊疗信息共享一直是妇幼健康领域的难点，在杭州市妇产科医院进行探索之前，国内尚无此方面的报道，国家也未出台产科门诊电子病历的相关标准。杭州市率先在杭州市

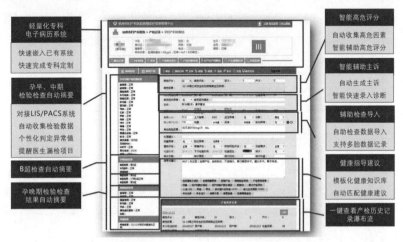

图 10-22　助产技术服务机构的产科门诊电子病历示意图

妇产科医院和下城区所有社区卫生服务中心进行试点。2017 年,综合助产技术服务机构和基层医疗卫生机构的需求,杭州市卫生和计划生育委员会下发《关于印发杭州市产科门诊电子病历规范标准试行的通知》。该文件确定产科门诊电子病历的标准规范,并申请杭州市的地方标准。2017年,杭州市卫生和计划生育委员会下属的 8 家助产技术服务机构全面使用标准化的产科门诊电子病历。以杭州市下城区为例,孕妇在孕 24 周前至下城区的基层医疗卫生机构进行产前检查,孕 24 周后转诊至意向分娩的杭州市妇产科医院,社区妇保医生只需在社区卫生服务信息系统中的"转诊"字段上点击"杭州市妇产科医院",该孕妇的基本信息、历次产前检查信息就全部上传到杭州市妇产科医院的前置机上;当孕妇到杭州市妇产科医院挂号时,该院前置机就能查到该孕妇的信息并推送到医生诊间的电子病历中,医生在接诊时即可系统地了解孕妇的相关情况(见图 10-23)。在就

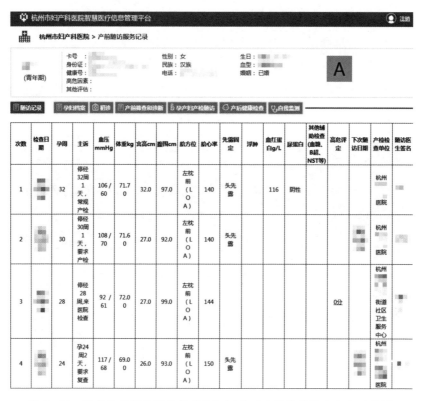

图 10-23　助产技术服务机构共享基层医疗卫生机构的检查信息示意图

诊时,医生可一边接诊一边将孕妇信息录入产科门诊电子病历中,次日该孕妇的信息就回传到社区卫生服务信息系统中的孕产妇保健模块。社区妇保医生无须在孕妇分娩后,将《母子健康手册》中助产技术服务机构的产检信息重复录入系统,只需在产检随访子模块界面点击"确认""导入"按钮,就能导入助产技术服务机构的产检信息(见图 10-24)。至此,杭州市真正打通了社区妇幼保健信息和产科临床信息的最后壁垒,减少了社区妇保医生和产科医生的重复劳动,并且智能化的产科门诊电子病历可以规范高危评估,及时给予高危预警,有助于降低医疗风险。

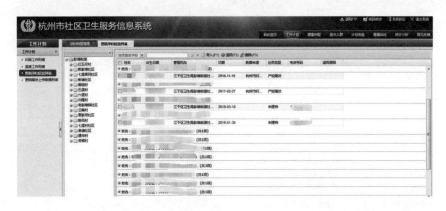

图 10-24　将助产技术服务机构的门诊信息导入社区卫生服务信息系统示意图

另外,儿童保健也同样面临信息不互通的问题。为此,2017 年,杭州市妇产科医院(杭州市妇幼保健院)又在产科门诊电子病历研发成功的基础上试点儿童保健专科电子病历(见图 10-25),将各妇幼保健院、儿童医院或者综合性医院的儿童保健门诊的诊疗信息与基层医疗卫生机构儿童保健门诊信息进行互通,从而实现了对儿童尤其是体弱儿童的精准、全程管理。

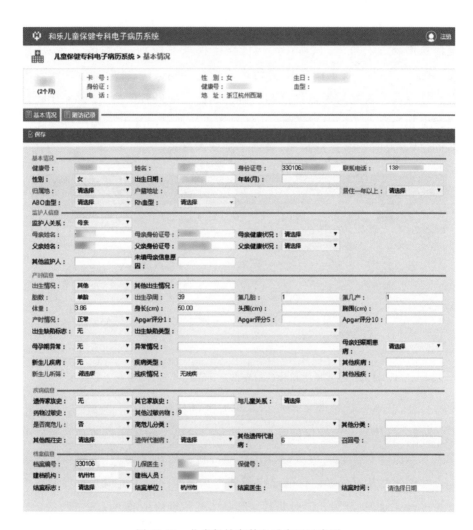

图 10-25　儿童保健专科电子病历示意图

根据《国家基本公共卫生服务规范》的要求,儿童健康管理覆盖0～6岁的常住儿童。在杭州,3周岁以上的儿童一般由托幼机构进行健康管理,并由托幼机构掌握儿童健康信息。而托幼机构是由教育部门管理的,卫生行政部门与教育部门之间存在的壁垒可能导致信息无法共享。为此,从2017年开始,杭州市积极探索托幼机构的保健管理系统,按照《国家基本公共卫生服务规范》的要求,结合托幼机构工作实际,成功开发了杭州市托幼卫生保健系统,并与儿童电子健康档案信息进行有序衔接(见图10-26)。

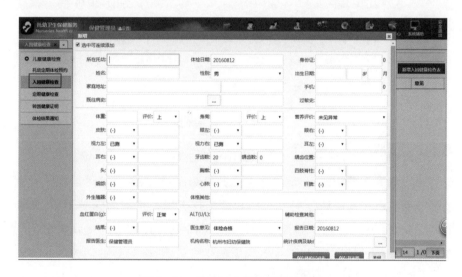

图10-26 托幼卫生保健系统示意图

同时,为促进医患双方的交流沟通,提高患者的获得感,根据《国家基本公共卫生服务规范》的要求,杭州市在全国范围内率先试点电子版"母子健康手册"(见图10-27)。

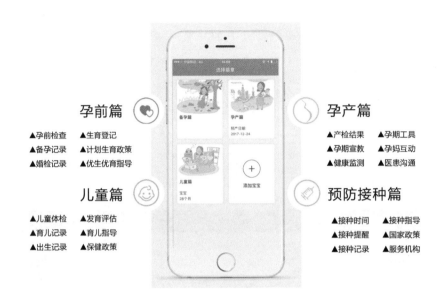

孕前篇
▲孕前检查　▲生育登记
▲备孕记录　▲计划生育政策
▲婚检记录　▲优生优育指导

儿童篇
▲儿童体检　▲发育评估
▲育儿记录　▲育儿指导
▲出生记录　▲保健政策

孕产篇
▲产检结果　▲孕期工具
▲孕期宣教　▲孕妈互动
▲健康监测　▲医患沟通

预防接种篇
▲接种时间　▲接种指导
▲接种提醒　▲国家政策
▲接种记录　▲服务机构

图 10-27　电子版"母子健康手册"示意图

电子版"母子健康手册"分为患者端和医生端。

患者端有五大功能:一是诊疗信息共享功能,即服务对象可以在手机上实时查阅自己在基层医疗卫生机构和助产技术服务机构的保健记录、产前检查记录、分娩记录和计划免疫记录等(见图 10-28)。二是获取知识的功能,即服务对象可以在手机上了解国家的生育政策,学习孕妇学校的相关课程,观看和收听健康教育视频、音频,查阅科普文章,进行在线知识测试等(见图 10-29)。三是自我监测的功能,即服务对象可以在手机上填写自我监测的体重、血压、婴幼儿的生长发育情况等,这些信息可在医生后台进行共享(见图 10-30)。四是交流功能,即服务对象可以享受在线家庭医生签约服务,并能在线咨询医生,或者在线与其他孕产妇和儿童家长交流,查阅其他人的咨询,分享至朋友圈(见图 10-31)。五是智能工具,即服务对象可以查询相应的妇幼保健服务机构、助产技术服务机构,以及附近的母婴室、避孕药具发放机构,并通过地图导航到相应的机构;此外,服务对象也可以使用小工具进行新生儿出生体重预测、预产期自动计算、预约挂号、婴儿过敏风险评估等(见图 10-32)。

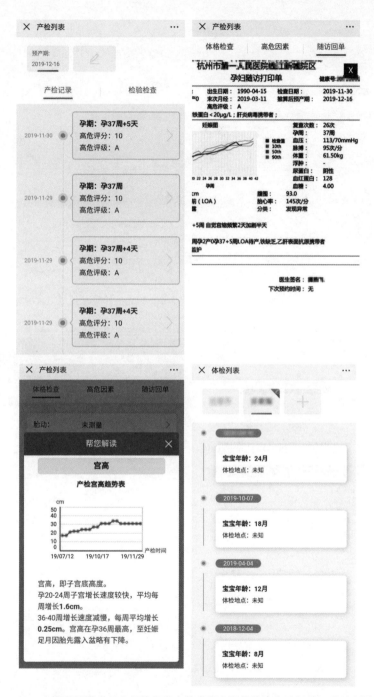

图 10-28 查阅基层医疗卫生机构和助产技术服务机构的诊疗及保健记录示意图(1)

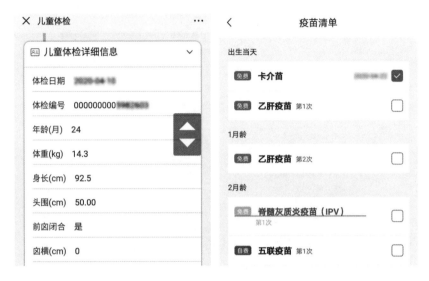

图 10-28 查阅基层医疗卫生机构和助产技术服务机构的诊疗及保健记录示意图(2)

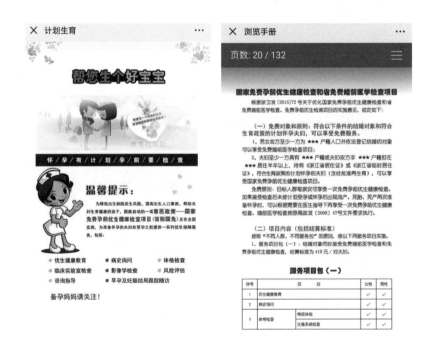

图 10-29 了解国家相关政策及学习健康知识示意图(1)

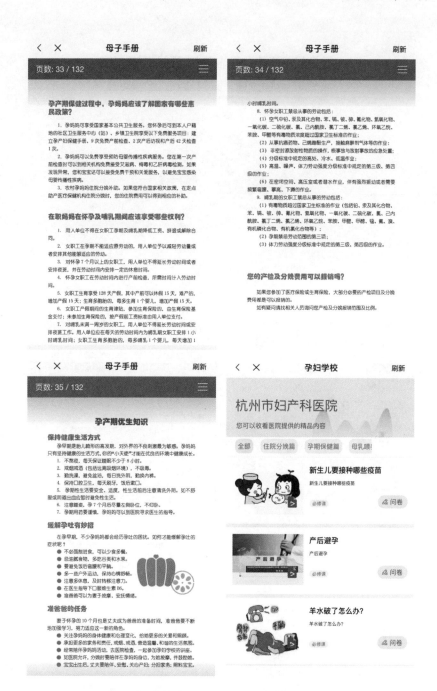

图 10-29　了解国家相关政策及学习健康知识示意图(2)

各类智能穿戴设备的接入实现了对高危孕产妇的远程管理，实时高效，全程可及

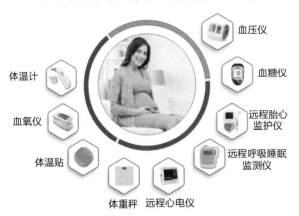

体温计　血压仪　血糖仪　血氧仪　远程胎心监护仪　体温贴　远程呼吸睡眠监测仪　体重秤　远程心电仪

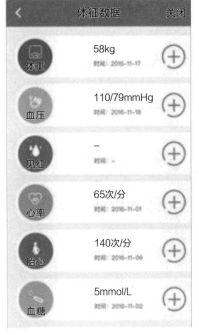

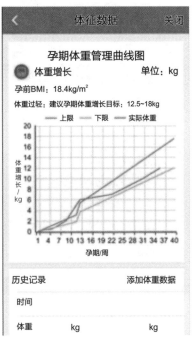

图 10-30　自我监测示意图

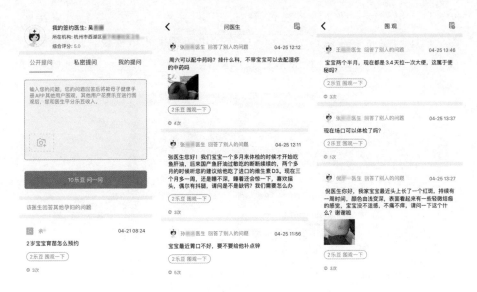

图 10-31　医患交流和患患交流示意图

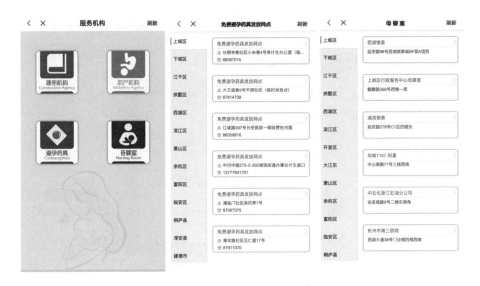

图 10-32　智能小工具示意图

医生端主要具有患者管理(见图 10-33)、患者咨询(见图 10-34)和移动随访(见图 10-35)三大功能。通过电子版"母子健康手册",医生可以在"母子健康手册"移动终端管理患者,及时解答患者的提问;同时,医生也可以通过手机进行移动产后访视和新生儿访视,并将记录的访视信息直接回传至社区妇幼健康管理系统的产后访视模块和新生儿访视模块中,从而避免了重复录入,提高了工作效率。

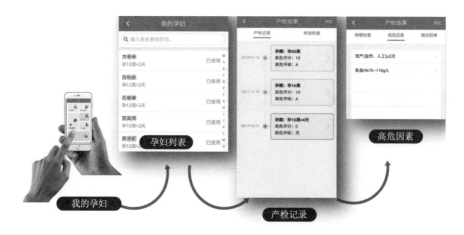

图 10-33　医生端的患者管理功能示意图

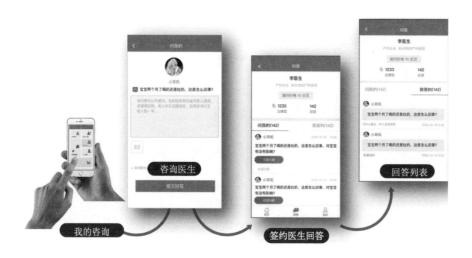

图 10-34　医生端的患者咨询功能示意图

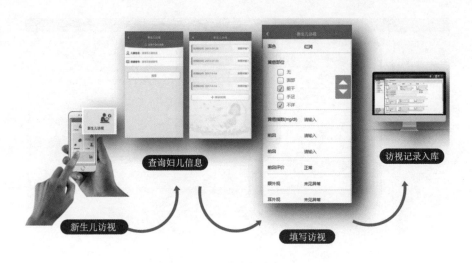

新生儿访视　　查询妇儿信息　　填写访视　　访视记录入库

图 10-35　移动产后访视和新生儿访视功能示意图

上述所有信息系统建设的探索都是基于业务的需求,将业务过程用信息化进行呈现,以达到减少重复劳动、确保数据准确的目的。那么,在归集大量数据后,如何对这些数据进行有效的分析,以为循证医学和政府决策提供依据呢? 为此,杭州市又开始了第四阶段的探索。

第四阶段:建立妇幼数据中心,进行大数据分析

从 2017 年开始,杭州市对妇幼健康全程管理体系的建立和大数据分析进行了探索,引入了深度学习和人工智能的理念,以便对数据进行有效分析与应用。

杭州市妇幼健康全程管理和大数据分析是基于本市强大的卫生数据平台发展起来的。2015 年,杭州市开始建设全市统一的"医养护"一体化数据平台,采用企业服务总线(enterprise service bus,ESB)交互模式,以便实现各医院、各县(市、区)和各条线的数据共享、互通。各条线、各系统的数据无须一一对接,只需按照"医养护"一体化数据平台的标准进行数据改造即可。从 2017 年开始,杭州市在"医养护"一体化数据平台的基础上建设妇幼数据中心。

首先,归集"医养护"一体化数据平台大数据中的妇幼相关数据,并提取至妇幼数据中心(见图 10-36)。妇幼数据中心有三大功能:一是根据行政部

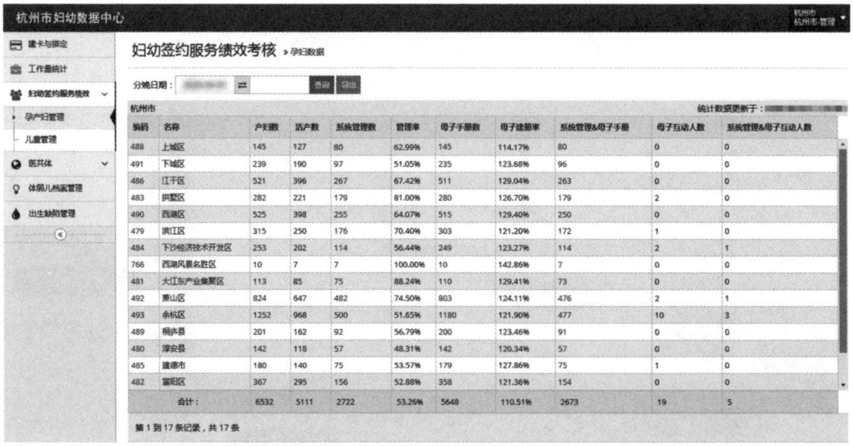

编码	名称	产妇数	活产数	系统管理数	管理率	母子手册数	母子建册率	系统管理&母子手册	母子互动人数	系统管理&母子互动人数
488	上城区	145	127	80	62.99%	145	114.17%	80	0	0
491	下城区	239	190	97	51.05%	235	123.68%	96	0	0
486	江干区	521	396	267	67.42%	511	129.04%	263	0	0
483	拱墅区	282	221	179	81.00%	280	126.70%	179	2	0
490	西湖区	525	398	255	64.07%	515	129.40%	250	0	0
479	滨江区	315	250	176	70.40%	303	121.20%	172	1	0
484	下沙经济技术开发区	253	202	114	56.44%	249	123.27%	114	2	1
766	西湖风景名胜区	10	7	7	100.00%	10	142.86%	7	0	0
481	大江东产业集聚区	113	85	75	88.24%	110	129.41%	73	0	0
492	萧山区	824	647	482	74.50%	803	124.11%	476	2	1
493	余杭区	1252	968	500	51.65%	1180	121.90%	477	10	3
489	桐庐县	201	162	92	56.79%	200	123.46%	91	0	0
480	淳安县	142	118	57	48.31%	142	120.34%	57	0	0
485	建德市	180	140	75	53.57%	179	127.86%	75	1	0
482	富阳区	367	295	156	52.88%	358	121.36%	154	0	0
	合计：	6532	5111	2722	53.26%	5648	110.51%	2673	19	5

图 10-36　杭州市妇幼数据中心示意图

门的需要形成相应的管理列表，如孕产妇和儿童的系统管理率，就是将来源于“产时-出生医学证明”信息系统的活产数与社区妇幼健康管理系统和产科门诊电子病历系统的产前检查、产后访视等相关数据进行比对，得出科学的活产数数据，从而准确计算系统管理率；又如《母子健康手册》建册率，就是将《母子健康手册》的建册数和“产时-出生医学证明”信息系统的活产数进行比对。这些比对并非简单的计算，而是通过对数据进行归并、筛查，提取有效数据，筛去无效数据和重复数据而获得的。二是根据全程管理的要求，将孕产妇保健数据、儿童保健数据、产前筛查数据、妇科内分泌数据、盆底功能障碍性疾病数据、“两癌”筛查数据进行归并，探索疾病的因果关系，为循证医学和临床干预提供数据依据。例如，通过大数据分析可以深入了解孕产妇健康状况与儿童生长发育的关系、孕产妇保健的相关指标与出生缺陷的关系、孕期和分娩的相关指标与盆底功能障碍性疾病发生及预后的关系等。三是利用人工智能和大数据分析对某些指标进行预测。例如，通过对孕期体重增长、B超检查结果、孕妇年龄、孕妇及其配偶的基础身高和体重等情况进行分析，可以较准确地预测新生儿的出生体重，预测的准确率达78%（见表10-1和图10-37）。

表 10-1　预测模型输入属性参数列表

参数	意义	参数	意义
x_g	怀孕次数	x_p	分娩次数
x_h	孕妇身高（cm）	x_w	孕前体重（kg）
x_{ac}	胎儿腹围（cm）	x_{fl}	胎儿股骨长度（cm）
x_a	孕妇年龄	$weight_{140}$	孕期 140 天体重变化（kg）
$weight_{175}$	孕期 175 天体重变化（kg）	$weight_{210}$	孕期 210 天体重变化（kg）
$weight_{245}$	孕期 245 天体重变化（kg）	$weight_{252}$	孕期 252 天体重变化（kg）
x_{hc}	胎儿头围（cm）	x_{bpd}	胎儿双顶径（cm）
x_{afi}	孕妇羊水指数（cm）		

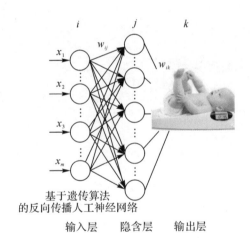

基于遗传算法
的反向传播人工神经网络

输入层　　　隐含层　　　输出层

图 10-37　基于人工智能的出生体重预测示意图

通过多年的努力探索及实践,杭州市在妇幼信息化领域构建起一个基于妇幼健康全程管理的信息系统。通过妇幼数据中心将原来各个条线的信息进行归集,为大数据分析、循证医学和精准医学提供依据;通过产科门诊电子病历、儿童保健专科病历的建设,实现了临床诊疗信息和保健信息共享,并在智能医疗方面进行了一定的尝试;通过电子版"母子健康手册"的建立,实现了医患信息互通。但是,由于妇幼信息化领域点多面广、机构多、内容多,因此还需要我们不断予以完善。下一步我们还将通过科学应用互联网、物联网乃至 5G 技术,以便真正实现妇幼健康的全程管理、便捷管理、精准管理,最大限度保障孕产妇与儿童的健康和安全。

（陶　晶）

索　引